Die Sekretionsmechanismen der Niere

von

August Pütter
Dr. phil. et med.
o. ö. Professor der Physiologie in Heidelberg

Mit 17 Figuren

Berlin und Leipzig
Walter de Gruyter & Co.
vorm. G. J. Göschen'sche Verlagshandlung - J. Guttentag, Verlagsbuchhandlung
Georg Reimer - Karl J. Trübner - Veit & Comp.
1929

---

vormals G. J. Göschen'sche Verlagshandlung — J. Guttentag, Verlagsbuchhandlung — Georg Reimer — Karl J. Trübner — Veit & Comp.
Berlin W 10, Genthiner Straße 38

Druck von Metzger & Wittig in Leipzig

Vorwort.

Dieses Buch dient der Prüfung von Vorhersagen, die ich in meiner Dreidrüsentheorie der Harnbereitung (Berlin 1926, Julius Springer; im folgenden stets als Dreidrüsentheorie zitiert) aus theoretischen Erwägungen heraus auf Grund ganz unzureichender Erfahrungen gemacht habe.

Das Erfahrungsmaterial der Wissenschaft ist stets unzureichend, wenn es sich darum handelt, einen neuen Gesichtspunkt zu prüfen, denn das, was wir die Beschreibung von Beobachtungstatsachen nennen, ist eine Betätigung, bei der wir aus der unbegrenzten Mannigfaltigkeit der Wirklichkeit, deren gedankliche Vereinfachung das Ziel jeder Naturwissenschaft ist, nur das herausheben, was uns wesentlich erscheint. Über diese Auswahl entscheiden also theoretische Vorstellungen von dem, was wesentlich oder unwesentlich ist. Die Entscheidung braucht nicht bewußt zu sein. Der theoretische Forscher und der rein experimentell oder beobachtend eingestellte Tatsachensammler unterscheiden sich nur dadurch, daß der eine sich der Willkür seiner Auswahl aus der Fülle der Wirklichkeit bewußt ist, während der andere auf Grund nicht klar erkannter theoretischer Vorstellungen, die deshalb meist von gestern oder vorgestern stammen, seine Auswahl trifft und dabei meint, „objektiv“ die „Tatsachen“ zu beschreiben.

Eine Drüsentheorie der Harnbereitung konnte nicht mit jenen Begründungen abschließend fundiert werden, die sich bei kritischer Betrachtung der Literatur ergaben; es mußte eine breite neue Beobachtungsgrundlage geschaffen werden, die gerade auf jene Verhältnisse entscheidenden Wert legt, die bisher mehr oder weniger vernachlässigt worden waren.

Bei der Gewinnung dieses Materials, das sehr zahlreiche Analysen erforderte, haben mich meine Mitarbeiter Dr. J. Kraus, Dr. O. Schattner und Dr. H. Frühwein unterstützt. Sie seien meines Dankes für ihre sorgfältige und fleißige Arbeit besonders versichert.

Die Unterstützung der Notgemeinschaft der Deutschen Wissenschaft hat mir die Mittel zur Durchführung der Arbeit in großzügiger Weise gewährt, wofür ich an dieser Stelle meinen öffentlichen Dank gerne bekunde.

Heidelberg, März 1929.

August Pütter.

Inhaltsübersicht.

I. Die Aufgabe.

Auf jedem Forschungsgebiet ist es von Zeit zu Zeit unerläßlich, die letzten theoretischen und methodischen Grundlagen auf ihre Brauchbarkeit zu prüfen. Eine solche Prüfung erscheint stets dann dringend, wenn trotz der Arbeit vieler Forscher keine wesentlichen Fortschritte erzielt werden. Die Lehre von den Leistungen der Niere ist an einem solchen Punkte angelangt.

Mit Stolz betont die Physiologie, daß sie die experimentelle Wissenschaft unter den Disziplinen sei, die sich mit lebenden Objekten beschäftigen, und ihre Vertreter sind geneigt, aus dieser methodischen Eigenart eine Vorrangstellung gegenüber rein beobachtenden Zweigen der Biologie abzuleiten.

Ein Experiment stellt willkürlich besondere Bedingungen für den Ablauf eines Geschehens her. Experimentieren heißt also auch in der Physiologie: Beobachtung unter veränderten Bedingungen.

Diese Begriffsbestimmung ist aber noch nicht hinreichend. Experimentieren heißt beobachten unter veränderten und durch die Veränderung vereinfachten Bedingungen. Betrachtet man die Experimente, die zur Förderung unserer Einsicht in die Leistungen der Niere angestellt werden, kritisch, so will es oft scheinen, als sei die Forderung ganz in Vergessenheit geraten, daß ein Experiment vereinfachte Bedingungen schaffen soll, ja es möchte die Bemerkung nicht ganz zu unterdrücken sein, daß viele Veränderungen, unter denen der Ablauf der Leistungen der Niere beobachtet worden ist, eine Verwickelung der Bedingungen dieser Leistung seien und daher als das Gegenteil dessen bezeichnet werden müssen, was durch ein Experiment angestrebt werden soll. Bei der Besprechung der deutschen Übersetzung von CUSHNYS bekanntem Buch über die Sekretion des Urins rühmte ein Referent die glänzenden Experimente. Von glänzenden Experimenten darf man doch wohl nur dann sprechen, wenn die experimentelle Veränderung der Bedingungen zu einer derartigen Vereinfachung geführt hat, daß eine Einsicht in das Wesen des untersuchten Vorganges erreicht wurde. Das aber ist in allen

Versuchen Cushnys und seiner Schule gerade nicht gelungen, vielmehr erscheint durch die zahlreichen Beobachtungen unter Bedingungen, die durch willkürliche Veränderung noch besonders unübersichtlich gemacht worden sind, das ganze Gebiet so gründlich festgefahren, daß es fast hoffnungslos erschien, sie zu einem einheitlichen Bilde des physiologischen Geschehens in der Niere zu vereinigen.

Bei dieser Situation liegt es nahe, einmal gewissermaßen ganz von vorne anzufangen, d. h. zunächst einmal zu versuchen, was denn ohne experimentelle Veränderung der Bedingungen rein aus einer erweiterten und verfeinerten Beobachtung an Einsicht zu gewinnen sei.

Von dem Irrtum, daß eine Wissenschaft nur dann „exakt" sein könne, wenn sie sich des Experimentes bedient, kann man leicht genesen, wenn man sich daran erinnert, daß die Wissenschaft, die zu den exaktesten unter den Naturwissenschaften zählt, die in bezug auf die Sicherheit der Voraussage von Naturvorgängen von keiner andern erreicht wird, daß die Astronomie so gut wie ganz auf das Experiment verzichten muß, und ihre Erfolge fast ausschließlich der feinen Beobachtung und, und zwar vor allem, der mathematischen Verarbeitung dieser Beobachtungen dankt.

Eine Drüsentheorie der Harnbereitung, wie ich sie 1926 entwickelt habe, führt zu Auffassungen, die einer Prüfung an der Erfahrung zugänglich sind.

Die Grundlage meiner Darstellung ist die Annahme, daß für die Drüsenzellen das Gesetz vom „Alles oder Nichts" gilt, d. h. daß es sich bei der Tätigkeit der Drüsenzelle um eine Folge einzelner Ausstoßungsakte handelt, die den Charakter von Auslösungsvorgängen haben. Das Sekret, das der einzelne Sekretionsmechanismus bei einem solchen Akt der Sekretentleerung liefert, hat dann stets die gleiche Zusammensetzung, gleichviel ob die Akte langsam oder rasch aufeinander folgen. Was verschieden sein kann, das ist die Menge, die bei jedem Entleerungsakt ausgestoßen wird.

Die Menge Sekret, die von einer Anzahl gleichartiger Sekretionsmechanismen in der Zeiteinheit geliefert wird, hängt davon ab, welcher Anteil der Mechanismen gleichzeitig tätig ist und mit welcher Geschwindigkeit bei dem einzelnen Mechanismus die Ausstoßungsakte einander folgen. Die Zusammensetzung der Elementarsekrete muß unabhängig von der Sekretionsgeschwindigkeit sein, das ist eine Folgerung aus dem Gesetz vom „Alles oder Nichts".

Als Elementarsekret wollen wir das Sekret eines bestimmten Sekretionsmechanismus bezeichnen, solange es keine sekundären Veränderungen erlitten hat. Wir sprechen von Sekretionsmechanismen und nicht von Drüsenzellen, weil die Möglichkeit besteht, daß in einer bestimmten Drüsenzelle mehr als ein Sekretionsmechanismus vorhanden ist. Es wird sich zeigen, daß diese Möglichkeit in der Stickstoffdrüse verwirklicht ist.

Die große methodische Schwierigkeit liegt für die Physiologie der Drüsen im allgemeinen, für die Erforschung von Leistungen der Niere im besonderen darin, daß die Elementarsekrete der direkten Untersuchung so gut wie niemals, bei der Niere nie, zugänglich sind.

Wenn nun die vorliegenden Beobachtungen dazu führen, in der Niere eine Mehrheit von Drüsen zu sehen, so entsteht die Frage, ob es möglich ist, aus Harnuntersuchungen die (konstante) Zusammensetzung der Elementarsekrete abzuleiten.

So lange man sich vorstellt, daß die Elementarsekrete je nach der Geschwindigkeit ihrer Absonderung eine verschiedene Zusammensetzung haben, ist der Versuch aussichtslos, aus Harnuntersuchungen die Zusammensetzung der Elementarsekrete zu finden. Diese Vorstellung von der Variabilität der Elementarsekrete beruht auf der Übertragung von Erfahrungen an Mischsekreten auf Elementarsekrete. Die Änderung der Zusammensetzung des Sekretes der Speicheldrüsen als Funktion der Sekretionsgeschwindigkeit ist seit Heidenhain bekannt und gehört zu den Grundtatsachen der Drüsenphysiologie; daß sich die Zusammensetzung des Harns mit der Geschwindigkeit seiner Absonderung ändert, ist eine alltägliche Erfahrung. Keine dieser Beobachtungen aber bezieht sich auf ein Elementarsekret. Nicht nur die Niere besteht aus verschiedenen Elementargebilden, sondern auch in den Speicheldrüsen haben wir sekretbereitende Zellen ganz verschiedener Art und somit ist auch der Speichel jeder einzelnen Speicheldrüse, ebenso wie der Harn, ein Mischsekret.

Die Zusammensetzung eines Mischsekretes kann sich — bei konstanter Beschaffenheit der Elementarsekrete — dadurch ändern, daß sich der Anteil der einzelnen Teilsekrete an der Zusammensetzung des Mischsekrets ändert.

Bezeichnen wir die Elementarquanten, die von den Sekretionsmechanismen geliefert werden, mit a, b, c usw., die Zahl der elementaren Ausstoßungsakte in der Zeiteinheit mit α, β, γ usw, so setzt sich das beobachtete Mischsekret V zusammen aus:

$$\alpha \cdot a + \beta \cdot b + \gamma \cdot c + \ldots = V.$$

Ändert sich die Zahl der Ausstoßungsakte pro Zeiteinheit, d. h. wird statt α die Zahl α', statt β die Zahl β' Elementarquanten in der Zeiteinheit geliefert, so erhalten wir:

$$\alpha' \cdot a + \beta' \cdot b + \gamma' \cdot c + \ldots = V'.$$

Aus derartigen Gleichungen lassen sich die Zusammensetzungen der Elementarsekrete nicht ohne weiteres berechnen, wohl aber werden sie der Berechnung zugänglich, wenn es gelingt, nur einen Sekretionsmechanismus in seiner Tätigkeit zu verändern.

Wir erhalten dann, schematisch betrachtet, zwei Gleichungen von der Form:

$$\alpha \cdot a + \beta \cdot b + \gamma \cdot c + \ldots = V,$$
$$\alpha' \cdot a + \beta \cdot b + \gamma \cdot c + \ldots = V'.$$

Aus denen ohne weiteres folgt:

$$a(\alpha - \alpha') = V - V'.$$

Mag die Zusammensetzung des unveränderten Anteils des Mischsekrets noch so verwickelt sein, aus beliebig vielen Komponenten bestehen, sobald es gelingt, nur eine Komponente zu variieren, ergibt sich aus der Differenz zweier Beobachtungen die Zusammensetzung des einen Elementarsekretes.

Fragt sich nur, ob es möglich ist, einen Sekretionsmechanismus isoliert in seiner Tätigkeit zu verändern. Die Antwort hierauf kann nur die Erfahrung geben.

Über sichere Mittel zur isolierten Beeinflussung einzelner Sekretionsmechanismen verfügen wir nicht. Es ist ja bekannt, wie wenig Erfolg die Versuche gehabt haben, reine Wasserdiuresen und reine Salzdiuresen zu erzeugen. Wir sind also auf den Zufall angewiesen. Aber wie sollen wir erkennen, daß der uns erwünschte Zufall eingetreten ist?

Durch Veränderung der äußeren Bedingungen sind wir wohl in der Lage, bestimmte Sekretionsmechanismen zu vermehrter Tätigkeit anzuregen. Da wir aber die ungewollt eintretenden Verschiebungen der inneren Bedingungen der Sekretion nicht übersehen, weder die der extrarenalen noch die der renalen Konstellationen, so werden außer der beabsichtigten Steigerung der Leistungen eines Sekretionsmechanismus unbeabsichtigte Steigerungen (oder auch Herabsetzungen?) der Tätigkeit anderer Mechanismen eintreten. Bei der großen Veränderlichkeit der inneren Sekretionsbedingungen ist es nun außerordentlich unwahrscheinlich, daß durch die gesteigerte Tätigkeit eines Sekretionsmechanismus ein oder mehrere andere, die unabhängig von dem ersten sind, stets in gleicher Weise und gleichem Umfange mit gesteigert werden. Wir suchen ja die unabhängigen Sekretionsmechanismen zu erkennen.

Vereinigen wir die Erfahrungen über die Beschaffenheit mehrerer Harnproben, die sich z. B. stark in bezug auf die Stundenmengen unterscheiden in der Weise, daß wir fragen, welche Veränderungen in den Stundenmengen der einzelnen Harnbestandteile als Funktion der stündlichen Harnmenge erscheinen, so dürfen wir hoffen, daß in diesem Falle die Züge klar hervortreten werden, die das Sekret jener Drüse kennzeichnen, die den stärksten Einfluß auf das Harnvolumen hat: der Wasserdrüse. Vereinigen wir dagegen Harne, die bei geringen Unterschieden in den Stundenmengen große Unterschiede in der Menge des ausgeschiedenen Stickstoffs oder einzelner Stickstoffverbindungen zeigen, so dürfen wir hoffen, einen Einblick in die Zusammensetzung des Elementarsekretes der Drüse zu erhalten, die der Ausscheidung des Stickstoffs dient, richtiger: bestimmter Stickstoffverbindungen.

Die Erwartung, auf diesem Wege zu vertiefter Einsicht in die Gesetze der Nierentätigkeit zu gelangen, ist um so berechtigter, je größer die Zahl der untersuchten Harnproben, je länger die Zeit ist, aus der sie stammen, denn ihrem Wesen nach ist diese Art der Forschung eine s t a t i s t i s c h e. Größe und Homogenität des Materials sind ausschlaggebend für die erreichbaren Resultate.

Da die Überlegung auf wahrscheinlichen Erwägungen beruht, das Material statistisch zu betrachten ist, so sind auch die Methoden der Statistik anzuwenden. Die ausgedehnte Verwendung der mathematischen Statistik, speziell der Korrelationsrechnung, ist dementsprechend nicht eine Liebhaberei des Verfassers, sondern eine Konsequenz aus der ganzen Anlage der Untersuchung.[1])

Wenn es gelingt, in der eben angedeuteten Weise einzelne Elementarsekrete als Komponenten des Mischsekretes nachzuweisen, so ist damit insofern ein Fortschritt erzielt, als es dann möglich wird, die Leistung der einzelnen Teildrüsen zu kennzeichnen und die Zusammensetzung ihrer Sekrete in ähnlicher Weise mit der Zusammensetzung des Blutplasmas zu vergleichen, wie es heute mit dem Mischsekret des Harns geschieht. Solche Vergleiche werden schon manche Klärung in dem Streit um die Natur der Vorgänge ergeben, die zur Harnbereitung führen.

---

[1]) Da die Vertrautheit mit der Fehlerrechnung sowie der Korrelationsrechnung nicht in dem Umfange Allgemeinbesitz der Biologen und Mediziner, ja auch nur der Physiologen ist, wie sie es verdient und wie es zum vollen Verständnis der vorliegenden Untersuchungen nötig ist, habe ich eine praktische Einführung in dieses Gebiet geschrieben, die unter dem Titel: Die zahlenmäßige Auswertung biologischer Beobachtungen (eine praktische Anleitung in Beispielen) bei W. de Gruyter 1929 erscheint. In ihr finden sich alle zum Verständnis der Rechnungen dieses Buches nötigen Erläuterungen.

Die Drüsentheorie der Harnbereitung muß aber ihr Ziel noch höher stecken! Es muß das Bestreben sein, einen Einblick in die besonderen Mechanismen zu bekommen, durch die die Teildrüsen der Niere ihr Sekret ausstoßen.

Es ist nicht unwahrscheinlich, daß sich in den Sekreten Stoffe finden, die uns noch einen Hinweis auf das Geschehen geben, durch das in den Drüsenelementen die harnpflichtigen Stoffe in jenen besonderen Zustand gebracht werden, der ihren Transport entgegen dem Konzentrationsgefälle aus dem Blut durch die Drüsenzellen in das Lumen der Harnkanälchen ermöglicht.

Notwendig ist die Annahme, daß sich solche Stoffe im Harn finden, nicht. Es wäre wohl denkbar, daß an den ausgestoßenen Stoffen im Harn nichts mehr von den Vorgängen der Speicherung und Ausstoßung zu bemerken wäre, daß alle zelleigenen Komponenten dieser Vorgänge restlos in den Drüsenzellen verblieben und nur der harnpflichtige Stoff allein im Harn zu finden wäre. Es würde die höchste Vollkommenheit eines Sekretionsmechanismus bedeuten, wenn sich der Vorgang derart vollzöge, denn jede Mitgabe von Stoffen, die im intrazellularen Geschehen notwendig sind, um die Ausstoßung zu ermöglichen, bedeutet ja für den Organismus einen Verlust körpereigenen Materials, der durch Neubildung ersetzt werden muß.

Wenn die Ausstoßung in der Weise erfolgen sollte, daß mit dem sezernierten Stoff noch andere Stoffe abgegeben werden, deren Bedeutung nicht darin besteht, daß sie als Endprodukte des Umsatzes aus dem Körper eliminiert werden müssen, sondern darin, daß sie zum Sekretionsmechanismus gehören, d. h. daß erst mit ihrer Hilfe der harnpflichtige Stoff ausstoßungsfähig wird, so entsteht die Frage, woran man derartige „Schleppersubstanzen“ wohl erkennen könnte.

Eine notwendige Bedingung, dem solche Bestandteile des Harns genügen müssen, ist leicht anzugeben: Es muß zwischen der Menge des harnpflichtigen Stoffes und der Menge des Stoffes, der zu seiner Ausstoßung dient, oder besser gesagt, an ihr beteiligt ist, ein festes zahlenmäßiges Verhältnis bestehen, so daß man sagen kann, die Ausstoßung der Masseneinheit des harnpflichtigen Stoffes erfordert die Menge x des Stoffes, den der Sekretionsmechanismus liefert.

Diese Bedingung ist aber nicht hinreichend, um eine Verbindung als Teil eines Sekretionsmechanismus zu kennzeichnen.

Nehmen wir z. B. einmal an, es sei gelungen nachzuweisen, daß sich auf je n Mole Harnstoff, die ausgestoßen werden, 1 Mol einer bestimmten Verbindung im Harn findet. Diese Verbindung möge Schwefel und Stickstoff enthalten. Kann dieser Nachweis als hinreichend dafür betrachtet werden, daß der fragliche Stoff Anteil am Sekretionsmechanismus des Harnstoffs hat? Sicherlich nicht! Denn es könnte ja sein, daß bei dem Abbau der Eiweißkörper stets in einem ganz bestimmten Mengenverhältnis sowohl Harnstoff wie auch der angenommene S- und N-haltige Stoff entstünden, daß sie also beide typische Endprodukte des Eiweißumsatzes wären und nur deshalb in einem festen zahlenmäßigen Verhältnis im Harn erscheinen. In diesem Beispielsfalle könnte man versuchen, eine Entscheidung über die Bedeutung des S- und N-haltigen Stoffes dadurch herbeizuführen, daß man die Harnstoffausscheidung erhöht, ohne daß der Eiweißumsatz vermehrt wird, d. h. dadurch, daß man Harnstoff zuführt und feststellt, ob proportional der Ausscheidung dieses fertig zugeführten Stoffwechselendproduktes der fragliche Stoff vermehrt ist.

Wenn man sich fragt, welche Stoffe wohl zu den Sekretionsmechanismen in Beziehung stehen könnten und welche als harnpflichtige Stoffe anzusehen sind, so wird man a priori nicht zu einer klaren Aufteilung kommen. Wohl scheint es klar, daß Harnstoff, Harnsäure, Schwefelsäure, Phosphorsäure zu den typischen harnpflichtigen Stoffen zu rechnen sind, ebenso die Ionen von Na, K, Ca, Mg, Cl, die mit der Nahrung eingeführt und dementsprechend zur Erhaltung des typischen Stoffbestandes auch eliminiert werden müssen. Welche Stoffe aber an Sekretionsmechanismen beteiligt sein könnten, bleibt fraglich. Man könnte daran denken, daß die Aminosäuren hierher gehören, ferner die Gruppe der Proteinsäuren, Chondroitinschwefelsäure, LANDWEHRsches Gummi, SALKOWSKIS komplexes Kohlenhydrat, Peptide, Nukleinsäuren, aber das ist zunächst reine Vermutung.

Eine vergleichende Betrachtung macht es wahrscheinlich, daß manche Stoffe, die den Sekretionsmechanismen angehören, dadurch ausgezeichnet sein möchten, daß sie sich im kolloidalen Zustande befinden. Es wird daher auf diesen Anteil der normalen Harnbestandteile besonders zu achten sein. Ganz allgemein wird man ja erwarten können, daß die Spuren des Sekretionsaktes sich gerade in chemisch weniger gut und leicht charakterisierbaren komplexen Verbindungen des Harns vorfinden werden, während die einfacheren, chemisch scharf definierten Stoffe wohl typische harnpflichtige Verbindungen darstellen.

Das sind die allgemeinen Vorerwägungen, die zur Aufstellung des Planes der folgenden Untersuchungen geführt haben.

Die experimentellen Maßnahmen beschränken sich auf ein Mindestmaß, die Beobachtung unter verschiedenen natürlichen Bedingungen steht im Vordergrunde.

Zunächst handelt es sich darum, Material vom Menschen zu gewinnen, und zwar in erster Linie unter völlig normalen natürlichen Bedingungen, denn schon unter diesen liefert die Niere in der Zeiteinheit recht verschiedene Mengen der einzelnen Stoffe, die den Harn bilden. Es ist hierbei stets notwendig, zum mindesten den Unterschied zwischen Nachtharn und Tagharn zu berücksichtigen. Welcher Art die funktionellen Verschiedenheiten der Niere im Tagesrhythmus sind, wird später zu erörtern sein.

Es ist fraglich, ob man es als Experiment betrachten will, wenn man einmal einige Tage ausschließlich von Fleisch und zwar von magerem Fleisch lebt, um dadurch eine Veränderung im Umfange der Ausscheidung einzelner Harnbestandteile zu erzielen, hält man sich doch dabei noch innerhalb der Grenzen dessen, was auch unter natürlichen Bedingungen menschlichen Nieren geboten werden kann.

Als experimentelle Eingriffe wären Versuche zu bewerten, bei denen Wasser, Salze oder Harnstoff in größeren Mengen in kurzer Zeit eingeführt und ihre Ausscheidung verfolgt wird. Es liegt im Wesen der Fragestellung der vorliegenden Untersuchung, daß sie weniger Wert darauf legt, festzustellen, welche Maßnahmen ergriffen werden müssen, um einen Harn von bestimmtem Gehalt an einzelnen Stoffen zu erhalten, sondern daß sie sich um eine Analyse von Harnen bemüht, die — gleichviel infolge welcher Maßnahmen — möglichst verschieden in bezug auf die Stundenmengen der einzelnen ausgeschiedenen Komponenten sind.

Die Stundenmengen der einzelnen Stoffe, nicht ihre Konzentrationen, sind die fundamentalen Zahlen, um die sich alles dreht.

Das ist eine Folgerung aus der methodischen Grundvoraussetzung der Gültigkeit des Alles oder Nichts-Gesetzes für die Drüsenzelle, denn von dieser Voraussetzung aus haben die Konzentrationen der einzelnen Stoffe im Harn gar keinen Belang, sie kommen ja nur durch die Mischung von invariablen Teilsekreten zustande.

Aber auch abgesehen von dieser Prämisse ist es aus ganz allgemeinen Erwägungen das grundsätzlich Richtige, von den absoluten Mengen der einzelnen Stoffe auszugehen, die in der Zeiteinheit eliminiert werden, denn jede Angabe einer Konzentration, d. h. der Menge in der Volumeneinheit, bedeutet eine Umgestaltung des Materials, deren Berechtigung oder Zweckmäßigkeit erst zu begründen ist, aber nicht an den Anfang der Untersuchung gehört.

Wie weit die Einsicht in die Leistungen der Niere durch mathematisch-statistische Verarbeitung von Beobachtungen gefördert werden kann, das hängt, fast noch mehr als von einer genügenden

Anzahl der Beobachtungen, davon ab, wie weit die einzelnen Funktionen innerhalb des Materials variieren.

Um zu beurteilen, inwieweit das vorliegende Material in dieser Hinsicht zu Erwartungen berechtigt, mögen die folgenden Zusammenstellungen ein Bild von den Unterschieden der Einzelbeobachtungen geben. Zur Vergleichung der Beobachtungen an Tieren mit denen am Menschen geben wir neben der Größe der einzelnen Leistungen pro kg/Stunde auch das Produkt dieses Wertes mit der Lineardimension λ an. Die Lineardimension ist definiert durch die dritte Wurzel aus dem Gewicht (in g ausgedrückt). Soweit die Regel gilt, daß die Intensität des Stoffwechsels proportional der Oberfläche ist, soweit muß das Produkt aus Leistung pro Gewichtseinheit (kg) mal λ bei ähnlichen Leistungen konstant sein. Die Variation der Größe dieses Produktes ist also ein Maß für die Variation der Leistung, wir messen durch das Produkt die spezifische Größe der Leistungen.

Tabelle 1.

Tierart	Bezeichnung des Harns	Harnmenge in ccm pro kg/Stunde $= x_1$	$\lambda = x_2$	Spezifische Geschwindigkeit der Harnbereitung $= x_1 \cdot x_2$
Katze . . .	BB	0,54	12,72	6,9
Kaninchen .	BG	0,59	16,15	9,5
Mensch . . .	D	0,27	43,4	11,7
Hammel . .	DM	0,382	39,1	14,9
Elefant . . .	DE	0,152	176,0	26,7
Rind	DR	0,670	71,2	37,7
Katze . . .	BD	12,10	12,4	150
Elefant . . .	DJ	1,59	138,0	220
Mensch . . .	Q	11,36	43,4	492
Kaninchen .	BN	54,0	12,76	690
Rind	DQ	12,4	71,2	883
Mensch . . .	CG(V)	23,0	40,2	925

Wie Tab. 1 zeigt, umspannt unser Material Versuche, in denen die spezifische Geschwindigkeit der Harnbereitung um das 134fache variiert. Für den Menschen allein schwankt die Geschwindigkeit um das 79fache. Aus Tab. 2 ist zu ersehen, daß die spezifische Geschwindigkeit der Harnstoffausscheidung in den Versuchen am Menschen um das 6,3fache, in dem ganzen Material um das 19,6fache variiert. Die Gesamtmenge der ausgeschiedenen Asche, als Maß für die Salzausscheidung betrachtet, variiert beim Menschen um das 5,8fache, im Gesamtmaterial um das 48,7fache (vgl. Tab. 3). Diese Unterschiede dürften hinreichend sein, um die Resultate von Zufälligkeiten freizumachen.

Tabelle 2.

Tierart	Bezeichnung des Harns	Harnstoff-Stickstoff in mg pro kg/Stunde $= x_1$	$\lambda = x_2$	Spezifische Geschwindigkeit der Harnstoffausscheidung $= x_1 \cdot x_2$
Mensch . . .	D	2,85	43,4	124
Kaninchen .	BH	9,32	13,8	129
Katze . . .	BB	11,13	12,72	141
Hammel . .	DM	3,815	39,10	150
Hammel . .	DK	6,415	39,10	252
Elefant . . .	DE	1,678	176,0	296
Rind	DU	4,967	71,2	355
Elefant . . .	DJ	4,197	138,0	578
Katze . . .	BA	52,03	12,95	674
Mensch . . .	AG	17,60	43,4	768
Rind	DQ	11,718	71,2	835
Kaninchen .	BO	191,12	12,65	2420

Tabelle 3.

Tierart	Bezeichnung des Harns	Gesamtasche des Harns in mg pro kg/Stunde $= x_1$	$\lambda = x_2$	Spezifische Geschwindigkeit der Salzausscheidung $= x_1 \cdot x_2$
Katze . . .	BB	6,65	12,72	84,4
Mensch . . .	D	3,20	43,4	139
Kaninchen .	BG	9,34	16,15	151
Hammel . .	DO	7,90	39,1	310
Elefant . . .	DE	2,10	176,0	370
Hammel . .	DM	15,40	39,1	603
Mensch . . .	AP	18,60	43,4	809
Rind	DR	15,30	71,2	1089
Elefant . . .	DJ	9,40	138	1300
Kaninchen .	BN	121,0	12,75	1540
Katze . . .	BD	161,0	12,40	2000
Rind	DQ	57,0	71,2	4108

II. Stoffwechsel und Nierentätigkeit.

Der Versuch, aus der Zusammensetzung des Harns Schlüsse auf die Sekretionsmechanismen der Niere zu ziehen, kann nur dann mit Aussicht auf Erfolg unternommen werden, wenn es gelingt, zwei Gruppen von Erscheinungen zu trennen, die sich in der Beschaffenheit des Harns äußern. Die Mengenverhältnisse, in denen die einzelnen Stoffe im Harn auftreten, sind einerseits durch die Eigenart der Niere als Ausscheidungsorgan bedingt, andererseits aber auch durch die Eigentümlichkeiten des Stoffwechsels. Es hängt von der Nahrungszufuhr und dem Umsatz, d. h. von extrarenalen Momenten, nicht nur die Gesamtmenge der pro Tag ausgeschiedenen Stoffe ab, sondern auch das Verhältnis, in dem z. B. die einzelnen N-haltigen Verbindungen im Harn erscheinen.

Es wird also zunächst nötig sein, die Beziehungen einzelner Komponenten des Harns zu betrachten, die auf solche Stoffwechselverhältnisse zurückzuführen sind und aus denen dementsprechend keine Schlüsse auf die Eigenschaften der Sekretionsmechanismen gezogen werden können.

1. Die Stickstoffverteilung.

Die stündlich ausgeschiedene Stickstoffmenge schwankt in den Normalharnen beim Menschen zwischen 316 mg und 1769 mg. Die Verteilung dieser Menge auf die einzelnen gesondert bestimmten N-Verbindungen zeigt eine deutliche Beziehung zur Gesamtmenge des ausgeschiedenen Stickstoffs. Tab. 4 gibt das Material für Harnstoff-N und Ammoniak-N. Zwischen dem ausgeschiedenen Gesamt-N (x_1) und dem Harnstoff-N (x_2) besteht die Korrelation $r_{12} = + 0{,}980 \pm 0{,}008$, der Regressionskoeffizient ist $b_{12} = + 0{,}848 \pm 0{,}007$. Der Mittelwert für den Gesamt-N ist $M_1 = 705$, für den Harnstoff-N $M_2 = 575$. Im Mittel sind also $81{,}5\%$ des ausgeschiedenen N als Harnstoff ausgeschieden. Eine nähere Betrachtung der Beziehung zeigt aber, daß der prozentuale Anteil des Harnstoffs am Gesamt-N mit steigender Menge des Gesamt-N wächst. Wie der Regressionskoeffizient zeigt, steigt die Menge des Harnstoff-N um 0,848 mg wenn die des Gesamt-N um 1 mg wächst. Das bedeutet, daß bei einem Stickstoffumsatz von 27 mg pro Stunde überhaupt kein Harnstoff ausgeschieden werden würde, und daß von allem N, der über diesen Betrag hinausgeht, 84,8% zu Harnstoff werden. Danach beträgt die Harnstoff-N-Ausscheidung bei:

100 mg	Gesamtstickstoff pro Stunde	62 mg	= 62 %	Harnstoff-Stickstoff
200 „	„ „ „	147 „	= 73,5%	„
300 „	„ „ „	232 „	= 77,3%	„
500 „	„ „ „	401 „	= 80,2%	„
1000 „	„ „ „	825 „	= 82,5%	„
1500 „	„ „ „	1249 „	= 83,3%	„
2000 „	„ „ „	1673 „	= 83,7%	„

Zwischen der Ammoniakausscheidung und der Gesamt-N-Ausscheidung besteht keine ganz so enge Beziehung. Lassen wir zunächst die Harne O, E, H und Q außer Betracht, da sie besondere Verhältnisse bieten, so ist die Korrelation zwischen der Ausscheidung von Ammoniak-N und Gesamt-N durch die folgenden Zahlen gekennzeichnet:

Tabelle 4.

Mensch.

x_1 = Gesamtstickstoff-Ausscheidung in mg pro Stunde.
x_2 = Harnstoff-Stickstoff-Ausscheidung in mg pro Stunde.
x_3 = Ammoniak-Stickstoff-Ausscheidung in mg pro Stunde.

Bezeichnung des Harns	x_1	x_2	x_3
D	316	234	16,9
X	362	261	17,4
K	382	287	15,2
B	337	239	10,4
N	393	310	14,7
C	426	320	8,3
M	474	358	15,5
S	442	328	14,2
A	443	374	9,0
J	541	394	13,8
R	583	520	11,6
G	727	591	17,0
F	620	542	12,2
L	682	563	13,4
O	618	505	22,6
E	663	582	0,0
H	641	577	0,0
Q	738	523	25,7

Bezeichnung des Harns	x_1	x_2	x_3
AG	1769	1443	41,4
AH	1280	1089	34,3
AN	585	473	16,2
AB	1157	932	27,6
AD	985	773	25,1
AF	1611	1365	39,3
AE	961	826	26,9
AM	650	537	19,5
AP	562	459	11,2
AQ	488	329	24,6
AV	571	451	18,2
AR	537	421	13,2
AS	455	367	16,2
AT	886	747	13,1
AU	549	519	14,0

$Mx_1=713$; $Mx_3=19{,}1$; $r_{13}=+0{,}895\pm0{,}04$; $b_{13}=+0{,}021\pm0{,}001$.

Steigt die Gesamt-N-Ausscheidung um 1 mg, so steigt die Ausscheidung an N aus Ammoniak um 0,021 mg. Im Mittel erscheinen nur 2,67% des Gesamt-N als Ammoniak, mit fallender Menge der Gesamt-N-Ausscheidung nimmt aber dieser Prozentsatz wieder zu. Die Extrapolation der beobachteten Beziehung sagt aus, daß bei einer Gesamt-N-Ausscheidung von 0 mg noch 3,9 mg M als Ammoniak ausgeschieden werden würden. Die Bedeutung dieser sinnlos erscheinenden Aussage ist, daß die Bildung einer gewissen Menge NH_3 unabhängig von der Größe des gesamten N-Umsatzes ist, daß aber außerdem eine weitere NH_3-Bildung erfolgt, die von der Größe des N-Umsatzes abhängt. Wie sich der prozentuale Anteil des Ammoniak-N mit steigendem Umsatz am Gesamt-N ändert, zeigt die folgende Zusammenstellung:

100 mg	Gesamtstickstoff	6,04	Ammoniakstickstoff	= 6,04%
200 „	„	8,15	„	= 4,07%
1000 „	„	25,20	„	= 2,52%
2000 „	„	46,60	„	= 2,33%

Daß die Ammoniakwerte in meinen Versuchen aufffallend klein sind, liegt daran, daß stets in mäßigen Mengen Natriumbikarbonikum zur Bekämpfung einer Hypersekretion genommen wurde. Diesen sehr niederen Ammoniakwerten entsprechen etwas erhöhte Harnstoffwerte.

Die bekannte Konstanz der Kreatininausscheidung wird durch unser Material sehr deutlich erläutert (vgl. Tab. 5). Im Mittel aller 26 Normalharne beträgt die Ausscheidung an Kreatininstickstoff pro

Stunde 28,7 ± 1,14 mg, d. h. die Streuung beträgt nur 3,95%, was etwa dem instrumentellen Fehler der Bestimmungsmethode entspricht. Da alle Variationen der Bedingungen, die eingeführt wurden, nur ganz geringe Änderungen dieses Wertes bewirkten, läßt sich über den Sekretionsmechanismus nichts Sicheres aussagen. Es seien daher die Beobachtungen über Kreatininausscheidung hier kurz mitgeteilt. Die Tagesharne ohne Wasserdiurese ergeben 35,2 ± 2,25 mg Kreatinin-N pro Stunde, die Tagesharne mit Wasserdiurese 32,5 ± 1,22 mg. Diese beiden Werte sind nicht signifikant verschieden ($k = 0,95$), so daß sie zu dem Mittelwert 33,8 ± 1,8 zusammengefaßt werden können. Die Nachtharne ergeben 27,8 ± 1,43 mg Kreatinin-N pro Stunde. Dieser Wert ist von dem Tagesstundenwert ziemlich sicher signifikant verschieden ($k = 2,6$). In der Nacht werden nur 79% der Kreatininmenge pro Stunde ausgeschieden, wie am Tage. Auffallend gering ist der Wert der Kreatinin-N-Ausscheidung an den Tagen mit reiner Fleischkost, er beträgt (Mittel für Tag- und Nachtstunden) nur 23,3 ± 0,8 mg, eine Zahl, die von dem Mittel der normalen Tag- und Nachtstunden 31,5 ± 1,9 signifikant verschieden ist ($k = 4$).

E. Krauss[1]) findet bei Minimal-N-Umsatz eine Ausscheidung von 7,5—9,0 mg Kreatinin-N pro kg/Tag bei Männern. Das bedeutet für 81,5 kg Körpergewicht 25,9—30,6 mg oder im Mittel 28,2 mg pro Stunde. Dieser Wert ist fast genau gleich der Zahl, die wir für die Nachtstunden fanden. In Krauss' Fällen beträgt die Gesamt-N-Ausscheidung nur 100—125 mg pro Stunde, in den meinigen 316 bis 1769 mg. Die Tagesmenge an Harnkreatinin würde bei 81,5 kg in Krauss' Versuchen 1,65—1,98 g betragen, d. h. im Mittel 1,82 ± 0,16 g. Hahn und Schäfer[2]) finden für

Versuchsperson A. H. 1,76 ± 0,107 g täglich
Versuchsperson L. S. 1,74 ± 0,098 g täglich

Aus meinen Beobachtungen ergibt sich

12 Nachtstunden	à 74,8 mg =	0,90 g
12 Tagesstunden	à 94,1 mg =	1,13 g
	Tagesmengen	2,03 ± 0,2 g

Kleitmann[3]) gibt für zwei Versuchspersonen an

N. K. 1,98 g täglich
M. P. 1,86 g täglich

Alle diese Werte sind nicht signifikant voneinander verschieden.

[1]) Deutsch. Anz. f. klin. Med. Bd. 150, 1926, S. 56.
[2]) Z. f. Biol. Bd. 80, 1924, S. 206/207.
[3]) American Journal of Physiol. Bd. 66, 1923, S. 80.

Fast ebenso konstant wie die Ausscheidung des Kreatinins ist die der Purinbasen (vgl. Tab. 5). Fassen wir die Normalharne mit Ausnahme der Wasserversuche zusammen, so werden pro Stunde 3,1 ± 0,15 mg Purinbasenstickstoff ausgeschieden, obgleich die Menge des Gesamt-N von 316 mg auf 1769 mg pro Stunde steigt. Die Stundenwerte für die Nachtharne (3,03 mg), die Tagharne (3,11) und die Harne bei Fleischkost (3,19) sind nicht signifikant verschieden.

Tabelle 5.

Mensch.

x_1 = Kreatininstickstoff ausgeschieden in mg pro Stunde.
x_2 = Harnsäurestickstoff ausgeschieden in mg pro Stunde.
x_3 = Purinbasenstickstoff ausgeschieden in mg pro Stunde.
x_4 = Aminosäurenstickstoff ausgeschieden in mg pro Stunde.
x_5 = Hippursäurestickstoff ausgeschieden in mg pro Stunde.

Bezeichnung des Harns	x_1	x_2	x_3	x_4	x_5
D	26,6	7,80	3,60	8,02	1,27
X	22,8	3,30	2,70	5,24	—
K	33,6	6,30	3,40	6,94	2,64
B	25,0	5,10	3,20	10,14	2,16
N	30,1	7,60	2,50	9,92	0,00
C	28,7	7,40	2,70	6,88	1,22
M	38,9	7,06	3,63	6,54	0,50
S	40,8	7,44	3,17	17,00	0,00
A	37,6	—	—	12,24	6,01
J	32,4	7,42	2,55	6,01	5,68
R	26,3	1,72	2,48	2,92	1,89
G	36,5	7,93	1,94	7,09	16,71
F	32,4	3,14	2,39	0,00	—
L	30,6	5,97	1,61	0,00	—
O	35,9	2,69	0,00	0,00	22,60
E	33,1	3,17	2,71	0,00	—
H	32,7	6,36	2,33	0,00	—
Q	26,1	6,01	0,00	0,00	27,75
AG	26,6	15,89	3,06	11,72	5,34
AH	22,5	5,27	2,31	13,93	5,95
AN	23,7	3,70	0,50	5,10	1,52
AB	22,3	14,46	2,50	21,22	3,36
AD	19,7	—	—	4,30	3,52
AF	25,0	18,74	4,24	30,32	12,61
AE	21,2	—	—	14,97	4,50
AM	25,5	8,41	3,94	8,26	4,22
AP	32,6	6,36	2,89	12,91	1,79
AQ	26,3	7,42	2,73	16,94	1,73
AV	19,8	—	—	30,08	2,48
AR	30,3	7,43	1,28	4,99	14,45
AS	21,2	7,49	2,76	7,41	2,65

Die Harnsäureausscheidung hat eine deutliche, wenn auch nicht sehr starke Beziehung zur Gesamt-N-Ausscheidung. Vergleicht man die Werte (Tab. 5) mit den zugehörigen Werten des Gesamt-N (Tab. 4) unter Ausschluß der Harne mit Wasserdiurese, die wieder besondere Verhältnisse bieten, so ist der Korrelationskoeffizient $r = +0{,}696 \pm 0{,}138$, der Regressionskoeffizient $b = +0{,}0061 \pm 0{,}0012$. Der Mittelwert der Harnsäure-N-Ausscheidung ist 8,8 mg, bei 720 mg mittlerer Gesamt-N-Ausscheidung. Danach ist eine Harnsäure-N-Ausscheidung von 4,4 mg pro Stunde unabhängig von der Größe des Gesamt-N-Umsatzes. Auf ein Plus von 100 mg Gesamt-N-Ausscheidung entfallen 0,61 mg Harnsäure-N mehr, so daß die ausgeschiedenen Mengen betragen:

bei 100 mg Gesamtstickstoff pro Stunde 5,0 ± 0,98 mg Harnsäurestickstoff
720 „ „ „ „ 8,8 ± 1,7 „ „
1769 „ „ „ „ 15,2 ± 3,0 „ „

Der endogene Harnsäurewert der Versuchsperson wurde im Frühjahr 1926 bei purinfreier Kost festgestellt. Aus 9 Versuchstagen ergab sich eine mittlere tägliche Harnsäure-N-Ausscheidung von 100,0 mg, d. h. pro Stunde 4,16 mg oder fast genau die Menge, die jetzt auf rechnerischem Wege als konstante Harnsäure-Stickstoffausscheidung gefunden wurde, die unabhängig von der Größe der Stickstoffzufuhr, d. h. endogen bedingt ist.

Die Ausscheidung der Aminosäuren (vgl. Tab. 5) zeigt weitgehende Übereinstimmungen mit den Verhältnissen, die SCHMITZ und SIWON[1]) dargelegt haben, soweit wir nur die Gesamtverhältnisse von Tag und Nacht betrachten. Zum Vergleiche diene die folgende Tab. 6.

Tabelle 6.

a) Normaltage 10,4 g N pro Tag.

	Stickstoff mg pro Stunde		Aminosäuren N mg in 12 Stdn.	Aminosäuren N mg in 12 Stdn. nach SCHMITZ-SIWON
	Gesamt-N	aus Aminosäuren		
Nacht . .	367,8	7,86	94,2	106
Tag . . .	496,2	8,94	108,0	121
Mittel	432,2	8,4	202,2	227

b) Tage mit reiner Fleischkost, 27,4 g N pro Tag.

	Stickstoff mg pro Stunde		Aminosäuren mg in 12 Stdn.
	Gesamt-N	aus Aminosäuren	
Nacht . . .	1211	9,92	120
Tag	1073	15,81	190
Mittel	1142	12,87	310

[1]) Biochem. Zeitschr. Bd. 160, 1925, S. 1—19.

Bei einer Gesamtstickstoffausscheidung von 10,4 g pro 24 Stunden erscheinen 202 mg als Aminosäuren-Stickstoff. Bei einer Gesamt-Stickstoffausscheidung von 27,4 g in 24 Stunden erscheinen 310 mg als Aminosäuren-N. Für je 1 g Steigerung der Gesamt-N-Ausscheidung erscheinen 6,35 mg Aminosäuren-N.

Schmitz und Siwon fanden auf je 1 g N aus Kasein, Kabeljau, Materna und Erbsen Steigerung des Aminosäuren-N von 6,1—8,1 mg. Im Mittel aller ihrer Versuche war die Gesamt-N-Ausscheidung 12,0 g pro Tag, also 1,6 g höher als im Mittel unserer Normaltage. Diesem Plus von 1,6 g entspricht eine Vermehrung der Aminosäurenausscheidung von 24,8 mg, d. h. pro 1 g N 15,5 mg Aminosäuren-N. Schmitz und Siwon fanden durch Weizenprotein-N die Ausscheidung an Aminosäuren um 13,7 mg für je 1 g N gesteigert.

Eine weitere Vergleichung ist nicht mehr angängig, da Schmitz und Siwon die ganzen Tages- und Nachtharne untersuchten, wir dagegen Stundenportionen. Bei der guten Übereinstimmung unserer Beobachtungen über die Gesamtausscheidung mit denen von Schmitz und Siwon ist es nun besonders bemerkenswert, wie weitgehend die Ausscheidung der Aminosäuren in den einzelnen Versuchsperioden variiert. Wenn wir für die Gesamtmenge der Tagesausscheidung in hohem Maße Bedingungen des Eiweißstoffwechsels als bestimmend ansehen müssen, so weisen die großen Unterschiede der Ausscheidung in einzelnen Perioden auf Bedingungen hin, die in der Art der Arbeit der Niere gelegen sein dürften. Wir werden hierauf noch zurückkommen.

Die Zahl der Versuche, in denen bei Tieren eine vollständige Bestimmung der Stickstoffverteilung durchgeführt ist, reicht nicht hin, um einen genügend klaren Überblick zu ermöglichen, es seien daher nur einige Daten für Harnstoff, Ammoniak und Kreatinin gegeben.

Die folgende Zusammenstellung gibt den Harnstoffstickstoff (x_1) und den Ammoniakstickstoff (x_2) in Prozenten des Gesamt-N und unter x_3 die Summe dieser beiden Werte:

	x_1	x_2	x_3
Kaninchen	82,8	5,2	88,0
Katze	80,1	10,3	90,4
Hammel	64,0	4,3	68,3
Mensch	82,0	2,6	84,6
Rind	69,5	8,3	77,8
Elefant	80,0	6,0	86,0
Kamel[1])	75,1	0,04	75,1

[1]) Nach J. Petri, Z. f. physikal. Chemie Bd. 166, 1927, S. 125—127.

Beim Frosch beträgt die Menge des

	bei 9,92°	19,0°	32,0°	32,0°	33,5°
Harnstoff-N	64,2	73,3	65,0	64,0	58,0
Ammoniak-N	12,9	12,5	9,5	10,8	15,1
Summe beider Werte	77,1	85,5	74,5	74,8	73,1

Im Mittel erscheinen also 65% des Stickstoffs als Harnstoff, 13,4% als Ammoniak. Die Summe beider macht 78% des Gesamt-N aus.

Wie beim Menschen, so ist auch bei Hammel, Rind und Elefant keine Beziehung der Kreatininausscheidung zum Stickstoffumsatz zu erkennen und ebensowenig zu der stündlichen Harnmenge. Die Mittelwerte für diese Tiere betragen: Kreatininstickstoff in mg pro kg/Stunde:

Hammel	0,445
Mensch	0,415
Rind	0,376
Elefant R.	0,044
Elefant L.	0,0265

Für Kaninchen und Katze können so einfache Angaben nicht gemacht werden, da bei der Katze eine deutliche Beziehung zwischen Kreatininausscheidung und Gesamtstickstoffumsatz, beim Kaninchen dagegen eine Beziehung zur stündlichen Harnmenge besteht.

Die folgende Tab. 7 gibt für die Katze die Zahlen, aus denen die Beziehung zwischen Kreatinin und Gesamtstickstoffumsatz hervorgeht.

Tabelle 7.

Katze.

x_1 = Ausscheidung von Kreatininstickstoff in mg pro kg/Stde.
x_2 = Gesamtstickstoffausscheidung in mg pro kg/Stde.

	x_1	x_2	
BB	0,355	12,7	$M x_1 = 0{,}541$, $\sigma_1 = \pm 0{,}1315$
BA	0,730	72,9	$M x_2 = 39{,}7$, $\sigma_2 = \pm 18{,}6$
BC	0,387	27,5	$r_{12} = + 0{,}937 \pm 0{,}049$
BE	0,620	41,3	$b_{12} = + 0{,}0066 \pm 0{,}00035$
BD	0,598	48,3	

In Worten lautet die Beziehung: Es werden $0{,}541 - 39{,}7 \times 0{,}0066 = 0{,}278$ mg Kreatinin-N pro kg/Stunde ausgeschieden, die keine Beziehung zum Gesamt-N haben. Außerdem werden für je 1 mg Gesamt-N-Ausscheidung $0{,}0066 \pm 0{,}00035$ mg Kreatinin-N ausgeschieden.

Beim Kaninchen ist keine Beziehung der Kreatininauscheidung zum Gesamt-N-Umsatz zu erkennen, wohl aber zur stündlichen

Harnmenge. In fünf normalen Harnen beträgt die Ausscheidung an Kreatinin-N pro kg/Stunde 0,415 mg bei einer mittleren stündlichen Harnmenge von 3,2 ccm pro kg. In drei Harnen mit starker Wasserdiurese werden pro kg/Stunde 0,922 mg Kreatinin-N ausgeschieden und gleichzeitig 36,0 ccm Harn. Aus der Differenz der beiden Wertepaare ergibt sich, daß für 100 ccm Harn 1,55 mg Kreatinin-N mehr ausgeschieden werden. Diese Menge entspricht dem normalen Gehalt des Blutes an Kreatininstickstoff, so daß das Plus an ausgeschiedenem Kreatinin-N als ausgeschwemmt betrachtet werden darf.

Es ist auffällig, daß weder beim Menschen noch beim Rind eine Ausschwemmung von Kreatinin bei stark gesteigerter Harnmenge nachweisbar ist.

2. Die Schwefelverteilung.

Der Schwefel wurde in vier Portionen bestimmt: als Schwefelsäure, Esterschwefelsäure, neutraler Schwefel und als Rhodanschwefel. Die Gesamtschwefelausscheidung ist extrarenal bedingt durch die Schwefelzufuhr im Eiweiß. Auf das Verhältnis vom Gesamtschwefel zum Gesamtstickstoff kommen wir noch an anderer Stelle zu sprechen (s. S. 32f.), hier sei nur über die Verteilung des Gesamtschwefels folgendes bemerkt.

Die Summe von Schwefelsäure und Esterschwefelsäure (also der Schwefel der Gesamtschwefelsäure) macht, unabhängig von der Menge des Gesamtschwefels, einen konstanten Teil des Gesamtschwefels aus.

Wir finden die folgenden Mittelwerte für die

	Gesamt-S Millimol/Std.	Gesamt-schwefelsäure-S Millimol/Std.	Schwefelsäure-S in Proz. des Gesamt-S
Normalen Nachtharne . .	1,022	0,881	86,37
Nachtharne bei Fleischkost	2,315	2,024	87,43
Tagharne bei Fleischkost .	2,089	1,812	86,74

Es werden also in diesen Fällen im Mittel 86,84% des Gesamtschwefels in vollständig oxydierter Form ausgeschieden. Gegenüber dieser Konstanz des Anteils des völlig oxydierten S am Gesamtschwefel ist es höchst bemerkenswert, daß in den normalen Tagharnen, vor allem aber in den Harnen mit Wasserdiurese, ein deutlich, ja erheblich kleinerer Teil des Schwefels in völlig oxydierter Form erscheint. Wir finden im Mittel für die

	Gesamt-S Millimol-Std.	Gesamt-Schwefelsäure-S Millimol-Std.	Schwefelsäure-S in Proz. des Gesamt-S
Normalen Tagesharne . .	1,206	0,954	79,10
Harne bei Wasserdiurese .	1,192	0,815	71,73

Diese Unterschiede werden nicht aus den allgemeinen Bedingungen des Stoffwechsels verstanden werden können, es wird vielmehr in der Funktionsweise der Niere eine Erklärung für sie gesucht werden müssen.

Die Menge der Esterschwefelsäuren wird wesentlich von dem extrarenalen Faktor der Darmfäulnis abhängen. Ihre absolute Menge steigt deutlich mit der Zunahme des Eiweißumsatzes, ist ihm aber durchaus nicht proportional, wie die folgende Zusammenstellung lehrt, die erkennen läßt, daß die absolute Stundenmenge der Esterschwefelsäuren nur um 33% vermehrt ist, wenn der Eiweißumsatz im Verhältnis von 1:2,63 gesteigert ist. Der prozentuale Anteil des Esterschwefels an dem Schwefel der Gesamtschwefelsäure ist dementsprechend sehr variabel.

	S als Sulfat mg/Atom pro Stunde	S als Esterschwefelsäure mg/Atome pro Stunde	Ester-S in Proz. des Sulfat-S
Nachtharne	0,8015	0,0795	9,9
Tagharne	0,863	0,0908	10,45
Harne bei Wasserdiurese .	0,706	0,1087	15,4
Fleischkost-Nachtharne .	1,907	0,1170	6,12
„ -Tagharne . .	1,699	0,1130	6,65

Das Zahlenmaterial über die Schwefelausscheidung gibt Tab. 8.

Auch bei den untersuchten Säugetieren macht der S der Schwefelsäure den größten Teil des Gesamtschwefels aus, wie die folgende Zusammenstellung zeigt.

	Schwefel aus Schwefelsäure in % des Gesamtschwefels
Katze	76,6
Kaninchen	86,3
Hammel	84,4
Rind.	85,4
Elefant	86,0

Bemerkenswerte Verschiedenheiten bestehen bei den Tieren in bezug auf den Anteil der Schwefelsäure, die als Esterschwefelsäuren ausgeschieden werden. Während beim Menschen nur 9—10% der Gesamtschwefelsäure in Form von Esterschwefelsäuren auftreten und bei der Katze 8,3—15,2 (im Mittel 11,7%), sind es beim Hammel 34—35%, beim Elefanten fast ebensoviel (30%) und beim Rind nicht weniger als 87,75%. In einer einzelnen Bestimmung beim Kaninchen ist etwa 23% der Schwefelsäure in Form von Esterschwefelsäuren vorhanden.

Tabelle 8.

Mensch.

x_1 = S als Sulfat, Millimol pro Stunde.
x_2 = S als Esterschwefelsäure, Millimol pro Stunde.
x_3 = Neutraler S, Millimol pro Stunde.
x_4 = S als Rhodanwasserstoffsäure.
x_5 = Restschwefel d. h. (x_3—x_4).

	x_1	x_2	x_3	x_4	x_5
D	0,704	0,0691	0,117	0,0344	0,0826
X	0,692	0,0760	0,118	0,0012	0,1168
K	0,830	0,0856	0,194	0,0394	0,1546
B	0,770	0,0904	0,126	—	—
N	0,823	0,0784	0,116	0,0400	0,0760
C	0,990	0,0773	0,175	—	—
M	0,921	0,0834	0,257	0,0391	0,2179
S	0,800	0,0880	0,192	0,0350	0,1570
J	0,867	0,1010	0,309	—	—
R	0,994		0,256	0,0431	0,2129
G	0,950	0,103	0,356	0,0381	0,3179
F	0,690	0,173	0,194	—	—
L	0,697	0,087	0,329	0,0275	0,3015
O	0,641	0,082	0,326	—	—
E	0,740	0,112	0,651	—	—
H	0,600	0,103	0,635	—	—
Q	0,627	0,101	0,422	0,0294	0,3926
AG	2,977	0,170	0,421	0,0344	0,3866
AH	1,872	0,096	0,291	0,0200	0,2710
AN	0,872	0,086	0,160	0,0125	0,1475
AB	2,370	0,066	0,300	0,0915	0,2085
AD	1,043	0,143	0,219	0,0178	0,2012
AF	2,905	0,149	0,490	0,0361	0,4539
AE	1,301	0,111	0,159	—	—
AM	0,877	0,096	0,219	0,0187	0,2003
CA	0,664		0,190	0,0272	0,1628
CE			0,267	0,0337	0,2333
AP	1,033	0,1025	0,128	0,0260	0,1020
AQ	0,793	0,0754	0,152	0,0341	0,1179
AR	0,822	0,0914	0,191	0,0272	0,1638
AS	0,724	0,0577	0,176	—	—

Ganz abweichend ist die Schwefelverteilung beim Frosch. Der Anteil, der als Schwefelsäure erscheint, ändert sich als Funktion der Temperatur. Es erscheinen in Prozenten des Gesamtschwefels die folgenden Mengen als Schwefelsäure:

bei	9,92	19	32	32	33,5°
	4,72	8,6	12,6	16,6	21,3%

Bei der tiefsten beobachteten Temperatur erscheinen nur 4,72% des Schwefels in völlig oxydierter Form, bei 33,5° bereits 21,3%. Selbst wenn man hiernach durch Extrapolation auf 38° den Anteil der Schwefelsäure bei der Körpertemperatur der Säugetiere auf 26—30% des Gesamtschwefels schätzen will, bleibt dieser Wert weit hinter denen zurück, die wir für sechs Säugetiere fanden.

Die Menge des Schwefels, der als Rhodanwasserstoffsäure zur Ausscheidung gelangt, wurde nur aus dem Grunde gesondert bestimmt, um eine weitere Aufteilung des sogenannten neutralen Schwefels anzubahnen. Die Bestimmung erwies sich als sehr nützlich, denn da die Stundenmenge des Rhodanschwefels sehr nahe konstant ist, während die Menge des neutralen Schwefels von 0,116 mg Atom pro Stunde bis auf über 0,65 steigt, zeigt der Restschwefel, d. h. die Differenz von Neutralschwefel und Rhodanschwefel noch wesentlich größere Unterschiede in der Stundenmenge.

Die Menge des Rhodanschwefels beträgt im Mittel aller 22 Bestimmungen, die in Tab. 8 aufgeführt sind, 0,033 ± 0,0034 mg Atom pro Stunde, d. h. 1,06 ± 0,11 mg. Erheblich fallen die beiden Harne X (Nachtharn) und AB (Tagharn bei Fleischkost) aus der Reihe der übrigen heraus. Eine Beziehung, die diese Abweichungen aufklärte, ist nicht auffindbar. Lassen wir diese beiden extremen Werte fort, so ist der Mittelwert pro Stunde 0,0307 mg Atom oder 0,98 mg Schwefel.

Diese Ausscheidung von 1,1 ± 0,1 mg Rhodanschwefel pro Stunde ist völlig unabhängig von der gleichzeitig ausgeschiedenen Wassermenge, ebenso von der Größe des gesamten Eiweißumsatzes, mag dieser durch den Gesamtstickstoff oder durch den Gesamtschwefel gemessen werden. Der Rhodanschwefel schließt sich in dieser eigentümlichen Konstanz dem Kreatinin an, wenn auch die Schwankungen in der stündlichen Ausscheidung etwas größer sind.

Es ist bemerkenswert, daß die ganze Rhodanmenge, die hier als ein Bestandteil des Harns gefunden wird, dessen Stundenmenge äußerst konstant ist, schon aus den Speicheluntersuchungen bekannt ist. Wir rechnen pro Tag 26,5 ± 3 mg Rhodanschwefel im Harn entsprechend 82 ± 9 mg Rhodankalium. Im Speichel finden sich 0,04 g bis 0,10 g (im Mittel etwa 0,06 g) Rhodankalium auf 1000 g.

Danach würde die täglich ausgeschiedene Menge bei 1500 ccm Speichel auf 60—150, im Mittel 90 mg zu schätzen sein, also recht genau die gleiche Menge, wie wir sie im Harn finden. Das Rhodan macht also einen doppelten Ausscheidungsprozeß durch: zunächst in der Speicheldrüse und dann nach Resorption im Magendarmkanal einen endgültigen in der Niere. Über die Bedeutung dieser Ausscheidung ist damit freilich nichts gesagt.

Auch bei Katze, Rind, Elefant ist keine Beziehung der Rhodanausscheidung zum Eiweißumsatz erkennbar. Für den Hammel kann aus den beiden beobachteten Fällen kein Schluß gezogen werden. Sehr auffällig ist demgegenüber die recht enge Korrelation zwischen Gesamtschwefelausscheidung und Rhodanausscheidung beim Kaninchen, wie sie die folgende Tab. 9 deutlich erkennen läßt, in der auch die Beziehung zur Harnmenge untersucht wird.

Tabelle 9.

Kaninchen.

x_1 = Gesamtschwefelausscheidung in mg pro kg/Std.
x_2 = Ausscheidung von Rhodanschwefel in mg pro kg/Std.
x_3 = Harnmenge in ccm pro kg/Stunde.

	x_1	x_2	x_3	
BG	0,92	0,0314	0,59	$M x_1 = 3{,}448;\ \sigma_1 = \pm 2{,}33$
BH	0,576	0,0441	3,27	$M x_2 = 0{,}1002;\ \sigma_2 = \pm 0{,}06$
BF	1,614	0,0880	3,47	$M x_3 = 9{,}32;\ \sigma_3 = \pm 10{,}28$
BJ	3,404	0,0932	3,67	$r_{12} = + 0{,}935 \pm 0{,}043$
BP	4,034	0,0710	5,10	$r_{13} = + 0{,}87 \pm 0{,}078$
BQ	2,896	0,0768	5,85	$r_{23} = + 0{,}90 \pm 0{,}060$
BL	4,205	0,1160	17,20	$r_{12,3} = + 0{,}70 \pm 0{,}16;\ \sigma_{1,23} = 0{,}83$
BO	4,626	0,1340	18,00	$r_{13,2} = + 0{,}185 \pm 0{,}31;\ \sigma_{2,13} = 0{,}019$
BM	8,760	0,2470	36,00	$r_{23,1} = + 0{,}475 \pm 0{,}24;\ \sigma_{3,12} = 4{,}1$
				$b_{21\,3} = + 0{,}016 \pm 0{,}0036$
				$b_{23,1} = + 0{,}0022 \pm 0{,}0011$

Die Rechnung zeigt, daß eine Beziehung der Rhodanausscheidung zum Gesamtschwefelumsatz und vielleicht eine schwache Beziehung zur Harnmenge besteht.

Wächst — bei konstanter Harnmenge — die Gesamtschwefelausscheidung um 1 mg, so nimmt die Rhodanschwefelausscheidung um 0,016 ± 0,0036 mg zu, d. h. 1,6% des Schwefels erscheinen als Rhodan. Ohne Beziehung zur Schwefelmenge bleiben 0,045 mg Rhodanschwefel. Die Beziehung zur Harnmenge ist unsicher ($r_{23,1} = \pm 0{,}475 \pm 0{,}24$), die Streuung beträgt fast 50%. Wollen wir den berechneten Zahlen reale Bedeutung beimessen, so würden auf 100 ccm Wasser 0,22 ± 0,11 mg Rhodanschwefel ausgeschieden werden und die Menge des Rhodanschwefels, der weder zum Gesamtschwefelumsatz noch zur Wassermenge Beziehung hat, würde sich auf 0,032 mg verringern.

Die Ausscheidung an Rhodanschwefel, die in ihrer Größe unabhängig vom Eiweißumsatz und Harnmenge ist, beträgt bei den untersuchten Tieren pro kg und Stunde:

Kaninchen	0,0320—0,045 mg
Katze	0,0818 mg
Hammel	0,0231 „
Mensch	0,0125 „
Rind	0,0292 „
Elefant	0,0099 „

Eine Beziehung zur absoluten Größe der Tiere wäre deutlich, wenn nicht der Wert für das Rind ganz aus der Reihe herausfiele.

3. Der Salzstoffwechsel.

Wir beginnen mit der Betrachtung der Ausscheidung von Chlor einerseits, Natrium plus Kalium andererseits. Im Mittel aus 32 Harnen entfielen beim Menschen auf 470,64 mg/Atome Chlor in der Ausscheidung 554,75 mg/Atome (Na + K), von denen 21% Kalium und 79% Natrium sind. Es müssen also in der Nahrung auf 100 mg/Atome (Na + K) 86 mg/Atome Cl enthalten gewesen sein.[1]) Dieses Verhältnis wird aber in den einzelnen Ausscheidungen keineswegs gewahrt, bald wird weniger Chlor ausgeschieden, als im Verhältnis zum Natrium plus Kalium zu erwarten wäre, bald mehr. Tabelle 10 gibt unter x_1 die Chlorausscheidung in mg/Atomen pro Stunde, unter x_2 die Ausscheidung von Natrium plus Kalium in mg/Atomen pro Stunde und unter x_3 die Differenz ($x_1 - 0{,}86\, x_2$). Ist der Wert dieser Zahlenreihe positiv, so bedeutet das, daß mehr Chlor ausgeschieden wurde, als im Verhältnis zum Natrium plus Kalium zu erwarten war. Ist dagegen, der Wert von x_3 negativ, so bedeutet das, daß relativ zu wenig Chlor ausgeschieden wurde. In diesem Falle tritt an die Stelle der Salzsäure in erster Linie die Kohlensäure zur Neutralisation der Alkalimetalle, wie besonders aus Harn AQ zu ersehen ist, ein Versuch, in dem Natriumbikarbonat eingenommen wurde und dementsprechend die Chloräquivalente weit hinter denen von Natrium und Kalium zurückbleiben.

---

[1]) Für spätere Betrachtungen werden wir das Verhältnis der Summe der Äquivalente von Natrium, Kalium und Ammonium zu den Chloräquivalenten brauchen, das hier darum gleich für die 32 Harne angegeben sei. Sie enthalten im Mittel pro Stunde 17,34 Äquivalente Na + K, dazu 1,24 Ammonium, also zusammen 18,58 mg Äquivalente, an Chlor dagegen 14,71 mg Äquivalente oder 79,1% der Summe der Alkalimetalle.

Tabelle 10.

Mensch.

x_1 = Chlor in mg/Atom pro Stunde.
x_2 = Natrium plus Kalium in mg/Atom pro Stunde.
$x_3 = x_1 - 0{,}86\, x_2$. Ist dieser Wert positiv, so wird mehr Chlor ausgeschieden, als dem Verhältnis von Chlor zu (Na + K) in der Nahrung entspricht, ist er negativ, so wird weniger Chlor ausgeschieden.

Bezeichnung des Harns	x_1	x_2	x_3
D	4,28	3,84	+ 0,99
X	4,28	6,10	− 0,92
K	6,55	5,42	+ 1,89
B	6,40	8,75	− 1,11
N	8,10	6,82	+ 2,21
C	6,50	12,75	− 4,45
M	11,73	8,59	+ 4,33
S	18,27	12,91	+ 7,17
A	16,20	23,60	− 4,20
J	16,00	14,54	+ 3,50
R	16,60	25,32	− 5,20
G	20,61	19,19	+ 2,91
F	12,35	23,20	− 7,65
L	17,56	23,28	− 2,44
O	11,18	8,55	+ 3,80
E	34,30	24,36	+13,30
H	15,60	17,60	+ 0,41
Q	23,20	18,52	+ 7,20
AG	21,64	28,20	− 2,61
AH	13,63	15,72	+ 0,13
AN	7,36	11,30	− 2,34
AB	23,42	27,76	− 0,53
AD	11,29	14,29	− 1,01
AF	20,89	27,88	− 3,11
AE	18,41	20,29	+ 1,01
AM	14,95	17,35	+ 0,05
AP	25,60	32,72	− 2,5
AQ	3,75	27,08	−19,62
AR	16,08	17,67	+ 0,88
AS	7,11	9.55	− 1,09
AT	11,27	19,63	− 5,63
AU	13,92	14,41	+ 1,51
AV	15,86	13,65	+ 2,21

Aus den Zahlenwerten von x_3 geht deutlich hervor, daß das Chlor in seiner Ausscheidung durchaus nicht parallel zu der Ausscheidung der Alkalimetalle geht und daß das exogene Moment der Zufuhr nicht entscheidend für das Verhältnis ist, in dem diese Elemente ausgeschieden werden.

Es müssen endogene, vielleicht renale Bedingungen sein, die dazu führen, daß in einer Anzahl von Fällen sehr viel mehr Chlor ausgeschieden wird, als im Verhältnis zu den Alkalimetallen zu erwarten ist, in anderen wieder wesentlich weniger.

Über die Kohlensäure des Harns ist in diesem Zusammenhang nichts Besonderes zu sagen. Es sei nur durch Fig. 1 die Beziehung zwischen der Wasserstoffionenkonzentration des Harns und dem maximalen Kohlensäuregehalt erläutert. Da die Abszisse die p_H-Werte darstellt, d. h. in einem logarithmischen Maßstabe aufgetragen ist, wählen wir auch für die Ordinate einen solchen und nehmen als Ordinate den log. der Kohlensäure in mg in 100 ccm.

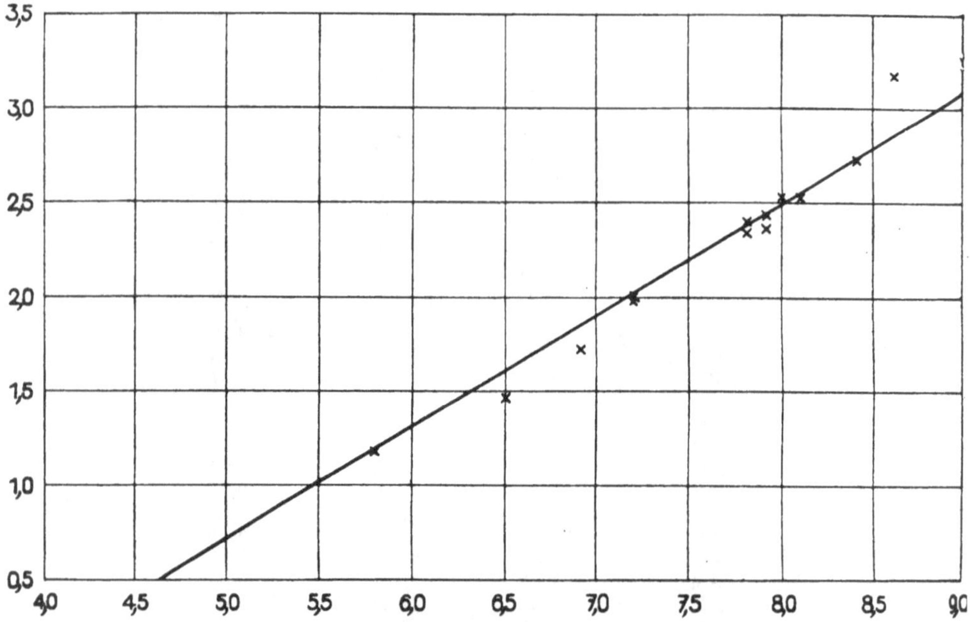

Fig. 1. Abszisse: p_H (Harne von Mensch und Säugetieren); Ordinate: Logarithmus der Kohlensäuremenge in mg auf 100 ccm Harn.

Wie die Figur zeigt, liegen die höchsten Kohlensäurewerte, die bei einem bestimmten p_H beobachtet wurden, auf einer (bei logarithmischem Maßstabe) geraden Linie. Die 14 Harne, die in der Figur aufgetragen sind, stammen vom Menschen, Kaninchen, Hammel, Rind und Elefant. Alle Kohlensäurewerte für die übrigen untersuchten Harne liegen unter der gezeichneten Linie. Es kann bei einem bestimmten p_H der Kohlensäuregehalt wohl kleiner, aber nicht größer sein, als aus der Figur hervorgeht.

Für die Ausscheidung von Calcium und Magnesium gibt Tab. 11 das Zahlenmaterial.

Tabelle 11.

Mensch.

x_1 = Calcium mg/Atome pro Stunde.
x_2 = Magnesium mg/Atome pro Stunde.

Bezeichnung des Harns	x_1	x_2	Bezeichnung des Harns	x_1	x_2
D	0,057	0,212	AM	0,135	0,249
K	0,069	0,232	AE	0,125	—
B	0,090	0,347	AB	0,158	—
N	0,061	0,285	AF	0,166	0,317
C	0,105	0,526	AH	0,270	—
X	0,059	0,197	AG	0,293	0,395
M	0,108	0,290	AN	0,120	—
S	0,063	0,252	CA	0,158	0,272
J	0,126	0,275	CB	0,085	—
R	0,078	—	CC	0,113	—
G	0,136	0,270	AP	0,129	0,315
F	0,109	0,182	AQ	0,059	0,187
L	0,088	0,230	AV	0,185	0,300
O	0,085	0,164	AR	0,118	0,359
E	0,157	0,409	AS	0,115	0,382
H	0,190	0,449	AT	0,132	0,196
Q	0,042	0,000	AU	0,138	0,357
AD	0,100	—			

Für das Calcium besteht eine deutliche Beziehung zur Größe des Eiweißumsatzes. Lassen wir die Harne aus Harnstoffdiuresen fort, in denen die Calciumausscheidung nicht höher ist, als in normalen Tagesstunden ohne Harnstoffdiurese, so bleiben 32 Harne, für die die Beziehung zwischen der Menge des ausgeschiedenen Calciums und dem Eiweißumsatz (gemessen durch die Gesamtstickstoffausscheidung) diskutiert werden kann. Nennen wir die Menge des pro Stunde in mg/Atomen ausgeschiedenen Calciums x_1, die Menge des Gesamtstickstoffs im mg pro Stunde x_2, so ist $r_{12} = + 0{,}73 \pm 0{,}083$; $b_{12} = + 0{,}000122 \pm 0{,}0000138$. Das heißt: wenn die Ausscheidung an Gesamtstickstoff um 1 mg steigt, steigt die Calciumausscheidung um $0{,}000122 \pm 0{,}0000138$ mg/Atome. In dieser Beziehung zum Eiweißumsatz steht aber nicht die ganze Menge des Calciums.

Der Mittelwert der Calciumausscheidung beträgt 0,121 mg/Atome, der des Gesamtstickstoffs 692 mg. Auf 692 mg entfallen nur $0{,}0845 \pm 0{,}0095$ mg/Atome Ca, es bleiben also $0{,}0365 \pm 0{,}0095$ mg/Atome Ca übrig, deren Ausscheidung keine Beziehung zum Eiweißumsatz hat.

Bemerkenswert ist, daß die Menge der ausgeschiedenen Rhodanwasserstoffsäure auch gerade $0{,}033 \pm 0{,}0034$ mg/Mol beträgt. Es könnte also die eine Valenz des Calciums durch Rhodan abgesättigt sein. Ein Beweis für das Vorkommen einer solchen Verbindung ist das natürlich nicht.

Die Größe der Magnesiumausscheidung ist unabhängig von der Wasserdiurese und erscheint auch in Versuchen mit Harnstoffdiurese unverändert. Der Mittelwert von sechs Nachtharnen, drei normalen Tagharnen und den beiden Harnen, in denen durch Kochsalz oder Natriumbikarbonat eine Salzdiurese bewirkt wurde, ist 0,283 mg/Atome Magnesium pro Stunde. Der Mittelwert von sechs Harnen mit Wasserdiurese 0,284 mg/Atome pro Stunde, bei Harnstoffdiurese liegt nur eine Bestimmung vor, die den Wert 0,272 mg/Atome ergibt. Durch Fleischkost wird der Wert auf 0,320 mg/Atome gesteigert (Mittel aus drei Zahlen). Auch bei erheblicher Zufuhr von Magnesiumoxyd gelang es nicht, im Mittel von vier Versuchen die Ausscheidung auf mehr als 0,35 mg/Atome pro Stunde zu erhöhen, obgleich 150 mg/Atome in drei Dosen aufgenommen wurden, d. h. das 22fache einer normalen Tagesmenge. Wieviel hiervon allerdings resorbiert wurde, ist nicht bestimmt worden.

Die Gesamtausscheidung von Phosphor in Form vor Phosphorsäure beträgt im Mittel 1,60 $\pm$ 0,12 mg/Atome Phosphor pro Stunde. Ein Teil davon gehört der Kolloidfraktion des Harnes an und wird später besprochen werden, seine Menge macht im Mittel 0,125 mg/Atom pro Stunde aus. Die Hauptmasse von 1,475 $\pm$ 0,12 mg/Atomen pro Stunde sei hier betrachtet.

Sie stammt teils aus phosphorhaltigen Eiweißkörpern der Nahrung, teils aus den anorganischen Phosphaten, die hauptsächlich zum Aufbau der Knochen dienen. Die doppelte Herkunft kommt in den Beziehungen der Größe der Phosphorausscheidung zum Gesamtstickstoffumsatz insofern zum Ausdruck, als nur ein bestimmter Anteil der Phosphorsäure bei steigendem Eiweißumsatz vermehrt ist, während ein anderer Teil ohne Beziehung zur Größe des Stickstoffumsatzes in einer pro Stunde konstanten Menge abgegeben wird.

Wir erläutern diese Verhältnisse durch die Zahlen der Tab. 12 und Fig. 2. Danach entfallen auf 1 mg Gesamtstickstoffumsatz 0,0011 $\pm$ 0,000048 mg/Atome Phosphor in Form von Phosphorsäure.

Die mittlere stündliche Phosphorsäureausscheidung beträgt 1,475 mg/Atome Phosphor bei einem mittleren Stickstoffumsatz von 751 mg. Auf diese Stickstoffmenge würden 0,826 mg/Atome Phosphor entfallen. Es bleiben also als konstante, vom Eiweißumsatz unabhängige Menge pro Stunde 0,649 $\pm$ 0,028 mg/Atome Phosphor übrig, oder richtig geschrieben 0,65 $\pm$ 0,03. Drücken wir die oben angegebenen Zahlen für die Kreatinin-Ausscheidung molekular aus, so beträgt der Mittelwert 0,69 $\pm$ 0,03 mg Mol. Kreatinin

Tabelle 12.

Mensch.

x_1 = Phosphor als Phosphorsäure ausgeschieden (nicht in kolloidaler Bindung) in mg/Atomen pro Stunde.

x_2 = Gesamtstickstoffausscheidung in mg pro Stunde.

	x_1	x_2	
D	1,114	316	
X	1,053	362	$M x_2 = 1{,}475$; $\sigma_1 = \pm\ 0{,}528$
K	1,161	382	
N	1,113	393	$M x_2 = 751$; $\sigma_2 = \pm\ 439{,}5$
M	1,251	474	
S	1,148	441	$r_{12} = +\ 0{,}91 \pm 0{,}04$
J	1,255	541	
AD	1,470	885	$b_{12} = +\ 0{,}0011 \pm 0{,}000048$
AM	1,457	650	
AE	1,290	961	
AB	2,197	1157	
AF	2,901	1611	
AH	1,533	1250	
AG	2,551	1769	
AR	1,287	537	
AS	1,054	455	
AN	1,260	585	

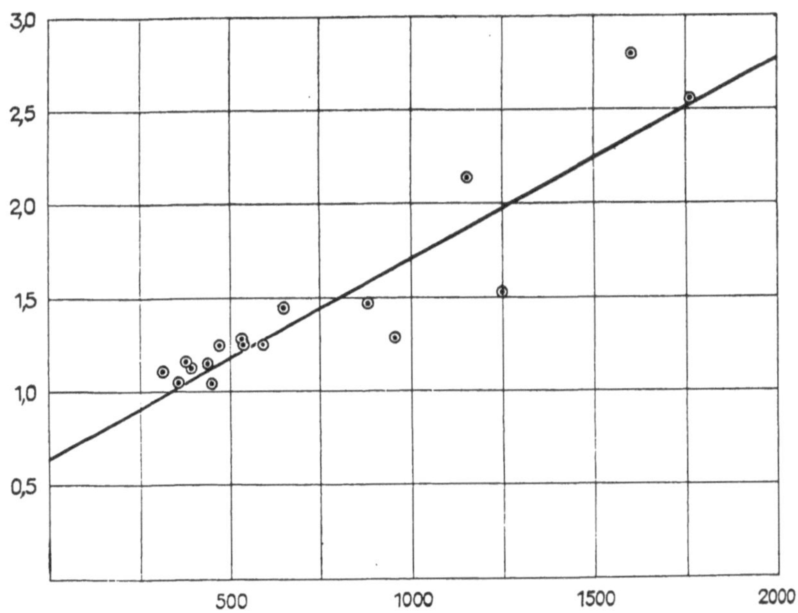

Fig. 2. Abszisse: Gesamtstickstoffausscheidung in mg pro Stunde. Ordinate: Phosphor als Phosphorsäure in nicht kolloidaler Bindung mg pro Stunde (Mensch).

pro Stunde. Die Gleichheit mit der Größe des konstanten Anteils der Phosphorsäure-Ausscheidung verdient wohl besondere Beachtung (Kreatin-Phosphorsäure im Muskel!).

Nicht aufgenommen in die Korrelationsrechnung sind die Harne mit Wasserdiurese. Unter ihnen fällt einer (E) völlig aus der Reihe der übrigen Harne heraus, indem er 2,45 mg/Atome Phosphor pro Stunde enthält. Der Mittelwert der normalen Tagesharne beträgt nur 1,525 mg-Atome, der Mittelwert der übrigen sechs Versuche mit Wasserdiurese 1,493 mg/Atome, ist also den normalen Tagesharnen praktisch gleich. Bei dem Harn E herrschen besondere Bedingungen, die später noch zur Sprache kommen werden. Durch Wasserdiurese erfährt jedenfalls die Phosphorsäureausscheidung allgemein keine Steigerung.

III. Ausschwemmung.

Soll das Rohmaterial, das die Harnuntersuchungen geliefert haben, zur Erforschung von Sekretionsmechanismen verwendet werden, so muß zunächst die Trennung zwischen den Stoffmengen erfolgen, die durch „Ausschwemmung", d. h. ohne Energieaufwand seitens des Organismus, rein durch physikalische Vorgänge in den Harn gelangen, von den Stoffmengen, die durch besondere Ausstoßungsakte abgeschieden werden, denn nur für diese sind besondere Sekretionsmechanismen nötig. Daß die Ausschwemmung gegenüber der Ausstoßung bei großen Harnmengen eine hohe Bedeutung gewinnen kann, habe ich schon früher betont[1]), doch konnte damals nur in ganz allgemeiner Form dieser Vorgang gewürdigt werden. Die Versuche über Wasserdiurese, bei denen in den Selbstversuchen mittlere Stundengeschwindigkeiten bis zu 925 ccm erreicht wurden, lassen quantitative Auswertungen der Ausschwemmung zu.

1. Ausschwemmung von Stickstoffverbindungen.

Vergleichen wir (Tab. 13) die Gesamt-N-Ausscheidung in den normalen Tagesharnen mit den entsprechenden Werten bei Wasserdiurese, so zeigt sich, daß die ausgeschiedene N-Menge mit der Wassermenge deutlich ansteigt. Es soll der Nachweis erbracht werden, daß dieser Anstieg der Ausscheidung auf Ausschwemmung beruht.

Im Mittel aller Beobachtungen beträgt die N-Ausscheidung pro Stunde 173 mg mehr, wenn die Harnmenge um 467 ccm pro Stunde wächst. Auf je 100 ccm der Harnmenge, die über die mittlere Tagesmenge hinausgehen, erscheinen also 37 ± 9 mg Gesamt-N mehr, als dem Durchschnitt der Tagesstunden entspricht. Diese Menge liegt innerhalb der Grenzen (25—50 mg auf 100 ccm), die für den Reststickstoff des Blutes angegeben werden. Daraus ergibt sich

[1]) Dreidrüsentheorie S. 133/134.

die Möglichkeit, sie als ausgeschwemmt aufzufassen, denn die Konzentrationen ausgeschwemmter Stoffe können im Harn höchstens die Werte erreichen, die sie im Blut haben.

Tabelle 13.

Mensch.

x_1 = Gesamtstickstoff ausgeschieden mg pro Stunde.
x_2 = Harnstoffstickstoff ausgeschieden mg pro Stunde.
x_3 = Harnmenge in ccm pro Stunde.

a) Normale Tagesharne

Bezeichnung des Harns	x_1	x_2	x_3
M	474	358	60,0
S	442	328	61,4
A	443	374	71,6
J	541	398	104,0
R	583	520	104,0
Mittel	497 ± 26	396 ± 17	80,2 ±20

b) Wasserdiuresen

Bezeichnung des Harns	x_1	x_2	x_3
G	727	591	221
F	620	542	291
L	682	563	383
O	618	505	538
E	663	582	577
H	641	577	896
Q	738	523	925
Mittel	670 ± 17	555 ± 11	547 ± 257

Dafür, daß es sich in der Tat um ausgeschwemmte N-Verbindungen handelt, sind starke Argumente vorhanden. Das erste ist aus dem Verhältnis zwischen den ausgeschiedenen Mengen des Gesamt-N und Gesamt-S abzuleiten. Tab. 14 gibt die nötigen Zahlen. Die Harne M, S, J sind normale Tagesharne. In ihnen beträgt das Verhältnis Gesamt-S zu Gesamt-N im Mittel 1:12,6. In den übrigen Harnen, die bei Wasserdiuresen gewonnen wurden, ist dieses Verhältnis 1:17,4. Subtrahiert man von den Werten der N-Ausscheidung auf je 100 ccm Harnmenge/Stunde 37 mg, so ändert sich das Verhältnis in der Weise, daß nunmehr für die Normalstunden sich S:N wie 1:11,9 verhalten, für die Harne mit Wasserdiurese wie 1:12,1. Beide Verhältniszahlen werden dann also praktisch gleich.

Tabelle 14.

Mensch.

x_1 = Gesamtschwefelausscheidung in mg pro Stunde.
x_2 = Gesamtstickstoffausscheidung in mg pro Stunde.
x_3 = Gesamtstickstoff minus 0,37 mg pro 1 ccm Harnmenge pro Stunde.

a) Normale Tagesharne

Bezeichnung des Harns	x_1	x_2	x_3
M	40,4	474	452
S	34,6	442	420
J	40,9	541	502
Mittel	38,6	486	458

b) Harne bei Wasserdiurese

Bezeichnung des Harns	x_1	x_2	x_3
G	45,1	727	645
F	33,8	620	512
L	35,6	617	475
O	33,6	618	418
H	42,8	641	310
Q	36,8	738	395
Mittel	37,9	660	459

Ein weiteres Argument dafür, daß in der Tat 37 mg auf 100 ccm Harn ausgeschwemmt werden, gewinnen wir, wenn wir die Ausschwemmung des Harnstoffs betrachtet haben. Wie Tab. 13 zeigt, werden in den Versuchen mit Wasserdiurese pro Stunde 159 mg N aus Harnstoff mehr ausgeschieden, als in den Normalstunden. Diese 159 mg sind in den 467 ccm mehr ausgeschiedenen Harns vorhanden, d. h. es entfallen auf 100 ccm dieser mehr abgeschiedenen Harnmenge 34 ± 6 mg N aus Harnstoff. Zunächst ist wieder festzustellen, ob diese Menge in den Grenzen des normalen Gehaltes des Blutes an Harnstoff-N liegt. Das scheint nicht recht der Fall zu sein, wenn man nach Mandel und Steudel[1]) als normalen Gehalt des menschlichen Blutes 10—22 mg/Proz. ansieht und 30 mg/Proz. schon als die untere Grenze anomaler Fälle betrachtet. Die Erklärung für diese scheinbare Unstimmigkeit wird erst später gegeben werden (s. S. 93), es mag aber schon hier vorgreifend betont werden, daß sie sich völlig eindeutig aufklärt und daß aus der Erklärung zugleich auch die Berechtigung für das Verfahren zu entnehmen ist, das wir hier zur

[1]) Minimetrische Methoden der Blutuntersuchung, Berlin und Leipzig 1921, S. V.

Berechnung des ausgestoßenen Harnstoffstickstoffs anwenden. Es wird sich freilich dann auch zeigen, daß die Bezeichnung „ausgeschwemmter" Harnstoff auf einen Teil der 34 mg nicht angewendet werden darf.

Tabelle 15.

Mensch.

x_1 = Gesamtstickstoff pro Stunde in mg, vermindert um 0,37 mg für je 1 ccm Harn pro Stunde.

x_2 = Harnstoffstickstoff pro Stunde in mg, vermindert um 0,34 mg für je 1 ccm Harn pro Stunde.

Bezeichnung des Harns	x_1	x_2
D	308	227
X	352	252
K	370	276
B	324	228
N	378	296
C	408	312
M	452	338
S	419	307
A	416	350
J	502	363
R	544	485
G	645	509
F	512	443
L	540	433
O	420	323
E	450	386
H	311	272
Q	215	208
AG	1726	1405
AH	1224	1065
AN	568	458

Bezeichnung des Harns	x_1	x_2
AB	1121	899
AD	964	754
AF	1582	1329
AE	934	803
AM	629	518
CA	848	666
CB	1236	756
CC	860	763
CD	1251	1077
CE	1673	1483
CF	1362	1170
CJ	1442	1078
CH	948	856
AP	532	432
AQ	463	305
AV	549	431
AR	505	392
AS	439	352

Berechnen wir die ausgeschwemmten und ausgeschiedenen Mengen für Gesamt-N und Harnstoff-N, so erhalten wir Tab. 15. Wir fanden (s. S. 11), daß zwischen der Menge des ausgeschiedenen Gesamt-N und Harnstoff-N eine positive Korrelation besteht, gemessen durch den Korrelationskoeffizienten $r = +0{,}980 \pm 0{,}008$. Führen wir nun zwischen den Werten, die wir für die ausgestoßenen (sezernierten) Mengen beider Stoffe aus Tab. 15 entnehmen, die Korrelationsrechnung durch, so ist $r = +0{,}9984 \pm 0{,}00062$. Diese Beziehung ist so eng, daß man von einer ganz eindeutigen Abhängigkeit beider Größen sprechen muß.[1]) Die Abweichung von dem theo-

[1]) Benutzt wurden die Harne von D bis AM, die folgenden der Tab. 15 sind unter besonderen Bedingungen gewonnen.

retischen Grenzwert 1,000 ist nicht größer, als sie auf Grund der instrumentellen Fehler bei der Bestimmung beider Werte zu erwarten ist. Die Streuung beträgt für die Korrelation der Werte für ausgestoßene Mengen nur etwa $^1/_{13}$ (1:12,9) der Streuung, die sich aus den rohen Werten der ausgeschiedenen Mengen ergibt.

Auch hierin ist ein starker Grund für die Annahme gegeben, daß die durch Wasserdiurese vermehrte Stickstoff- wie Harnstoffausscheidung einem anderen Vorgange zuzuschreiben ist, als der Sekretion durch Nierenepithelien.

Das schon früher aufgestellte theoretische Postulat, daß der Harn, ebenso wie Schweiß und Speichel, ausgeschwemmten Harnstoff in der gleichen Menge enthalten müsse wie das Blut, findet also durch den Vergleich der normalen Tagesharne mit den Harnen aus Wasserdiuresen seine volle Bestätigung.

Bei den Harnen mit den größten Stundenmengen (H und Q) entfallen schon 51 oder 46,5% der gesamten N-Ausscheidung auf ausgeschwemmten Stickstoff, von Harnstoff-N sind gar 53 oder 60% ausgeschwemmt. In diesen beiden Fällen scheint schon eine Einschränkung der Tätigkeit der Ausstoßungsmechanismen erkennbar, denn die ausgestoßenen N-Mengen (311 und 215 mg) liegen erheblich unter den Werten der normalen Tagesstunden, doch soll hierauf nicht näher eingegangen werden.

Im Mittel aller Versuche mit Wasserdiurese erweist sich die Ausstoßung von N-Verbindungen, speziell die Harnstoffsekretion als ganz unabhängig von der gleichzeitigen Wasserausstoßung. Im Mittel der fünf normalen Tagesharne werden 368,6 mg Harnstoff-N ausgestoßen, im Mittel der sieben Wasserversuche 367,3 mg.

Wenn wir nach dem Sekretionsmechanismus des Harnstoffs suchen, werden wir also künftig stets die hier berechneten Werte des ausgestoßenen Harnstoff-N benutzen und werden auch an dem weiter zu verarbeitenden Material stets die Umrechnung auf ausgestoßenen Harnstoff-N vornehmen, indem wir auf 100 ccm Harn 34 mg als ausgeschwemmt in Abzug bringen. Ob in einzelnen Fällen ein höherer Wert für die Ausschwemmung anzusetzen ist, wird an der entsprechenden Stelle erörtert werden.

Die weitgehende Unabhängigkeit der Tätigkeit jener Nierenelemente, die der Harnstoffausstoßung dienen, von der gleichzeitigen Tätigkeit jener, die das Wasser ausstoßen, ist schon hier als grundsätzlich wichtiges Ergebnis festzustellen. Es zwingt fast zu der Annahme, daß die beiden fraglichen Mechanismen auch räumlich getrennt sind, denn es ist wohl schwer anzunehmen, daß die Änderungen der physiologischen Permeabilität, die mit der Wasserausstoßung einhergehen, ohne Einfluß auf die Harnstoffausstoßung bleiben könnten, wenn sich beide Vorgänge an der gleichen Stelle abspielten.

Beim Kaninchen wurden ganz besonders starke Wasserdiuresen erzeugt, so daß zu erwarten war, daß hier die Ausschwemmung sehr deutlich werden würde. Es zeigt sich aber, daß in den Fällen, in denen der Eiweißumsatz während dieser Wasserdiuresen durch die Bestimmung des gesamten Schwefels kontrolliert werden konnte, der Eiweißumsatz selbst gesteigert war. Es war also nicht gelungen, eine isolierte Steigerung der Tätigkeit der Wasserdrüse zu erreichen.

Sehr gut läßt sich dagegen beim Rind zeigen, daß bei starker Diurese sich das Verhältnis von Stickstoff zu Schwefel stark ändert, und zwar in dem gleichen Sinne wie beim Menschen. Im Mittel entfallen beim Rinde auf 1 mg Gesamtschwefel 20,0 mg Gesamtstickstoff. Gehen wir mit diesem Verhältnis in die Zahlen der beiden Harne mit starken Diuresen (DT und DQ) ein, so ergibt sich folgendes:

DT: Der Gesamtschwefelausscheidung von 0,655 mg pro kg/Stunde würde eine Stickstoffausscheidung von 13,1 mg entsprechen. Ausgeschieden wurden 14,7, also 1,6 mg mehr. Die Harnmenge beträgt 4,71 ccm pro kg/Stunde. Es wären also auf 100 ccm Harn 34 mg Stickstoff als ausgeschwemmt zu betrachten.

DQ: Der Schwefelausscheidung von 0,595 mg entsprechen 11,9 mg Stickstoff. Ausgeschieden wurden 16,49 mg, also 4,59 mg mehr. Die Harnmenge beträgt 12,4 ccm pro kg/Stunde, so daß auf 100 ccm 36,3 mg Stickstoff als ausgeschwemmt zu rechnen wären.

Das sind für beide Harne im Mittel 35 mg auf 100, eine Zahl, die fast genau gleich der durch zahlreichere Beobachtungen fundierten ist, die wir für den Menschen fanden.

Über die Ausschwemmung von Kreatinin, die nur beim Kaninchen nachweisbar war, ist schon oben (s. S. 18f.) das Nötige gesagt.

Eine Harnsäureausschwemmung ist nicht nachweisbar.

2. Ausschwemmung von Salzen.

Die Feststellung der Mengen, in denen NaCl und KCl ausgeschwemmt werden, stößt auf erheblich größere Schwierigkeiten als beim Harnstoff. Es liegt dies daran, daß durch die Ausstoßungsmechanismen keineswegs nur diese Salze eliminiert werden, daß vielmehr die Ionen — wie schon oben S. 24f. gezeigt — in weitem Umfange ihre eigenen Wege bei der Ausstoßung gehen. Es liegt ferner daran, daß auch bei einer Salzzufuhr, die ebenso gleichmäßig

Tabelle 16.

Mensch.

x_1 = Natrium ausgeschieden in mg/Atomen pro Stunde.
x_2 = Kalium ausgeschieden in mg/Atomen pro Stunde.
x_3 = Chlor ausgeschieden in mg/Atomen pro Stunde.
x_4 = Natrium ausgeschieden minus 0,0072 mg/Atom pro 1 ccm Harn pro Stunde.
x_5 = Kalium ausgeschieden minus 0,0015 mg/Atom pro 1 ccm Harn pro Stunde.
x_6 = Chlor ausgeschieden minus 0,0075 mg/Atom pro 1 ccm Harn pro Stunde.

Bezeichnung des Harns	x_1	x_2	x_3	x_4	x_5	x_6
D	2,79	1,050	4,28	2,63	1,015	4,11
X	5,00	1,010	4,28	4,81	0,970	4,08
K	3,93	1,498	6,58	3,71	1,443	6,32
B	7,25	1,460	6,42	7,06	1,399	6,15
N	5,05	1,740	8,10	4,76	1,704	7,80
C	11,62	1,155	6,48	11,24	1,076	6,13
M	5,64	3,023	11,73	5,21	2,858	11,28
S	7,98	4,928	11,26	7,55	4,838	10,81
A	19,15	4,406	16,18	18,68	4,293	15,66
J	9,86	4,680	16,00	9,11	4,524	15,22
R	17,55	7,780	16,59	16,80	7,614	15,82
G	13,84	5,361	20,52	12,23	5,028	18,95
F	18,60	4,104	12,31	17,00	3,662	10,16
L	14,49	5,185	17,56	11,72	4,610	14,68
O	3,49	5,076	11,18	—	4,264	7,14
E	18,44	5,918	34,46	14,27	5,053	29,96
H	13,44	4,059	15,51	7,05	2,750	8,89
Q	13,60	4,933	18,89	6,95	3,540	11,94
AG	25,97	2,230	21,64	25,14	2,056	20,77
AH	14,43	1,340	13,66	13,87	1,245	13,10
AN	10,12	1,198	8,62	9,77	1,133	7,02
AB	22,66	5,050	23,42	21,97	4,956	22,70
AD	11,20	3,090	11,30	10,79	3,006	10,87
AF	23,83	5,028	20,90	22,09	4,870	20,09
AE	16,39	3,880	18,69	15,86	3,801	17,87
AM	14,00	3,350	14,94	13,85	3,263	14,51
AP	27,09	5,620	25,60	26,51	5,500	25,20
AQ	23,07	5,240	3,75	22,57	5,140	3,23
AV	11,34	2,311	15,86	10,90	2,220	15,45
AR	15,63	3,109	16,08	15,01	2,980	15,46
AS	7,36	2,434	7,11	7,05	2,370	6,83
AT	16,41	3,270	11,27	11,86	2,340	6,65
AU	13,00	1,414	13,92	11,96	1,250	12,81
CA	18,80	3,944	15,43	18,03	3,784	14,63
CB	20,79	4,440	20,24	19,41	4,152	18,80
CC	13,66	3,462	14,93	13,12	3,350	14,37

ist, wie die Stickstoffzufuhr, die Ausscheidung der Ionen oder Salze keineswegs so gleichmäßig erfolgt, wie die des Harnstoffs.

Immerhin gelingt es durch eine Reihe von Vergleichen, doch die Zahlen für die ausgeschwemmten Mengen der genannten Salze in recht enge Grenzen einzuschließen. Wir beginnen mit der Ermittelung der Ausschwemmung des Chlors. Tab. 16 gibt die ausgeschiedenen Stundenmengen für die einzelnen Ionen in mg/Atomen. Bildet man aus allen normalen Tagesharnen den Mittelwert, so beträgt er 15,76 mg/Atome Cl pro Stunde, für alle Harne mit Wasserdiurese 19,26 mg/Atome pro Stunde. In den 467 ccm Wasser, die im Mittel pro Stunde bei den Wasserdiuresen mehr ausgeschieden sind, als in den normalen Tagesstunden, sind also 3,5 mg/Atome Cl enthalten, d. h. in 1 ccm 0,007495 mg/Atom. Die Lösung ist also 0,0075 normal. Einen etwas höheren Wert erhält man durch den Vergleich des normalen Tagesharns M, der die geringste Stundenmenge hat, mit den Harnen H und Q, in denen die stärkste Wasserdiurese bestand. Aus ihnen finden wir den Chlorgehalt des über 60 ccm hinaus abgeschiedenen Wassers zu 0,009 normal. Daß diese Werte nicht weit von der Wahrheit entfernt sein können, ergibt sich schon daraus, daß beim Diabetes insipidus die Chlorkonzentration des Gesamtharns auf 0,0114-normal sinken kann. Die Konzentration des ausgeschwemmten Cl kann nicht höher liegen.

Auch beim Frosch ist die Ausschwemmung der Chloride deutlich, wie Tab. 17 zeigt. Wir erhalten die folgenden Zahlen:

Tabelle 17.

Frosch.

x_1 = Harnmenge in ccm pro kg/Stunde.
x_2 = Chlor in mg pro kg/Stunde.

Bezeichnung des Harns	x_1	x_2	
EB	4,30	1,43	$Mx_1 = 22,3$; $\sigma_1 = \pm 13,8$
EA	9,26	3,65	$Mx_2 = 6,23$; $\sigma_2 = \pm 3,25$
DA	26,00	8,65	
DC	29,60	7,18	$r_{12} = + 0,955 \pm 0,04$
DB	42,20	10,22	$b_{21} = + 0,225 \pm 0,0094$

Wenn die Harnmenge um 1 ccm pro kg/Stunde wächst, nimmt die Chlorausscheidung um 0,225 $\pm$ 0,01 mg oder um 0,0064 mg/Atome zu. Es wird also eine 0,0064 $\pm$ 0,0003 molekulare Lösung ausgeschwemmt. Bemerkenswert ist dabei, daß die mit größter Geschwindigkeit sezernierten Harne im ganzen nur eine molare Chlorkonzentration von 0,00692 aufweisen, daß also in ihnen die gesamte Chlormenge als ausgeschwemmt erscheint.

Die Kaliumausschwemmung finden wir beim Menschen aus den Mittelwerten der normalen Tagesharne und der Harne mit Wasserdiurese zu 0,5215 mg/Atome auf 467 ccm, d. h. zu 0,0011-normal. Aus dem Vergleich der Harne M einerseits mit H und Q würde sich die Konzentration des ausgeschwemmten K zu 0,0018 ergeben. Beim Frosch geben die Harne EB, EA zu DA eine Ausschwemmung von 4,27 mg Kalium in 100 ccm, entsprechend einer 0,00108-molaren Lösung.

Berechnen wir in der gleichen Weise die Natriumausschwemmung, so erhalten wir aus den Mittelwerten der normalen Tagesharne und der Harne mit Wasserdiurese eine Konzentration von 0,00835-normal für die Natriumausschwemmung, aus dem Vergleich von M mit H und Q 0,0093-normal. Da bei der Diffusion keine analytisch nachweisbare Trennung der Anionen und Kationen erfolgt, so müssen Na und K als Chloride und Karbonate ausgeschwemmt werden. Die Chlorkonzentration muß also etwas niedriger sein als die Summe der molaren Konzentrationen von K und Na. Wir fanden, daß im Durchschnitt aller Normalversuche das Chlor 86,5% der molaren Mengen von K und Na ausmacht (s. S. 24).

Für die Ausschwemmung finden wir

Na	0,00835	oder	0,0093
K	0,00110	„	0,0018
Na + K	0,00945	„	0,0111
Cl	0,0075	„	0,0090
Cl in % von Na + K	79,3	„	81,0

Das Chlor macht also 80% der molaren Mengen von Na + K aus, d. h. das Verhältnis der Chloride zu den Karbonaten ist nahezu das gleiche wie im Mittel aller Versuche.

Wenn wir aus den Beobachtungsresultaten am Menschen die wahrscheinlichsten Werte für die Konzentration der ausgeschwemmten Salze angeben sollen, so werden wir ansetzen können:

Konzentration des ausgeschwemmten	Na	0,0072 molar
„ „ „	K	0,0015 „
„ „ „	Na + K	0,0087 „
„ „ „	Cl	0,0075 „

gleich 86,5% der Konzentration von Na + K.

Es läge nahe, diese Werte auf ihre Zuverlässigkeit dadurch zu prüfen, daß man aus dem Verhältnis von Na und K im Blut und den Diffusionskonstanten der Salze berechnete, in welchem Mengenverhältnis Na und K, soweit sie durch den rein physikalischen Vorgang der Diffusion in den Harn gelangen, in ihm stehen müßten.

Dazu wäre aber unerläßlich zu wissen, welcher Anteil der Na- und K-Ionen des Blutes frei diffundieren kann, und welcher Anteil kolloidal gebunden ist. Da wir hierüber besonders für das Kalium ganz ungenügend unterrichtet sind, muß dieser Versuch einer Kontrolle unterbleiben.

Unter Verwendung der angegebenen Werte für die Ausschwemmung berechnen wir nunmehr die ausgestoßenen Mengen für Na, K und Cl und stellen sie in Tab. 16 zusammen.

Einen sehr guten Wert für die Größe der Natriumausschwemmung beim Rinde liefern die Harne, in denen durch eine sehr starke Kaliumdiurese die Ausstoßung des Natriums völlig zurückgedrängt ist (s. unten S. 139f.). Unter solchen Bedingungen erscheinen in 100 ccm Harn beim Rind nur 4,6 mg Natrium, d. h. die ausgeschwemmte Lösung ist 0,002-molar. Dieser Wert liegt wesentlich niedriger, wie beim Menschen. Dagegen ergibt sich aus dem Vergleich der geringsten und größten Harnmengen beim Rind eine Chlorausschwemmung von 0,0090-molarer Konzentration, also sehr nahe der Wert, der sich auch bei Mensch und Frosch fand.

Eine Ausschwemmung von Magnesium und Calcium ist nicht nachweisbar. Der mittlere Stundenwert beträgt bei Magnesium für die normalen Harne 0,283 mg/Atome, für die Wasserharne 0,284.

Die Ca-Ausscheidung beträgt bei den normalen Tagesharnen 0,112 mg/Atome pro Stunde, bei den Harnen mit Wasserdiurese 0,115 mg/Atome. Der Unterschied liegt innerhalb der Fehlergrenzen.

Auch Phosphorsäure wird nicht ausgeschwemmt. Im Mittel der normalen Tagesharne wurden 1,525 mg/Atome Phosphor als Phosphorsäure (nicht kolloidal gebunden) ausgeschieden, im Mittel von sechs Wasserdiuresen 1,493 mg/Atom (s. S. 30).

IV. Die Kolloidfraktion des Harns.

Eine Untersuchung über die Kolloide im Harn wird von der Voraussetzung ausgehen müssen, daß ein Gemisch verschiedenartiger Stoffe vorliegt, die nur den kolloidalen Zustand gemeinsam haben. Es wird dementsprechend mit der Feststellung der Gesamtmenge der Stoffe, die sich in diesem Dispersitätsgrade befinden, nicht viel gewonnen sein, vielmehr wird es nötig sein, das Gemisch durch eine möglichst große Zahl von Einzelbestimmungen zu kennzeichnen, in der Hoffnung, auf diesem Wege vielleicht einzelne chemische Individuen zu identifizieren, deren Beziehung zur Tätigkeit der Niere dann nachgegangen werden kann.

Wenn bis zur Chlorfreiheit dialysiert worden ist, so ist damit nicht gesagt, daß überhaupt keine Salze mehr in der Kolloidfraktion enthalten sein könnten, es wird vielmehr als durchaus möglich erscheinen, daß an den Kolloiden noch Atome, Gruppen, ja Verbindungen haften, die an sich durchaus dialysabel wären. Der Nachweis derartiger Assoziationen würde in vieler Hinsicht bedeutungsvoll sein.

Die Trennung des Stoffgemisches des Harns durch Dialyse ist eine Behandlung, die viel schonender vorgeht als eine chemische Aufteilung, die sich bemüht, chemische Individuen rein in analysierbarer Form zu erhalten. Es besteht daher bei einer Untersuchung der Kolloidfraktion des Harns die Aussicht, auf eigenartige Komplexe von harnpflichtigen Stoffen mit Kolloiden zu treffen, wie wir sie aus theoretischen Gründen erwarten können.

1. Die Gesamtmenge der Kolloide.

Über die Kolloidmenge des Harns liegen nur wenige Angaben vor, die sich alle auf Tagesmischharne beziehen. In 100 ccm Harn sind im allgemeinen Mengen von 44—72 mg beobachtet worden.[1]) LICHTWITZ[2]) fand bei Diabetes mellitus bis 255 mg, bei Nephritis chronica bis 129, in einem Falle von Kreislaufstörungen mit Ödemen

---

[1]) Literatur vgl. Dreidrüsentheorie, S. 25/26.

[2]) Z. f. physiol. Chemie Bd. 72, 1911, S. 217—223.

bis 126 mg in 100 ccm. Meine Werte liegen für den Menschen zwischen 12,5 und 396 mg auf 100 ccm Harn. Für die untersuchten Tiere fand ich Mengen von 27,3—505 mg. Die folgende Zusammenstellung gibt einen ersten Überblick über die vorkommenden Werte.

Gesamtmenge der Kolloidfraktion in 100 ccm Harn:

	Minimum mg	Maximum mg
Mensch	12,5	396
Katze	27,3	239
Kaninchen	52,9	190
Hammel	41,8	125
Rind	30,0	148
Elefant	36,8	505

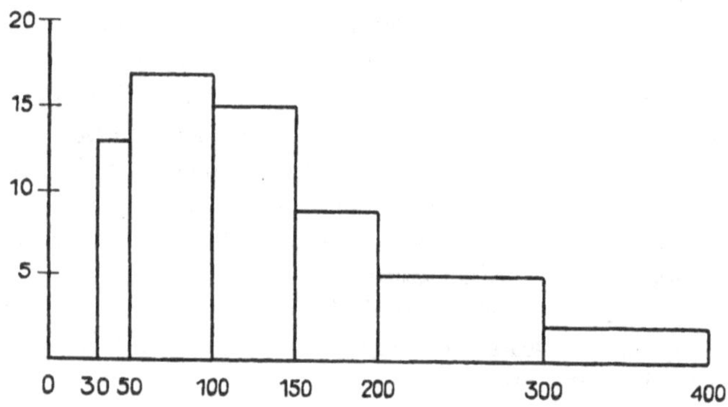

Fig. 3.
Abszisse: Gesamtmenge der Harnkolloide, mg in 100 ccm. — Ordinate: Zahl der Harne mit bestimmter Kolloidmenge unter 67 Harnen von Mensch und Säugetieren.

Über die Häufigkeit, mit der die einzelnen Werte unter 67 Säugetierharnen gefunden wurden, unterrichtet die folgende Zusammenstellung und die Fig. 3.

Menge des Gesamtkolloids in 100 ccm Harn in mg	Zahl der beobachteten Fälle
0—30	5
30—50	13
50—100	17
100—150	15
150—200	9
200—300	5
300—400	2
> 400	1

Wie schwer solche Werte vergleichbar sind, geht schon daraus hervor, daß wir mit Kollodiumhülsen, die in ganz gleicher Weise hergestellt waren, recht verschiedene Zahlen erhielten (s. S. 210), so daß die Hülsen besonders geeicht werden mußten, um vergleichbare Werte zu bekommen. Meine Werte sind untereinander vergleichbar, dagegen nicht mit Zahlen, die z. B. bei Benutzung von Schilfschläuchen oder ungeeichten Pergamenthülsen als Dialysatoren gewonnen worden sind.

Die Kolloidfraktion ist niemals aschefrei. Wenn bis zur Chlorfreiheit dialysiert worden ist, finden sich stets nachweisbare, oft beträchtliche Mengen Asche. Subtrahieren wir sie von der Gesamtmenge, so verbleiben die folgenden Stoffmengen:

Menge des Glühverlustes der Kolloidfraktion in 100 ccm Harn.

	Minimum mg	Maximum mg
Mensch	11,8	232
Katze	20,0	207
Kaninchen	36,2	163
Hammel	31,0	108
Rind	18,5	89
Elefant	31,3	396

Wichtiger als der rohe Wert des gesamten Trockenrückstandes oder des Glühverlustes in den Dialysehülsen ist die Aufteilung dieser Fraktion in Unterfraktionen oder einzelne chemische Individuen.

Chemisch definiert ist von den bisher bekannten Stoffen, die im Harne kolloiddispers enthalten sind, nur die Chondroitinschwefelsäure, deren Menge aus dem Schwefel, der als Esterschwefelsäure im Kolloid gefunden wird, leicht berechnet werden kann. Zwar ist dieser Methode der Bestimmung der Chondroitinschwefelsäure (Chrdts) gegenüber eingewendet worden, daß es nicht erwiesen sei, daß alle Esterschwefelsäure der Kolloidfraktion aus Chrdts stamme, doch glaube ich, im folgenden genügende Argumente zur Sicherung dieser Annahme beibringen zu können. Auf Grund der vorliegenden Untersuchungen, besonders der Arbeit von W. Sawjalow[1]) nehme ich den Schwefelgehalt der Chrdts zu 5,55% an, d. h. ich berechne ihre Menge durch Multiplikation des Schwefels der Esterschwefelsäure mit 18,0.

Der zweite chemisch gut definierte Körper, der in der Kolloidfraktion vorkommt, ist der Harnstoff, dessen Stickstoff nach der Ureasemethode bestimmt wurde.

Die Aufteilung der Fraktion, soweit sie aus unbekannten Verbindungen besteht, ist also erst nach Abzug dieser gut definierten Stoffe zu versuchen.

---

[1]) Z. f. physiol. Chemie, Bd. 126, 1923, S. 219—249.

Das Ausgangsmaterial dieser Untersuchung ist in Tab. 18 zusammengestellt, die alle Werte in mg pro Stunde enthält. Wir bezeichnen die Menge der Kolloide, die sich aus der Differenz des Glühverlustes und des Harnstoffes der Kolloidfraktion ergibt, als Kolloidgemisch A. Wird von diesem Gemisch die Menge der Chondroitinschwefelsäure subtrahiert, so erhalten wir ein Gemisch, das als Kolloidgemisch B bezeichnet werden soll.

Tabelle 18.

Mensch.

x_1 = Gesamtmenge der Kolloidfraktion in mg pro Stunde.
x_2 = Asche der Kolloidfraktion in mg pro Stunde.
x_3 = Glühverlust der Kolloidfraktion $= x_1 - x_2$.
x_4 = Harnstoff der Kolloidfraktion in mg pro Stunde.
x_5 = Kolloidgemisch $A = x_3 - x_4$.
x_6 = Chondroitinschwefelsäure in mg pro Stunde.
x_7 = Kolloidgemisch $B = x_5 - x_6$.

Bezeichnung des Harns	x_1	x_2	x_3	x_4	x_5	x_6	x_7
D	37,9	6,08	31,8	2,56	29,3	1,1	28,2
K	49,6	9,90	39,7	2,90	36,8	1,4	35,4
N	79,0	19,10	59,9	10,00	49,9	5,6	44,3
X	38,2	7,10	31,1	4,30	26,8	0,5	26,3
M	191,0	51,70	139,3	17,2	122,1	6,8	115,3
S	105,6	11,60	94,0	14,2	79,8	6,4	73,4
J	207,8	51,90	155,9	27,7	128,2	3,8	124,4
R	116,9	27,60	89,3	9,3	80,0	4,9	75,1
G	332,0	86,2	245,8	67,1	178,7	23,5	155,2
L	371,1	73,2	297,9	49,5	248,4	40,0	208,4
E	2285,0	1330,0	955,0	340,0	615,0	53,4	561,6
O	430,4	81,8	348,6	137,7	210,9	55,2	155,7
Q	320,0	79,6	240,4	97,2	143,2	96,5	46,7
AG	274,3	97,9	176,4	78,5	97,9	28,6	69,3
AH	152,9	29,2	123,7	44,3	79,4	18,7	60,7
AN	23,9	1,8	22,1	1,1	21,0	0,9	20,1
AB	69,7	18,0	51,7	0,0	51,7	10,0	41,7
AD	55,5	10,5	45,0	12,0	33,0	1,4	31,6
AF	233,7	52,4	181,3	65,1	116,2	16,6	99,4
AE	37,6	7,6	30,0	7,3	22,7	7,6	15,1
AM	27,1	3,0	24,1	3,6	20,5	4,8	15,7
AP	87,5	23,4	64,1	11,1	53,0	4,9	48,1
AQ	101,0	37,4	63,6	13,0	50,6	4,9	45,7
AV	69,3	20,7	48,6	14,4	34,2	7,1	27,1
AS	24,0	7,4	16,6	5,3	11,3	0,9	10,4
AR	25,5	6,9	18,6	5,4	13,2	2,4	10,8
AU	44,5	16,7	27,8	5,5	22,3	2,3	20,0
AT	195,0	93,0	102,0	39,0	63,0	8,8	54,2

2. Der Glührückstand der Kolloidfraktion.

Im Glührückstand der Kolloidfraktion können nicht nur anorganische Verbindungen enthalten sein, die als solche schon in der genuinen Fraktion enthalten waren, es können vielmehr Sulfate und Phosphate aus organischen Verbindungen erst beim Glühen entstehen. Organisch gebundener Phosphor ist im Harnkolloid nicht oder jedenfalls meist nicht bestimmbar (s. unten S. 58). Schwefel ist dagegen in wenig oxydierter Form vorhanden, doch tritt seine Menge gegenüber der Gesamtmenge der Asche so stark zurück, daß sie quantitativ keine nennenswerte Rolle spielt.

Eine nähere Betrachtung der Mengen des Glührückstandes der Kolloidfraktion hat zunächst nur den Zweck, zu zeigen, daß zwischen der Menge der organischen Substanz des Kolloids und dem Glührückstand eine starke Korrelation besteht, so daß es nicht angängig ist, die Aschebestandteile als zufällige Beimengungen anzusehen, die infolge ungenügender Dialyse in den Kollodiumhülsen zurückgeblieben wären. Die folgende Tab. 19 gibt unter x_1 die Korrelationskoeffizienten r_{12} zwischen der Menge der Asche und der des Organischen der Kolloidfraktion. Unter x_2 die entsprechenden Regressionskoeffizienten b_{21}, d. h. die Menge organischer Substanz, die auf 1 mg Asche der Kolloidfraktion entfallen. In allen untersuchten Fällen ergibt sich, daß die enge Beziehung zwischen Aschenmenge und Menge des Organischen nicht für die ganze Menge der organischen Substanz der Kolloidfraktion gilt, daß vielmehr stets ein Anteil der Kolloidfraktion übrigbleibt, der frei von Asche ist. Unter x_3 ist die Menge dieses aschefreien Anteils der Kolloidfraktion in mg pro kg und Stunde angegeben.

Tabelle 19.

	x_1	x_2	x_3
1. Mensch:			
a) Normale Tagesharne (M, S, J, R)	$+0{,}96 \pm 0{,}04$	$2{,}60 \pm 0{,}11$	0,77
b) Tagesharne unter besonderen Bedingungen (AV, AR, AS, AT, AU)	$+0{,}99 \pm 0{,}009$	$2{,}40 \pm 0{,}022$	0,11
c) Nachtharne (D, K, N, X) . . .	$+0{,}98 \pm 0{,}02$	$3{,}17 \pm 0{,}07$	0,218
d) Fleischkostharne (AG, AH, AN, AB, AD, AF, AE, AM)	$+0{,}935 \pm 0{,}046$	$2{,}81 \pm 0{,}138$	0,38
2. Elefant	$+0{,}95 \pm 0{,}05$	$2{,}44 \pm 0{,}13$	0,11
3. Hammel	$+0{,}97 \pm 0{,}029$	$3{,}70 \pm 0{,}27$	0,20
4. Kaninchen	$+0{,}94 \pm 0{,}054$	$3{,}08 \pm 0{,}177$	1,648
5. Katze	$+0{,}91 \pm 0{,}09$	$1{,}68 \pm 0{,}166$	0,387
6. Rind	$+0{,}944 \pm 0{,}052$	$1{,}51 \pm 0{,}083$	0,293

In allen Fällen tritt die enge Beziehung zwischen Asche und Organischem deutlich hervor, der Korrelationskoeffizient sinkt in keinem Falle unter 0,91.

Bei Betrachtung der Regressionskoeffizienten fallen die beiden letzten Fälle (Katze und Rind) durch ihren geringen Wert auf. In beiden Fällen handelt es sich um Salzdiuresen, bei der Katze um Kochsalzdiurese, beim Rind um Kaliumdiurese. In beiden Fällen haben wir einen ungewöhnlich hohen Aschengehalt der Kolloidfraktion, wobei besonders zu bemerken ist, daß bis zur Chlorfreiheit dialysiert wurde.

Ein weiterer Beweis dafür, daß die Aschenbestandteile der Kolloidfraktion keine zufälligen Beimengungen infolge ungenügender Dialyse sind, ergibt sich aus einer Betrachtung der Asche der Kolloidfraktion in 100 ccm Harn im Vergleich mit dem Gesamtgehalt des Harns an Asche. Handelte es sich um Reste dialysierbarer Stoffe, die infolge mangelhafter Dialyse zurückgeblieben wären, so müßte eine Beziehung der Menge dieser Reste zu der ursprünglichen Konzentration der Aschenbestandteile des Harns zu erkennen sein. Eine solche notwendig positive Korrelation ist nicht vorhanden. Bedeutet x_1 die Gesamtmenge der Asche in 100 ccm, x_2 die Asche der Kolloidfraktion in 100 ccm, so ist der Korrelationskoeffizient für die normalen Tagharne (M, S, J): $r_{12} = -0{,}59 \pm 0{,}38$; für die Nachtharne (D, X, K, N): $r_{12} = +0{,}35 \pm 0{,}51$, für die Harne bei Fleischkost (AG, AH, AN, AB, AD, AF, AE, AM): $r_{12} = -0{,}41 \pm 0{,}282$.

Für die Nachtharne besteht überhaupt keine Korrelation, für die übrigen vielleicht eine geringe negative, die aber mit Rücksicht auf die großen Streuungen kaum als real angesehen werden kann. Jedenfalls ist die Deutung, die Aschenbestandteile der Kolloidfraktion seien Zeichen ungenügender Dialyse, auch auf Grund dieser Erfahrungen mit Sicherheit abzulehnen.

3. Die Aufteilung des Kolloidgemisches B.

Zur näheren Kennzeichnung des Kolloidgemisches B, die unsere nächste Aufgabe ist, stehen uns zunächst zwei Reihen von Bestimmungen zur Verfügung, die des Reststickstoffs und des neutralen Schwefels der Kolloidfraktion. Als Rest-N des Kolloids bezeichnen wir die N-Menge, die wir erhalten, wenn wir von dem Gesamt-N der Kolloidfraktion den Harnstoff-N und den Stickstoff der Chondroitinschwefelsäure subtrahieren. Der „neutrale“ Schwefel wird aus der Differenz zwischen dem Gesamtschwefel der Kolloidfraktion und dem Schwefel der Chondroitinschwefelsäure bestimmt. Tab. 20 gibt das Zahlenmaterial in mg pro Stunde. Der Stickstoffgehalt der Chondroitinschwefelsäure ist zu 2,33% angesetzt.

Tabelle 20.

Mensch.

x_1 = Gesamtstickstoff der Kolloidfraktion, mg/Stunde.
x_2 = Harnstoffstickstoff der Kolloidfraktion, mg/Stunde.
x_3 = Stickstoff aus Chondroitinschwefelsäure, mg/Stunde.
x_4 = Reststickstoff der Kolloidfraktion, mg/Stunde.
x_5 = Gesamtschwefel der Kolloidfraktion, mg/Stunde.
x_6 = Schwefel aus Chondroitinschwefelsäure, mg/Stunde.
x_7 = Neutraler Schwefel der Kolloidfraktion, mg/Stunde.

Bezeichnung des Harns	x_1	x_2	x_3	x_4	x_5	x_6	x_7
D	4,11	1,19	0,025	2,89	0,27	0,06	0,21
K	4,95	1,35	0,033	3,57	0,96	0,08	0,88
N	10,20	4,66	0,021	5,52	0,83	0,31	0,52
X	5,33	2,00	0,078	3,25	0,38	0,19	0,19
M	24,3	16,3	0,157	7,84	2,82	0,38	2,44
S	12,9	6,3	0,148	6,45	1,32	0,36	0,96
J	27,6	14,7	0,210	12,69	0,53	0,50	0,03
R	13,1	4,3	0,111	8,69	0,83	0,27	0,56
G	54,4	31,2	0,54	22,66	1,46	1,30	0,16
L	68,9	23,0	0,92	44,98	5,36	2,22	3,14
E	193,9	157,5	1,27	35,13	—	3,06	—
O	89,3	64,0	1,23	24,07	4,84	2,96	1,88
Q	73,1	45,3	2,22	25,58	5,56	5,37	0,19
AG	55,6	36,5	0,65	18,45	4,07	1,59	2,48
AH	27,0	20,6	0,43	5,97	1,58	1,04	0,54
AN	1,9	0,5	0,02	1,38	0,64	0,05	0,59
AB	10,42	0,0	0,23	10,19	1,84	0,56	1,28
AD	9,91	5,56	0,03	4,32	0,67	0,08	0,59
AF	45,6	30,3	0,38	14,92	3,50	0,92	2,58
AE	6,6	3,4	0,17	3,03	0,82	0,42	0,40
AM	6,1	1,7	0,11	4,29	0,52	0,27	0,25

Auf die Frage, welche Beziehungen zwischen dem Kolloidgemisch B, dem Reststickstoff und dem Restschwefel der Kolloidfraktion bestehen, gibt die Korrelationsrechnung zunächst für die fünf Tagesharne bei Fleischkost eine klare und höchst bemerkenswerte Antwort. Tab. 21 bringt das Zahlenmaterial. Das Ergebnis der Rechnung lautet in Worten: Wenn die Menge des Kolloidgemisches B um 1 mg zunimmt, wächst die Menge des Reststickstoffs um 0,136 ± 0,009 mg, die des Restschwefels um 0,027 ± 0,0008 mg. Stickstoff und Schwefel stehen im Verhältnis von 1:5,08 ± 0,16.

Tabelle 21.

Mensch.

x_1 = Kolloidgemisch B in mg pro Stunde.
x_2 = Reststickstoff der Kolloidfraktion in mg pro Stunde.
x_3 = Restschwefel der Kolloidfraktion in mg pro Stunde.

Bezeichnung des Harns	x_1	x_2	x_3	
AB	41,7	10,19	1,28	$M x_1 = 40,7$; $\sigma_1 = \pm 31,05$
AD	31,6	4,32	0,59	$M x_2 = 7,25$; $\sigma_2 = \pm 4,53$
AF	99,4	14,92	2,58	
AE	15,1	3,03	0,40	$M x_3$ 1,02; $\sigma_3 = \pm 0,867$
AM	15,7	4,29	0,25	

$r_{12} = + 0,93 \pm 0,06$ $\quad b_{12} = + 0,136 \pm 0,009$
$r_{13} = + 0,97 \pm 0,03$ $\quad b_{13} = + 0,027 \pm 0,0008$
$r_{23} = + 0,97 \pm 0,03$ $\quad b_{23} = + 5,08 \pm 0,157$

Dieser Körper enthält also 13,6 ± 0,9% Stickstoff und 2,7±0,88% Schwefel.

Wir brauchen nicht lange zu suchen, um unter den aus dem Harn isolierten Stoffen diesen Körper zu finden. Ein kolloidaler Körper, der Stickstoff und Schwefel enthält, wird sicher zur Gruppe der Proteinsäuren gehören. Die Alloxyproteinsäure enthält 13,55% Stickstoff und 2,19% Schwefel. Diese Analysenzahlen der rein dargestellten Substanz stimmen so nahe mit unseren Werten überein, daß wir nicht im Zweifel darüber sein können: In den Tagesharnen bei Fleischkost enthält das Kolloidgemisch B Alloxyproteinsäure.

Die drei Nachtharne bei Fleischkost (AG, AH, AN) enthalten im Mittel auf 50,0 mg Kolloidgemisch B 8,6 mg Rest-N und 1,2 mg neutralen Schwefel, so daß diese Fraktion 17,2% N und 2,4% S hat und das Verhältnis S:N = 1:7,2 ist. Auch diese Zahlen, die wegen der geringeren Zahl der Beobachtungen und der absolut kleinen Werte der Harne AH und AN wesentlich weniger genau sind, als die Angaben für die Tagesharne bei Fleischkost, stimmen genügend zu den Ergebnissen der vorigen Rechnung, so daß wir also für alle Harne bei Fleischkost in der Kolloidfraktion B Alloxyproteinsäure nachweisen können.

Nicht so sicher können wir das Kolloidgemisch B der Harne bei gewöhnlicher Kost mit bekannten Harnbestandteilen identifizieren.

Was zunächst die Beziehung von B (x_1) zum Reststickstoff (x_2) anlangt, so ist sie bei den normalen Tag- wie Nachtharnen sehr deutlich und führt auf den gleichen prozentualen N-Gehalt. Es ist für die vier Nachtharne (D, K, N, X) $r_{12} = + 0{,}93 \pm 0{,}07$, $b_{21} = + 0{,}139 \pm 0{,}011$, für die vier Tagharne (M, S, J, R) $r_{12} = + 0{,}925 \pm 0{,}075$, $b_{21} = + 0{,}133 \pm 0{,}011$. Im Kolloidgemisch B ist also ein Stoff enthalten, der bei den Nachtharnen $13{,}9 \pm 1{,}1\%$ Stickstoff enthält, bei den Tagharnen $13{,}3 \pm 1{,}1\%$.

Daß das N-haltige Kolloid in diesen Harnen Alloxyproteinsäure sei, ist aber nicht erweisbar, ja nicht einmal wahrscheinlich, denn es ist keine Korrelation zwischen B und dem neutralen Schwefel festzustellen. Betrachtet man die einzelnen Harne, so fallen die großen Unterschiede im Schwefelgehalt der Fraktion B auf. Während in den Harnen K und M 2,5% der ganzen Fraktion B neutraler Schwefel sind, enthält Harn D in dieser Fraktion nur 1,3% Schwefel. Bei den übrigen Harnen sind die absoluten Mengen an neutralem Schwefel so gering ($< 0{,}6$ mg), daß quantitative Angaben über den Schwefelgehalt der Fraktion B keinen erheblichen Wert haben. Immerhin ist für Harn J deutlich, daß der Schwefelgehalt der Fraktion B sehr gering werden kann, denn in den 120,4 mg dieser Fraktion sind nur 0,32 mg neutraler S vorhanden, d. h. nur 0,266%.

Bei den Harnen mit Wasserdiurese endlich ist auch die Beziehung zwischen Fraktion B und dem Rest-N nicht sicher nachweisbar, wenn auch im Mittel der Harne G, L und O der N-Gehalt dieser Fraktion $16{,}6 \pm 3{,}2\%$ beträgt. Bei Harn E sind nur 7,3% der Fraktion B als Rest-N gefunden.

Alles dieses deutet darauf hin, daß hier neben N-haltigen auch N-freie Kolloide vorkommen, die vorläufig nicht näher gekennzeichnet werden können. Außerdem läßt der wechselnde und häufig äußerst geringe Schwefelgehalt an schwefelärmere oder auch schwefelfreie Körper denken, wie sie ja bekannt sind (Antoxyproteinsäure 0,61% Schwefel, Harische Säure 0,3—0,6%).

Zu einer vergleichenden Betrachtung reicht das vorliegende Material nicht aus. Wohl finden sich auch in einigen der untersuchten Tierharne in der Kolloidfraktion Rest-N und neutraler S in einem Verhältnis zum Kolloidgemisch B, wie es der Alloxyproteinsäure entspricht, aber derartige einzelne Befunde haben keine entscheidende Bedeutung. Nach der ganzen Anlage der Untersuchung müssen stets mehrere gleichartig gewonnene Harne verglichen werden, um mit den Mitteln der mathematischen Statistik die Gegenwart eines bestimmten Körpers nachzuweisen.

4. Der Harnstoff der Kolloidfraktion.

Wie Edlbacher[1]) gezeigt hat, kann aus dem Harn eine Assoziation von Harnstoff mit einem unbekannten organischen Körper dargestellt werden. Er fand, daß der Stickstoff der Oxyproteinsäure, die wohl identisch mit Moors „Urein" sein dürfte, zu 95% aus Harnstoff-N besteht. Die Frage, ob diese Assoziation im Harn vorkommt oder sich erst bei der Verarbeitung bildet, hat Edlbacher offen gelassen. Durch den Nachweis beträchtlicher Harnstoffmengen in der Kolloidfraktion ist nunmehr zwar noch nicht der Nachweis erbracht, daß Edlbachers Urein im Harn vorgebildet ist, wohl aber der Nachweis, daß im genuinen Harn Assoziationen von Harnstoff mit Harnkolloiden vorkommen. Welcher Art die komplexen Körper sind, davon wird weiter unten (s. S. 113ff.) zu sprechen sein.

Hier ist zunächst die Frage zu beantworten, ob der Harnstoff, der sich in der Kolloidfraktion findet, wenn bis zur Chlorfreiheit dialysiert worden ist, wirklich an bestimmte Körper dieser Fraktion irgendwie gebunden ist, und deshalb in der Tat nicht dialysiert werden kann, oder ob er sich nur deshalb im Inhalt der Kollodiumsäcke findet, weil die Dialyse nicht lange genug fortgesetzt ist. In diesem Falle wäre der Harnstoff eine zufällige Beimengung. Daß er das nicht ist, geht am besten aus einer Betrachtung über die Mengen des Harnstoffs im Verhältnis zu den eigentlichen Kolloiden hervor.

Wir nannten das Gemisch organische Kolloide, das übrig bleibt, wenn wir von dem Glühverlust (x_3 der Tab. 18) die Menge des Harnstoffs der Kolloidfraktion (x_4, Tab. 18) subtrahieren, das Kolloidgemisch A (x_5, Tab. 18). Die Menge, die wir erhalten, wenn wir dieses Gemisch A um den Wert der Chondroitinschwefelsäure (x_6, Tab. 18) vermindern, wurde als Kolloidgemisch B (x_7, Tab. 18) bezeichnet.

Eine partielle Korrelationsrechnung, ausgeführt zwischen der Menge des Harnstoffs im Kolloid (x_1), der Menge des Kolloidgemisches B (x_2) und der Chondroitinschwefelsäure (x_3), zeigt die enge Beziehung des Harnstoffs im Kolloid zu diesen beiden Stoffen.

Betrachten wir zunächst die Harne bei Fleischkost, so erhalten wir die folgenden Mittelwerte und Abhängigkeitsmaße:

$$\mathrm{M}x_1 = 30{,}3 \pm 29{,}7; \quad \mathrm{M}x_2 = 44{,}5 \pm 30{,}05; \quad \mathrm{M}x_3 = 11{,}2 \pm 9{,}62.$$

[1]) Ztschr. f. physiol. Chemie, Bd. 120. 1922. S. 71; Bd. 127. 1923. S. 186; Bd. 131. 1923. S. 176.

Die einfachen Korrelationskoeffizienten sind:

$$r_{12} = +0{,}92 \pm 0{,}061$$
$$r_{13} = +0{,}934 \pm 0{,}049$$
$$r_{23} = +0{,}75 \pm 0{,}166$$

Die partiellen Korrelations- und Regressionskoeffizienten sind:

$$r_{12,3} = +0{,}925 \pm 0{,}057 \qquad b_{12,3} = +0{,}553 \pm 0{,}034$$
$$r_{13,2} = +0{,}92 \pm 0{,}06 \qquad b_{13,2} = +1{,}92 \pm 0{,}124$$
$$r_{23,1} = -0{,}76 \pm 0{,}16 \qquad b_{23,1} = -2{,}63 \pm 0{,}56$$

Das bedeutet: Auf je 1 mg des Kolloidgemisches B entfallen 0,553 ± 0,034 mg Harnstoff im Kolloid. Auf je 1 mg Chondroitinschwefelsäure entfallen 1,92 ± 0,124 mg Harnstoff im Kolloid.

Die vier Tagharne (M, S, J, R) ergaben die folgenden Zahlen:

$$Mx_1 = 22{,}4 \pm 11{,}1; \quad Mx_2 = 91{,}7 \pm 19{,}0; \quad Mx_3 = 5{,}5 \pm 1{,}2.$$

Die einfachen Korrelationskoeffizienten sind

$$r_{12} = +0{,}85 \pm 0{,}14$$
$$r_{13} = -0{,}0068 \pm 0{,}5$$
$$r_{23} = -0{,}53 \pm 0{,}36$$

Die partiellen Korrelations- und Regressionskoeffizienten ändern das Bild vollständig, sie sind:

$$r_{12,3} = +0{,}992 \pm 0{,}008 \qquad b_{12,3} = +0{,}692 \pm 0{,}005$$
$$r_{13,2} = +0{,}973 \pm 0{,}027 \qquad b_{13,2} = +2{,}57 \pm 0{,}027$$
$$r_{23,1} = -0{,}981 \pm 0{,}019 \qquad b_{23,1} = -3{,}69 \pm 0{,}072$$

Es entfallen also auf 1 mg des Kolloidgemisches B 0,692 ± 0,005 mg Harnstoff im Kolloid, auf 1 mg Chondroitinschwefelsäure 2,57 ± 0,07 mg.

Die fünf Harne aus Wasserdiuresen (G, L, E, O, Q) liefern die folgenden Werte:

$$Mx_1 = 136{,}3 \qquad \sigma_1 = \pm 108$$
$$Mx_2 = 214{,}7 \qquad \sigma_2 = \pm 145{,}5$$
$$Mx_3 = 53{,}7 \qquad \sigma_3 = \pm 24{,}2$$

Die einfachen Korrelationskoeffizienten sind:

$$r_{12} = +0{,}835 \pm 0{,}138$$
$$r_{13} = +0{,}114 \pm 0{,}442$$
$$r_{23} = -0{,}333 \pm 0{,}40$$

Die partiellen Korrelations- und die Regressionskoeffizienten sind:

$$r_{12\,2} = +0{,}935 \pm 0{,}058 \qquad b_{12,3} = +0{,}71 \pm 0{,}044$$
$$r_{13,2} = +0{,}77 \pm 0{,}182 \qquad b_{13,2} = +1{,}96 \pm 0{,}465$$
$$r_{23,1} = -0{,}78 \pm 0{,}174 \qquad b_{23,1} = -2{,}59 \pm 0{,}578$$

In Worten bedeutet das: es entfallen auf 1 mg des Kolloidgemisches B 0,71 mg Harnstoff, auf 1 mg Chondroitinschwefelsäure 1,96 mg.

Aus den 9 Harnen, die am Tage gewonnen sind, teils als Normalharne (4), teils bei Wasserdiuresen (5), und den 7 Fleischharnen (3 Nachtharne, 4 Tagesharne) folgt also mit sehr guter Übereinstimmung, daß eine ganz enge gesetzmäßige Beziehung zwischen der Menge des Harnstoffs im Kolloid und der Menge der Chondroitinschwefelsäure sowohl, wie des Kolloidgemisches B besteht. Wir erhalten folgende Werte für die mg Harnstoff, die entfallen:

	Auf 1 mg Chondroitinschwefelsänre	Auf 1 mg Kolloidgemisch B
4 Tagharne	2,57	0,69
5 Wasserharne	1,96	0,71
7 Fleischkostharne	1,92	0,55
16 Harne im Mittel	2,15 ± 0,2	0,65 ± 0,07

Es ist damit der Nachweis bestimmter Assoziationen des Harnstoffs mit Harnkolloiden erbracht.

Für die Chondroitinschwefelsäure können wir die molekularen Zahlenverhältnisse dieser Assoziation angeben. Da das Molekulargewicht von ihr 1234 ± 38 beträgt, entfallen auf 1 Millimol der Chondroitinschwefelsäure 2650 ± 82 mg oder 44,2 ± 1,4 Millimol Harnstoff. Ein Mol Chondroitinschwefelsäure tritt also im Harn assoziiert mit 44—45 Mol Harnstoff auf.

Der Harnstoff im Kolloid steht demnach in einem ganz festen zahlenmäßigen Verhältnis zu den beiden genannten Kolloiden. Die Streuung der angegebenen Werte beträgt für die Kolloidfraktion B nur 7,45%, für die Chondroitinschwefelsäure 9,1%, was in Anbetracht der geringen Mengen, mit denen die Bestimmungen ausgeführt werden mußten, wohl als die Fehlergrenze der Bestimmung angesehen werden kann.

Der Harnstoff ist also ebensowenig eine zufällige Beimischung der Kolloidfraktion, wie die Salze, beide bilden mit Kolloiden Assoziationen, die durch Dialyse nicht trennbar sind.

Abweichend von den bisher betrachteten 16 Harnen verhalten sich die vier Nachtharne (D, K, N, X). Die entsprechenden Zahlen für sie sind:

$$Mx_1 = 5{,}0 \pm 2{,}98; \qquad Mx_2 = 32{,}8 \pm 7{,}9; \qquad Mx_3 = 2{,}9 \pm 2{,}08$$

Die einfachen Korrelationskoeffizienten sind:

$$r_{12} = +\,0{,}735 \pm 0{,}23$$
$$r_{13} = +\,0{,}835 \pm 0{,}16$$
$$r_{23} = +\,0{,}455 \pm 0{,}40$$

Die partiellen:

$$r_{12,3} = +0{,}714 \pm 0{,}245$$
$$r_{13,2} = +0{,}828 \pm 0\ 16$$
$$r_{23,1} = -0{,}42 \pm 0{,}41$$

Bei den absolut niedrigen Zahlen, um die es sich in diesen Fällen handelt, ist keine erhebliche Genauigkeit der Resultate zu erwarten.

Die Regressionskoeffizienten sind:

$$b_{12,3} = +0{,}17 \pm 0{,}06$$
$$b_{13,2} = +0{,}91 \pm 0{,}18$$

Danach entfallen auf 1 mg Chondroitinsäure nur 0,91 ± 0,18 mg Harnstoff, auf 1 mg der Kolloidfraktion B nur 0,17 ± 0,06 mg. Die mit der Chdrs assoziierte Harnstoffmenge beträgt nur 42—50% des Wertes, den wir für die übrigen Harne fanden, die mit der Kolloidfraktion B assoziierte Menge 25,5 ± 9%.

Hier sei eine methodische Bemerkung eingefügt, die die Bedeutung der partiellen Korrelationsrechnung zeigen soll. Betrachten wir die einfachen Korrelationskoeffizienten bei den Tagharnen (s. S. 51), so ist eine deutliche Beziehung zwischen Harnstoffmenge und Kolloidgemisch B vorhanden ($r = +0{,}85 \pm 0{,}14$), aber gar keine Beziehung zwischen Harnstoff im Kolloid und Chondroitinschwefelsäure ($r = -0{,}007 + 0{,}5$). Die partielle Korrelationsrechnung zeigt aber, daß durch die negative Korrelation zwischen Chondroitinschwefelsäure und Kolloidgemisch B ($r_{23,1} = -0{,}98 \pm 0{,}02$) die Beziehungen des Harnstoffs zu beiden Stoffen teils ganz verdeckt, teils wenigstens erheblich gemindert werden. Der Versuch, diese Verhältnisse ohne Rechnung, etwa durch graphische Darstellung der Versuchsergebnisse zu klären, würde zu ganz schiefen Auffassungen über das Verhältnis des Harnstoffs der Kolloidfraktion zu den Kolloiden führen.

Derartige Fälle dürften wohl geeignet sein, der partiellen Korrelationsrechnung die Anerkennung als wichtiges Werkzeug zur Verarbeitung von Versuchsergebnissen zu gewinnen, die ihr zukommt, und die dadurch nicht gemindert wird, daß vielen Biologen selbst die geringe Menge Mathematik ein Schrecken ist, die zur Handhabung dieser Methode gehört.

5. Der Kaliumgehalt der Kolloidfraktion.

Eine wesentliche Vertiefung und Erweiterung des Einblicks in die Zusammensetzung der Kolloidfraktion geben die Beobachtungen über die Kaliummengen, die sich in ihr finden. Das Zahlenmaterial ist aus Tab. 22 zu entnehmen.

Tabelle 22.

Mensch.

x_1 = Kalium in der Kolloidfraktion, mg pro Stunde.
x_2 = P als Phosphat in der Kolloidfraktion mg pro Stunde.

Bezeichnung des Harns	x_1	x_2
D	0,14	0,79
K	0,13	1,06
N	0,15	2,37
M	1,50	4,80
S	1,28	2,99
J	1,35	5,40
R	0,56	3,47
G	2,74	9,37
L	4,21	8,70
O	5,65	10,87
E	41,71	18,64
Q	5,27	11,10
AG	1,55	8,11
AH	0,735	4,08
AN	0,076	0,38
AB	0,56	2,44
AD	0,37	1,44
AF	1,99	6,85
AE	0,37	1,11
AM	0,168	0,66

Nehmen wir zunächst alle acht Harne bei Fleischkost zusammen (AG bis AN und AB bis AM) und führen eine partielle Korrelationsrechnung zwischen der Menge des Kolloidgemisches B (x_1), der Kaliummenge im Kolloid (x_2) und der Menge der Chondroitinschwefelsäure (x_3) durch, so erhalten wir die folgenden partiellen Korrelations- und Regressionskoeffizienten:

$$r_{12\,3} = +\,0{,}93 \pm 0{,}05 \qquad b_{12,3} = +\,44{,}7 \pm 2{,}41$$
$$r_{13\,2} = -\,0{,}065 \pm 0{,}352$$
$$r_{23.1} = +\,0{,}37 \pm 0{,}307 \qquad b_{23,1} = +\,0{,}0095 \pm 0{,}008.$$

Das bedeutet, daß auf je 1 mg Kalium der Kolloidfraktion 44,7 ± 2,4 mg des Kolloidgemisches B entfallen. Bei den meist recht geringen Mengen Chondroitinschwefelsäure ist eine Beziehung zwischen ihr und dem Kalium zwar angedeutet, aber quantitativ nicht verwertbar.

Wählen wir aus allen Tag- und Nachtharnen und den Harnen bei Fleischkost diejenigen aus, in denen die Stundenmenge der Chondroitinschwefelsäure mehr als 5 mg beträgt, so erhalten wir sieben

Harne (M, S, N, AB, AF, AE, AG), die der gleichen partiellen Korrelationsrechnung unterworfen werden. Die Rechnung liefert die folgenden Korrelations- und Regressionskoeffizienten:

$$r_{12,3} = +\,0{,}904 \pm 0{,}072 \qquad b_{12,3} = +\,46{,}3 \pm 3{,}67$$
$$r_{13,2} = -\,0{,}51 \pm 0{,}28 \qquad b_{13,2} = -\,1{,}06 \pm 0{,}58$$
$$r_{23,1} = +\,0{,}652 \pm 0{,}218 \qquad b_{23,1} = +\,0{,}0265 \pm 0{,}0088$$

Für die Beziehung des Kaliums zum Kolloidgemisch B ergibt sich fast der gleiche Wert wie oben. Es entfallen auf 1 mg Kalium $46{,}3 \pm 3{,}67$ mg der Fraktion B. Jetzt aber zeigt sich auch eine deutliche Beziehung zwischen der Chondroitinschwefelsäure und dem Kalium, und zwar entfallen auf 1 mg Chondroitinschwefelsäure $0{,}0265 \pm 0{,}0088$ mg Kalium.

Es ist zu erwarten, daß die Beziehung zwischen Kalium und Chondroitinschwefelsäure am besten bei den Harnen hervortreten wird, in denen diese Verbindung in besonders großen Mengen enthalten ist. Es sind das die Harne mit Wasserdiuresen. Fassen wir die Erfahrungen an den vier Harnen G, L, O, Q in einer Korrelationsrechnung zwischen Kalium (x_1) und Chondroitinschwefelsäure (x_2) zusammen, so erhalten wir

$$r_{12} = +\,0{,}83 \pm 0{,}157 \qquad b_{12} = +\,0{,}0345 \pm 0{,}0065$$

Es entfallen also im Mittel dieser Harne auf 1 mg Chondroitinschwefelsäure $0{,}0345 \pm 0{,}0065$ mg Kalium.

Diese Beziehungen werden noch wesentlich eindrucksvoller, wenn man sie so ausdrückt, daß die molekularen Verhältnisse hervortreten.

Auf 1 mg/Atom Kalium entfallen nach den beiden vorliegenden Bestimmungen:

$$1471 \pm 487 \quad \text{oder} \quad 1130 \pm 213 \text{ mg}$$

Chondroitinschwefelsäure. Da das Molekulargewicht der Chrdts 1234 ± 38 beträgt, bedeutet dieses Ergebnis, daß in einem Molekül Chrdts 1 Atom Kalium enthalten ist.

Man kann die Rechnung auch so ausführen, daß man den Schwefel der Chondroitinschwefelsäure in Beziehung zum Kalium bringt, und findet dann, daß auf 1 Millimol Kalium 2 Millimol S aus Chondroitinschwefelsäure entfallen, in voller Übereinstimmung mit Sawjalow, der entgegen der früheren Anschauung, die nur ein Atom Schwefel im Molekül annahm, durch Analyse der Calciumsalze deren zwei nachweisen konnte. Nach Sawjalows Analysen berechnet sich das Molekulargewicht der Chondroitinschwefelsäure zu 1234 ± 38. Unsere Werte sind mit größeren Fehlern behaftet, der beste ist 1130 ± 213. In Anbetracht der Streuungen beider

Werte muß von einer sehr guten Übereinstimmung gesprochen werden. Es besteht keine signifikante Differenz zwischen den beiden Werten wie aus der Größe $k = 0{,}48$ hervorgeht.

Wir haben damit das wichtige Ergebnis, daß die Chondroitinschwefelsäure mit einem Molekulargewicht von 1234 ± 38 als Kaliumsalz in der Kolloidfraktion enthalten ist, in dem auf 1 K 2 S entfallen. Voraussichtlich ist außer dem Kalium auch noch Natrium in dem Salz der Chondroitinschwefelsäure enthalten.

Nicht minder klar ist die Beziehung zwischen dem Kalium und der Alloxyproteinsäure, die wir ja oben schon als einen wesentlichen Bestandteil des Kolloidgemisches B erkannt haben. Auf 1 mg Kalium entfallen $44{,}7 \pm 2{,}4$ oder $46{,}3 \pm 3{,}67$ mg der Fraktion B. Der Körper, in dem das Kalium enthalten ist, muß also, auf 1 Millimol Kalium bezogen, ein (mindestes) Molekulargewicht von 1743 ± 91 oder 1806 ± 142 haben.

Rechnen wir die vorliegenden Analysenzahlen der Alloxyproteinsäure unter der Annahme durch, daß im Molekül 1 Atom Schwefel enthalten ist, so erhalten wir ein mindestes Molekulargewicht von 1500 ± 50.

Unser bester Wert 1743 ± 91 ist von dieser Zahl kaum signifikant verschieden. Es muß also von einer durchaus befriedigenden Übereinstimmung gesprochen werden, und wir kommen zu dem Ergebnis, daß auch die Alloxyproteinsäure als Kaliumsalz im Harnkolloid enthalten ist und daß auf 1 S dieser Säure 1 K entfällt.

Der Nachweis, daß sich das Kalium in chemischer Bindung als chondroitinschwefelsaures und alloxyproteinsaures Kalium im Harnkolloid vorfindet, ermöglicht uns eine weitere Aufteilung des Kolloidgemisches B.

Wir gehen hierbei folgendermaßen vor. Von dem Kalium, das in der Kolloidfraktion gefunden wurde, substrahieren wir für je 1 mg Chondroitinschwefelsäure (aus dem Esterschwefel bestimmt) 0,0316 mg. Der Rest ist an Alloxyproteinsäure gebunden. Ihre Menge finden wir, indem wir den Kaliumrest mit 45 multiplizieren.

Wenn wir die so gewonnene Zahl von dem Betrage der Kolloidfraktion B subtrahieren, erhalten wir den Anteil am Gesamtkolloid, der weder Harnstoff noch Chondroitinschwefelsäure noch Alloxyproteinsäure ist. Wir nennen diesen Anteil: Kolloidgemisch C, da wir ja zunächst keinerlei Anhalt dafür haben, ob es sich um einen einheitlichen Körper oder, was wahrscheinlicher ist, um ein Gemisch handelt. In Tab. 23 ist das Ergebnis dieser Rechnung zusammengestellt. Erhebliche Genauigkeit wird den Zahlenangaben für die Menge der Fraktion C nicht zukommen können. Sie werden ein richtiges Bild dieses Restes der Kolloidfraktion nur dann geben können, wenn die Voraussetzung zutrifft, daß alles Kalium entweder an Chondroitinschwefelsäure oder an Alloxyproteinsäure gebunden ist. Diese Voraussetzung trifft für die Harne, die bei Wasserdiurese gewonnen sind, offenbar nicht zu, denn hier führt die Rechnung zum Teil auf große negative Werte für Kolloidgemisch C. Daß die Berechnung für die übrigen Harne, die allein in Tab. 23 aufgeführt sind, nicht ganz wertlos ist, dafür kann angeführt werden, daß sich schon bei unseren Betrachtungen über den Aschengehalt der Kolloidfraktion ein aschefreier Anteil ergab (s. S. 45, Tab. 19x_3. Die Zahlen sind mit dem Körpergewicht 81,5 zu multiplizieren, um die Stundenmengen zu erhalten).

Tabelle 23.

Mensch,

x_1 = Kalium in der Kolloidfraktion, mg pro Stunde.
x_2 = Kalium in Chondroitinschwefelsäure, 0,0316 mg auf 1 mg Chrdts.
x_3 = Alloxyproteinsäure berechnet aus Kalium $(x_1 - x_2) \cdot 45$.
x_4 = Kolloidfraktion C = Kolloidgemisch B minus x_3.

Bezeichnung des Harns	x_1	x_2	x_3	x_4
D	0,14	0,035	4,50	23,7
K	0,13	0,044	3,88	31.5
N	0,15	0,178	3,25	41,0
				Mittel 32,1
M	1,50	0,216	57,8	39,7
S	1,28	0,207	48,2	25,7
J	1,35	0,285	48,0	72,4
R	0,56	0,156	18,0	57,1
				Mittel 48,7
AG	1,55	0,905	29,0	40,3
AH	0,74	0,592	7,1	53,6
AN	0,08	0,028	2,3	17,8
AB	0,56	0,316	10,8	30,9
AD	0,37	0,044	14,5	17,1
AF	1,99	0,526	65,5	33,9
AE	0,37	0,240	5,8	9,3
AM	0,17	0,150	0,9	14,6
				Mittel 27,2

In den Harnen bei Fleischkost, in denen die Alloxyproteinsäure sicher als Hauptbestandteil des Kolloids B gekennzeichnet werden konnte, fanden wir im Mittel 31 mg solcher aschefreier Kolloide pro Stunde. Berechnen wir aus Tab. 23 für diese Harne die mittlere Menge der Fraktion C, so finden wir 27,2 mg pro Stunde. In diesem Falle ist also wohl eine Identität zwischen Fraktion C und dem aschefreien Anteil der Kolloidfraktion anzunehmen. Für die Nachtharne fanden wir 17,8 mg aschefreies Kolloid, während Fraktion C im Mittel 32,1 mg beträgt. Bei den Tagharnen wurden 63,0 mg aschefreies Kolloid angegeben, Fraktion C beträgt 48,7 mg.

Die Unterschiede sind schwer zu bewerten, da eine exakte Fehlerrechnung nicht aufgestellt werden kann.

6. Der Natriumgehalt der Kolloidfraktion.

Der Natriumgehalt wurde nur in einer geringen Zahl von Fällen festgestellt. Er wurde stets erheblich höher gefunden als der Kaliumgehalt, wie die folgenden Zahlen zeigen. In der Kolloidfraktion:

Harn	Kalium mg pro Stunde	Natrium mg pro Stunde	K : Na
K	0,129	3,83	1: 29,7
N	0,154	11,54	1 : 74,9
M	1,50	19,62	1 : 13,1
AH	0,735	13,00	1: 17,6

Eine weitere Untersuchung scheint lohnend. Aus den vorliegenden Zahlen sind keine Beziehungen zu entnehmen. Es ist hier nochmals zu betonen, daß die Kolloidfraktion frei von Chlor ist, daß also das Natrium nicht als Kochsalz in den Kollodiumhülsen enthalten sein kann.

7. Der Phosphor der Kolloidfraktion.

Es wurde in systematischer Weise nur der anorganische Phosphor der Kolloidfraktion bestimmt. In einigen Tastversuchen wurde auch der Gesamtphosphor ermittelt, um aus der Differenz die Menge des organisch gebundenen Phosphors zu finden. Da aber seine Menge im Verhältnis zum anorganisch gebundenen sehr gering war, so wurde die Differenzbestimmung so ungenau, daß wir uns von der systematischen Durchführung dieser Bestimmung keinen Erfolg versprechen konnten.

In 11 Versuchen war der Mittelwert für den Gesamtphosphor in der Kolloidfraktion 4,94 mg, für den anorganischen P 4,69 mg, so daß auf organisch gebundenen P 0,25 mg entfallen würden. Da aber der instrumentelle Fehler der P-Bestimmung etwa 0,2 mg auf 100 ccm beträgt, kann nicht einmal das Vorhandensein von organisch gebundenem P in der Kolloidfraktion mit voller Sicherheit behauptet werden, andererseits besteht die Möglichkeit, daß bis 0,45 mg in dieser Form vorhanden sind. Aus den 5 mg Nucleinsäure, die in 100 ccm Harn im Mittel vorhanden sind, würde (bei etwa 8,7% P) pro 100 ccm 0,435 mg organisch gebundenen Phosphors zu erwarten sein; und falls die Nucleinsäure völlig undialysierbar wäre, müßte sich diese Menge in der Kolloidfraktion finden.

Über die Menge Phosphor, die in Form von Phosphaten pro Stunde in der Kolloidfraktion ausgeschieden wird, unterrichtet Tab. 22 (s. S. 54).

Wir untersuchen die Beziehung des P der Phosphate (x_2) zu der Kolloidfraktion B (x_1) an den sämtlichen acht Harnen bei Fleischkost (Tab. 22, AG bis AM). Die Mittelwerte sind:

$$M\,x_1 = 43 \pm 28{,}2; \qquad M\,x_2 = 3{,}14 \pm 2{,}76.$$

Die Koeffizienten sind:

$$r_{12} = +\,0{,}906 \pm 0{,}064$$
$$b_{12} = +\,9{,}23 \pm 0{,}655$$

Das bedeutet: Nimmt die Menge der Kolloidfraktion B um 9,23 ± 0,655 mg zu, so wächst die Menge des P aus Phosphaten um 1 mg. Von der Gesamtmenge der Fraktion B stehen 29 mg in dieser Beziehung zum Phosphor, 14 mg sind frei von Phosphat-P. Auf ein Millimol Phosphat-P entfallen 287 ± 20 mg der Kolloidfraktion B. Bei den Fleischkostharnen handelt es sich dabei um Alloxyproteinsäure, deren Molekulargewicht wir mit 1500 ± 50 angesetzt haben. Es entfallen also auf ein Millimol Alloxyproteinsäure 5,22 ± 0,37 Millimol Phosphat-P. Dieser Wert liegt einem glatten molekularen Verhältnis so nahe, daß wir sagen können: Mit dem alloxyproteinsauren Kalium sind im Harn pro Mol 5 Mol Phosphate verbunden. Es handelt sich nicht um Kaliumphosphat, denn das Kalium ist an die Alloxyproteinsäure und Chondroitinschwefelsäure festgebunden. Bleibt Na-, Ca- oder Mg-Phosphat übrig.

Die Beziehung des Phosphat-P (x_2) zur Chondroitinschwefelsäure (x_1) untersuchen wir an den vier Tagharnen (M, S, J, R) und den Wasserharnen (G, L, O, Q) gemeinsam. Die Abhängigkeit beider Größen tritt sehr scharf hervor. Die Koeffizienten sind:

$$r_{12} = +\,0{,}945 \pm 0{,}039$$
$$b_{12} = +\,8{,}47 \pm 0{,}35$$

Es wächst also die Menge des Phosphat-P um 1 mg, wenn die der Chondroitinschwefelsäure um 8,47 ± 0,35 mg zunimmt.

Auf ein Millimol Phosphat-P entfallen 263 ± 41 mg Chondroitinschwefelsäure. Da ihr Molekulargewicht 1234 ± 38 beträgt, kommen auf ein Mol Chondroitinschwefelsäure 4,7 ± 0,35 Mol Phosphat-P. Das sind wieder sehr nahe 5 Mol Phosphat auf 1 Mol des Kolloids.

Auf die Frage, welche Phosphate sich in der Kolloidfraktion finden, ist zu sagen, daß Kaliumphosphat, wie schon betont, nicht in Frage kommt. Dagegen steht der größte Teil des Natriums zur Verfügung. Qualitativ wurde auch Calcium in einigen Dialysaten nachgewiesen, doch reichte das Material zu quantitativen Bestimmungen nicht aus. Auf Magnesium wurde aus Materialmangel nicht untersucht.

8. Die Kolloidfraktion der Harne mit Chlorüberschuß.

Wie weiter unten gezeigt werden wird (s. S. 128), sind eine Reihe von Harnen dadurch ausgezeichnet, daß in ihnen mehr Chloräquivalente enthalten sind, als der Summe der Äquivalente von Natrium, Kalium und Ammonium entspricht. In diesen Harnen findet sich ein Kolloid, das in festem zahlenmäßigen Verhältnis zur Chlorausscheidung steht. Es läßt sich aus unserem Material einiges über seine Beschaffenheit aussagen. Das Material bilden die Harne M, J, G, O, E. Eine Beziehung des Restschwefels der Kolloidfraktion zu diesem Kolloid ist nicht vorhanden, es muß sich um eine schwefelfreie Verbindung handeln.

Tabelle 24.

Mensch.

x_1 = Kolloidgemisch A mg pro Stunde.
x_2 = Reststickstoff in der Kolloidfraktion, mg pro Stunde.
x_3 = Kalium im Kolloid mg pro Stunde.
x_4 = Phosphorsäure im Kolloid, mg P pro Stunde.
x_5 = Harnstoff im Kolloid, mg pro Stunde.

Bezeichnung des Harns	x_1	x_2	x_3	x_4	x_5		
M	122	7,84	1,50	4,80	35	$Mx_1 = 236$	$\sigma_1 = \pm 185$
J	128	12,89	1,35	5,40	32	$Mx_2 = 20,52$	$\sigma_2 = \pm\ 9,48$
G	179	22,66	2,74	9,37	67	$Mx_3 = 10,59$	$\sigma_3 = \pm\ 15,63$
O	211	24,07	5,65	10,87	128	$Mx_4 = 9,82$	$\sigma_4 = \pm\ 4,97$
E	615	35,13	41,71	18,64	340	$Mx_5 = 120$	$\sigma_5 = \pm 115$

$r_{12} = +\ 0,86 \quad \pm\ 0,117$ $\qquad b_{21} = +\ 0,051 \quad \pm\ 0,0069$
$r_{13} = +\ 0,9967 \pm\ 0,0045$ $\qquad b_{31} = +\ 0,0846 \pm\ 0,00038$
$r_{14} = +\ 0,95 \quad \pm\ 0,045$ $\qquad b_{41} = +\ 0,0255 \pm\ 0,00012$
$r_{15} = +\ 0,99 \quad \pm\ 0,009$ $\qquad b_{51} = +\ 0,615 \quad \pm\ 0,0056$

Wie Tab. 24 zeigt, sind die übrigen untersuchten Beziehungen alle recht eng. Am schwächsten, aber doch noch sicher, ist die Beziehung zum Reststickstoff ($r = +\ 0,86 \pm 0,117$). Das Kolloid ist danach als stickstoffhaltig anzusehen mit $5,1 \pm 0,7\%$ Stickstoff. Es liegt sehr nahe, dieses Kolloid für identisch mit dem komplexen stickstoffhaltigen Kohlehydrat anzusehen, das SALKOWSKI[1]) als

[1]) Berliner klin. Wochenschrift 1905. S. 1581 u. 1618.

einen normalen kolloid-dispersen Harnbestandteil beschrieben hat. Allerdings gibt SALKOWSKI einen etwas höheren Stickstoffgehalt an (8,41%), läßt aber die Möglichkeit offen, daß die vollständige Trennung dieses Körpers von Beimengungen nicht gelungen sei, so daß der angegebene Stickstoffgehalt zu hoch sein könnte.

Ganz außerordentlich eng ist die Korrelation zwischen der Menge des Kolloids und dem Kalium ($r = + 0{,}9967 \pm 0{,}0045$). Auf 1 mg der Substanz entfallen 0,0846 ± 0,00038 mg Kalium oder 0,00217 mg-Atome Kalium. Auf 1 mg/Atom Kalium kommen also 460 ± 2 mg Kolloid.

Auch die Beziehung der Menge des Kolloids zur Menge der Phosphorsäure ist sehr eng, sie wird durch $r = + 0{,}95 \pm 0{,}045$ gemessen. Es kommen auf 1 mg Kolloid 0,0255 ± 0,00012 mg Phosphor in Form von Phosphorsäure oder auf 1220 ± 57 mg Kolloid 1 mg/Atom Phosphor aus Phosphorsäure.

Dieses Kolloid ist mit Harnstoff assoziiert. Der Korrelationskoeffizient ist $r = + 0{,}99 \pm 0{,}009$, der Regressionskoeffizient $b = + 0{,}615 \pm 0{,}0056$, d. h. es sind 0,615 ± 0,0056 mg Harnstoff mit 1 mg Kolloid assoziiert, oder auf 98,2 ± 0,9 mg Kolloid kommt 1 mg/Molekül Harnstoff. Für Kalium, Phosphor und Harnstoff ergeben sich glatte molekulare Verhältnisse zu 2300 ± 10 mg Kolloid. Auf diese Menge entfallen genau 5 mg/Atome Kalium, 1,9 ± 0,1, d. h. 2 mg/Atome Phosphor als Phosphorsäure und 23,4 ± 0,3 oder 23—24 mg/Moleküle Harnstoff.

9. Die kolloidalen Assoziationen.

Als besonders bemerkenswertes Ergebnis der Untersuchung über die Kolloidfraktion ist der Nachweis höchst eigenartiger hochmolekularer Assoziationen zwischen bestimmten Kolloiden und Verbindungen gelungen, die ohne diese Assoziation leicht diffundieren könnten. Das Schlagwort der Adsorptionsverbindungen vermeide ich. Es spricht nichts dafür, daß die Oberfläche der kolloiddispersen Chondroitinschwefelsäure oder Alloxyproteinsäure maßgebend für die Menge des assoziierten Harnstoffs und der assoziierten Phosphate sei, dagegen ist es für die Phosphate fast sicher, daß sie in ganz bestimmten molekularen Verhältnissen mit den Grundkolloiden verknüpft sind, und auch für den Harnstoff ist dies wahrscheinlich.

Fassen wir nochmals zusammen, welcher Art die Assoziationen sind, über deren spezielle Bindungsverhältnisse uns zunächst jede Vorstellung fehlt, so haben wir:

1. Chondroitinschwefelsaures Kalium: pro Mol in Verbindung mit 45 Mol Harnstoff und 5 Mol Phosphaten. Das Molekular-

gewicht der ganzen Assoziation beträgt etwa 4400—4700 oder ein Vielfaches davon, der Harnstoffgehalt 57—61%, der Aschengehalt etwa 13—14%.

2. Alloxyproteinsaures Kalium: pro Mol in Verbindung mit 17 Mol Harnstoff und 5 Mol Phosphaten. Das Molekulargewicht der ganzen Assoziation beträgt etwa n-mal 3000 bis 3300, der Harnstoffgehalt 31—34%, der Aschengehalt etwa 25—28%. Hierbei ist das Molekulargewicht der Alloxyproteinsäure zu 1500 + 50 angenommen, auf die 1005 mg Harnstoff entfallen oder 16,75 ± 1,25 Mol.

3. Ein schwefelfreies Kolloid, das 5—6% Stickstoff und auf 460 ± 2 mg 1 mg/Atom Kalium enthält. Es ist assoziiert mit 1 mg/Molekülen Phosphat auf 1220 ± 57 mg und 13 [12,4 ± 0,6] mg-Molekülen Harnstoff auf die gleiche Menge Kolloid.

Ob und welche Bedeutung diesen Verbindungen bei dem Sekretionsakt zukommt, wird weiter unten zu erörtern sein (s. Kap. XIII).

V. Die organischen Restsubstanzen des Harns.

Die Vorstellung, daß der Harn organische Stoffe enthält, die nicht in dem Sinne harnpflichtig sind, daß sie Endprodukte des Stoffwechsels darstellen, deren Bedeutung vielmehr darin liegt, daß sie an den Vorgängen teilnehmen, die die harnpflichtigen Stoffe harnfähig machen, diese Vorstellung wird eine wesentliche Stütze durch den Nachweis erhalten, daß der Harn größere Mengen von Stoffen enthält, die entweder in ihrer chemischen Beschaffenheit unbekannt, oder doch bei den üblichen Untersuchungen bisher vernachlässigt worden sind. Unter den wohlbekannten, tausendfach bestimmten Verbindungen des Harns sind die Zeugen einer Drüsentätigkeit der Niere ja wohl nicht zu finden. Die Abtrennung einer Gruppe dieser vernachlässigten Verbindungen mit Hilfe der Dialyse trifft eine Auswahl, die willkürlich ist, denn es ist nicht sicher, daß nur Stoffe in kolloidaler Dispersion sich am Ausstoßungsakt beteiligen können. Und selbst wenn die kolloidale Dispersion ein allgemeines Kennzeichen der Schleppersubstanzen wäre, so ist zu bedenken, daß bei dichteren Kollodiumhülsen vielleicht noch mehr Stoffe würden zurückgehalten werden, die zwar kolloiddispers sind, die aber so fein verteilt sind, daß sie durch unsere Kollodiumhäutchen hindurchgingen. Die Eichung unserer Hülsen sichert ja nur die Vergleichbarkeit der Resultate, sagt aber nichts über die Vollständigkeit der Abtrennung des Kolloids aus.

Es ist erwünscht, durch eine ganz generelle Methode Aufschluß darüber zu erhalten, wie groß die Gesamtmenge organischer Verbindungen im Harn ist, die nicht aus leicht bestimmbaren, wohldefinierten Körpern besteht. Dieser Wert wurde in der Weise ermittelt, daß 5 (oder 10) ccm Harn im Thermostaten bei 37° fast bis zur Trockne gebracht und dann im Vakuumexsikkator zur Gewichtskonstanz getrocknet wurden. Der Glühverlust dieser Menge wurde als Gesamtmenge der organischen Stoffe des Harns betrachtet. Von ihr muß die Summe der bekannten Stickstoffverbindungen subtrahiert werden. Das Ammoniak kann als verjagt angesehen werden.

Es werden hier nur Harne berücksichtigt, bei denen die folgenden sechs Stickstoffverbindungen bestimmt sind: Harnstoff, Harnsäure, Purinbasen, Kreatinin, Hippursäure, Aminosäuren.

Die Berechnung der Stoffmengen aus dem Stickstoffgehalt enthält für Purinbasen und Aminosäuren eine gewisse Willkür, da ja die Art des Gemisches dieser Stoffgruppen nicht bekannt ist. Die Menge der Aminosäuren wurde gleich Stickstoff mal 6 gesetzt, die der Purinbasen gleich Stickstoff mal 2,15. Wesentliche Fehler können sich aus diesen Mittelwertannahmen schon deshalb nicht ergeben, weil die beiden Fraktionen meist nur recht geringe Stoffmengen enthalten.

Der Rest, der nach Abzug der quantitativ bestimmten Stickstoffverbindungen verbleibt, ist noch um den Betrag der kolloidalen Stoffe zu verringern (Glühverlust der Kolloidfraktion vermindert um den Harnstoffgehalt der Kolloidfraktion, d. h. Kolloidgemisch A).

Eine erste grobe Orientierung über die Stoffmengen, die dann noch als Restsubstanzen verbleiben, geben die beiden folgenden Tabellen 25 und 26 für den Menschen und für einige Säugetiere.

Tabelle 25.

Menschenharne.

x_1 = Summe der bekannten N-Verbindungen, mg in 100 ccm.
x_2 = Organische Substanz des Harns minus den 6 bekannten N-Verbindungen minus dem Kolloidgemisch A, mg in 100 ccm.

Bezeichnung des Harns	x_1	x_2
D	3026	1464
X	2527	2206
K	2580	1817
N	2075	1302
M	1577	1159
S	1541	820
J	1035	1160
G	748	371
L	344	148
O	276	106
Q	169	83
AD	3015	1789
AM	2340	1779
AH	3681	1429
AE	2760	1160
AB	2384	1550
AF	3215	1687
AG	2904	2544
AN	2571	1937
CA	1597	1049
AP	1501	1343
AQ	1348	1933
AV	2080	1013
AR	1430	1006
AS	2190	1247
Mittel:	*1960*	*1290*

Tabelle 26.

Säugetierharne.

x_1 = Summe der 6 bekannten N-Verbindungen, mg in 100 ccm.
x_2 = Organische Substanz des Harns minus den 6 bekannten N-Verbindungen minus dem Kolloidgemisch A, mg in 100 ccm.

Bezeichnung des Harns	x_1	x_2
BA	8050	2467
BF	1300	1347
DL	1870	4675
DO	2365	1859
DU	2000	3762
DP	1030	1331
DW	800	920
DT	568	558
DQ	287	271
DR	2300	2770
DS	1480	1352
DE	2954	2541
DF	2006	1566
DH	1423	2130
DG	463	303
DJ	788	1607
Mittel:	*1849*	*1847*

Im Mittel aus 25 menschlichen Harnen betrug die Menge der sechs quantitativ bestimmten Stickstoffverbindungen in 100 ccm Harn 1960 mg, die Menge der Restsubstanz 1290 mg oder fast genau $^2/_3$ der Menge jener Stoffe, deren Ausscheidung man — außer den Salzen — als die typische Leistung der Niere betrachtet.

In einzelnen Fällen wird die Menge der Restsubstanzen fast so groß wie die aller bekannten Stickstoffverbindungen, bei den Harnen mit starker Salzdiurese sogar größer (s. Tab. 27).

Tabelle 27.

Mensch.

x_1 = Summe der einzeln bestimmten Stickstoffverbindungen in 100 ccm.
x_2 = Organische Substanz des Harns minus den sechs bekannten Stickstoffverbindungen, minus dem Kolloidgemisch A.
$x_3 = x_2$, ausgedrückt in $^0/_0$ von x_1.

	x_1	x_2	x_3
Nachtharne (D, X, K, N)	2555	1697	66
Tagharne (M, S, J)	1384	1046	76
Wasserdiuresen (G, L, O, Q)	372	191	51
Harne bei Fleischkost in Nachtstunden (AG, AH, AN)	3052	1970	64
Tagesharne bei Fleischkost (AD, AM, AE, AB, AF)	2743	1593	58
Salzdiuresen (AP und AQ)	1425	1638	115

Im Mittel aus 16 Säugetierharnen finden wir 1849 mg bekannter Stickstoffverbindungen in 100 ccm Harn und 1847 mg Restsubstanzen. Diese machen hier also ebensoviel wie die bekannten Stickstoffverbindungen aus.

Es ist eine Vorstellung, die kaum als geläufig anzusehen ist, daß im Mittel in jedem Liter Menschenharn 12—13 g organischer Verbindungen entleert werden, von denen wir uns im allgemeinen keine Rechenschaft zu geben pflegen.

In der Stoffwechsellehre freilich werden zwar nicht diese Stoffe, wohl aber ihr Brennwert bestimmt, und aus dem „kalorischen Quotienten" des menschlichen Harns kann man ersehen, wie groß die Energiemengen sind, die im Harn den Körper verlassen. Dieser Quotient gibt nicht die Zahl, nach der wir hier fragen, denn er enthält die Verbrennungswärme aller bekannten N-Verbindungen ebenso, wie die der unbekannten N- und S-haltigen, N-haltigen, aber S-freien und N- und S-freien organischen Verbindungen des Harns.

Rubner[1]) gibt die Verbrennungswärme des Harns relativ zum Harnstickstoff an und findet im Mittel auf 1 g N des Harns 7,93 kcal (Min. 6,42, Max. 8,87, wenn wir den sehr hohen Wert von 12,1 kcal bei Muttermilchkost fortlassen). Im Mittel enthalten 25 Menschenharne unseres Materials 0,88 g Gesamt-N und 0,70 g Harnstoff-N in 100 ccm. Der Brennwert würde im Mittel $0{,}88 \times 7{,}93 = 6{,}98$ kcal pro 100 ccm betragen, wovon 1,77 kcal auf den Harnstoff entfallen würden, so daß 5,12 kcal übrig blieben, die nicht aus Harnstoff stammen. Wir rechneten im Mittel 1,29 g organischer Substanz auf 100 g Harn, der wir einen Brennwert von rund 4,0 kcal pro 1 g zuschreiben dürfen, d. h. von etwa 5 kcal pro 100 g Harn. Der Brennwert der Purinkörper, Aminosäuren, der Hippursäure und des Kreatinins wären von den 5,12 kcal zu substrahieren, so daß der Rest gerade auf 5 kcal kommen würde. Bei 1600 ccm Harn pro Tag werden also täglich rund 20 g organische Stoffe mit einem Brennwert von 80 kcal ausgeschieden. Die Energiemenge, die pro kg und Tag auf diesem Wege den Körper verläßt, beträgt etwa 1 kcal, ein Betrag, der etwa $4^0/_0$ der Energie des Grundumsatzes entspricht.

Zur näheren Kennzeichnung der Natur dieser Stoffe stehen uns zwei Werte zur Verfügung, die sich — ebenso wie die Zahl für die Gesamtmenge der Restsubstanz — aus Differenzbestimmungen ergeben. Es sind die Zahlen für die Menge des Reststickstoffs und des Restschwefels.

Der Reststickstoff wird genau wie die Gesamtmenge dadurch bestimmt, daß von dem Wert für den Gesamtstickstoff nach Kjel-

[1]) Ztschr. f. Biol., Bd. 42, 1901, S. 302ff.

DAHL die Summe der sieben einzeln bestimmten Werte für die Stickstoffmengen aus Ammoniak, Harnstoff, Harnsäure, Purinbasen, Kreatinin, Hippursäure und Aminosäuren subtrahiert werden, und daß von dem verbleibenden Rest noch der Reststickstoff der Kolloidfraktion in Abzug gebracht wird. Als „Neutral"-Schwefel wird ja traditionellerweise die Differenz zwischen Gesamtschwefel und Schwefel der Gesamtschwefelsäure bezeichnet. Da wir den Schwefel, der als Rhodanwasserstoffsäure vorhanden ist, gesondert bestimmt haben, ist von dem „neutralen" Schwefel auch dieser Wert noch zu subtrahieren, um den „Restschwefel" zu erhalten.

Die Tabellen 28 und 29 geben die Stundenwerte der organischen — nicht kolloiddispersen — Restsubstanz sowie des zugehörigen Reststickstoffs und Restschwefels.

Tabelle 28.

Mensch.

x_1 = Organische Substanz im Harn minus der sechs bekannten N-Verbindungen, minus dem Kolloidgemisch A in mg pro Stunde.
x_2 = Reststickstoff in nichtkolloidaler Lösung, mg pro Stunde.
x_3 = Restschwefel in nichtkolloidaler Lösung, mg pro Stunde.

Bezeichnung des Harns	x_1	x_2	x_3
D	324	14,3	2,45
X	584	46,3	3,23
K	581	23,4	4,08
N	527	12,6	1,93
M	695	38,0	4,51
S	503	24,3	4,16
J	1206	61,7	etwa 8,30
G	820	26,1	8,58
L	567	20,4	6,51
O	855	24,7	etwa 7,56
Q	768	—	12,34
AD	1002	55,6	5,84
AM	1032	39,2	6,05
AH	1000	71,0	7,93
AE	841	63,7	etwa 3,70
AB	1488	123,4	5,28
AF	1788	101,5	11,96
AG	2951	203,9	9,92
AN	862	59,6	4,14
CA	1020	124,2	4,62
AP	1074	30,6	2,89
AQ	1334	75,3	4,46
AV	613	46,0	—
AR	865	41,8	4,62
AS	566	30,0	etwa 4,64

Tabelle 29.

Säugetiere.

x_1 = Organische Substanz im Harn minus der sechs bekannten N-Verbindungen, minus dem Kolloidgemisch A, in mg pro kg/Stunde.

x_2 = Reststickstoff in nichtkolloidaler Dispersion, mg pro kg/Stunde.

x_3 = Restschwefel in nichtkolloidaler Dispersion, mg pro kg/Stunde.

Bezeichnung des Harns	x_1	x_2	x_3
BA	107,3	6,96	1,039
BF	46,7	2,97	0,161
DL	40,0	0,81	0,109
DO	13,3	1,49	0,083
DU	26,0	1,58	0,067
DP	25,6	0,89	0,031
DW	23,7	0,67	0,014
DT	27,5	0,18	0,031
DQ	33,6	2,21	0,026
DR	18,6	0,98	0,001
DS	20,7	1,69	0,050
DE	3,86	0,15	0,010
DF	6,03	—	0,029
DH	14,70	1,40	0,011
DG	4,18	—	0,035
DJ	25,55	0,28	0,048

Die Abtrennung einzelner chemischer Individuen aus diesem Stoffgemisch ist zunächst nicht möglich. Erst wenn es gelingt, neue Bestimmungen einzelner Komponenten der Restsubstanzen durchzuführen, kann eine Aufteilung versucht werden.

Einen ersten schwachen Versuch in dieser Richtung stellt die Bestimmung der Gesamtkohlenhydrate nach GLASSMANN[1]) dar.

Wenn durch Hydrolyse alle Polysaccharide gespalten sind und mit dem Gemisch der Spaltungsprodukte die Farbenreaktion mit Resorcin ausgeführt wird, zu deren quantitativer Auswertung der Vergleich mit einer Traubenzuckerlösung dient, so kann eine solche Methode nicht als eine strenge Bestimmung angesehen werden. Die einzelnen Kohlenhydrate geben Resorcinproben von etwas verschiedener Farbe, teils rein gelb, teils mehr rötlich, was schon die Genauigkeit der Bestimmung ungünstig beeinflußt. Aber abgesehen davon ist nicht erwiesen, daß im Harn nur Monosaccharide, die durch Hydrolyse entstanden oder bereits vorgebildet sind, diese Farbenreaktion geben. Trotz aller dieser Bedenken seien die Zahlen mit-

[1]) Ztschr. f. physiol. Chemie, Bd. 162, 1927, S. 151.

geteilt, die für die Fraktion der Gesamtkohlenhydrate gewonnen wurden (Tabelle 30). Es wird weiter unten gezeigt werden, daß sie in Beziehung zum Ausscheidungsmechanismus stehen.

Tabelle 30.

Gesamtkohlenhydrate in mg pro kg/Stunde.

Bezeichnung des Harns		Bezeichnung des Harns	
a) Katze		f) Mensch	
BB	1,40	D	2,06
BA	4,95	X	2,16
BK	2,88	K	3,06
BE	5,05	N	2,67
BD	5,35	M	2,70
BC	34,00	S	2,46
b) Kaninchen		J	2,18
BG	4,07	R	2,12
BH	7,19	G	2,45
BF	24,81	F	2,69
BJ	25,51	L	2,60
BP	22,95	O	2,97
BQ	13,16	Q	3,41
BL	19,78	AD	4,45
BO	22,50	AM	3,90
BM	27,00	AE	3,87
BN	45,90	AB	5,50
c) Hammel		AF	6,98
DN	4,0		
DL	2,9	AH	3,62
DK	2,11	AG	5,58
DM	3,29	AN	2,88
DO	4,12		
d) Rind		CA	4,10
DU	5,40	CB	2,65
DP	4,40	CC	2,77
DW	5,80	CD	3,88
DT	5,50	CE	2,10
DQ	9,90	CF	3,32
DR	4,10	CJ	2,95
DS	3,30	CH	3,10
e) Elefant			
DE	1,10	AP	4,58
DF	1,35	AQ	3,22
DH	2,24	AV	3,73
DG	1,24	AR	5,60
DJ	4,21	AS	3,65

Auffallend aus der Reihe der übrigen Bestimmungen fallen eine Reihe von Harnen heraus. Zunächst bei der Katze der Harn BC, dessen Gehalt an Gesamtkohlehydraten fast 7mal so groß ist, als der des nächst höchsten Wertes von der Katze. Es ist dies ein Harn, der bei reiner Milchkost gewonnen worden ist. Der Harn gab eine starke TROMMERsche Probe, so daß in diesem Falle Milchzucker zur Ausscheidung gelangt ist, wodurch der Wert der Gesamtkohlenhydrate für uns unbenutzbar wird.

Weiter geben von den 10 Kaninchenharnen 8 auffallend hohe Werte. Bei der Leichtigkeit, mit der beim Kaninchen Glykosurie eintritt, läge auch hier die Annahme nahe, daß die hohen Werte durch Traubenzuckerausscheidung bewirkt sind. Die TROMMERsche Probe war aber bei BM, BN sicher negativ, bei BP vielleicht schwach positiv, bei den übrigen trat nur eine geringe Verfärbung ein, die nicht als positive Zuckerprobe angesprochen werden konnte.

VI. Die Sekretion des Wassers.

Die Vorstellung, daß zu den Drüsen, die die Niere der Wirbeltiere bilden, eine Wasserdrüse gehört, ist grundlegend für die ganze Auffassung der Nierentätigkeit. Eine Reihe wichtiger Gründe konnten schon früher[1]) für ihre Richtigkeit beigebracht werden. Das vorliegende Beobachtungsmaterial gestattet, erheblich weiter in der Kennzeichnung der Eigenart dieser Wasserdrüse fortzuschreiten.

Unsere theoretischen Vorstellungen über den Ausstoßungsakt gehen dahin, daß der auszustoßende Stoff im Innern der Drüsenzelle in irgendeiner Weise gebunden werden muß, und daß diese Assoziation aus harnpflichtigem Stoff und zelleigener Komponente dann entweder als solche ausgestoßen wird, oder daß beim Ausstoßungsakt die Assoziation wieder gelöst wird, wobei es nach Analogie der Zwischenreaktionen bei Fermentvorgängen durchaus möglich, ja recht wahrscheinlich erscheint, daß die Zerfallsprodukte der Assoziation nicht ganz gleicher Art sind, wie das Ausgangsmaterial.

Sollte sich dieser ganze Akt derart abspielen, daß die zelleigene Komponente quantitativ in der Drüsenzelle verbleibt, so könnte eine Untersuchung des Sekretes nichts zur Aufklärung des Sekretionsmechanismus helfen. Die Hoffnung, mit der wir unsere Untersuchungen begannen, war aber gerade, daß ein solch vollständiges Festhalten der zelleigenen Komponente wohl nicht anzunehmen sei, daß vielmehr etwas von ihr in das Sekret übergehen dürfte. Ist das der Fall, dann müßte bei einer Wasserdrüse, bei der der harnpflichtige Stoff das Wasser selbst ist, ein festes Zahlenverhältnis zwischen der ausgestoßenen Wassermenge und der Menge dieses zelleigenen Stoffes bestehen.

Diese Voraussetzung hat sich in der Tat als richtig erwiesen: es läßt sich zeigen, daß im Harn Stoffe vorhanden sind, die in engster Beziehung zur Harnmenge stehen.

---

[1]) Dreidrüsentheorie, S. 31ff. u. 123ff.

Der Stoff, der in erster Linie als Zeuge eines besonderen Sekretionsmechanismus des Wassers im Harn nachweisbar ist, ist die Chondroitinschwefelsäure.

Es ist ein äußerst glücklicher Zufall, daß sich in der Kolloidfraktion des Harns nur ein Körper befindet, dessen Schwefel als Esterschwefelsäure vorhanden ist, eben die Chondroitinschwefelsäure. Von den vernachlässigten Harnbestandteilen ist dieser einer der wenigen, die in einfachster Weise quantitativ zu bestimmen sind. Die nephelometrische Methode der Sulfatbestimmung erlaubt, sehr kleine Mengen mit recht beträchtlicher Genauigkeit zu ermitteln, so daß alle Vorbedingungen für die Feststellung der Beziehungen zwischen Harnmenge und Chondroitinschwefelsäure gegeben sind.

Wir beginnen mit den Verhältnissen beim Menschen, und zwar mit den Versuchen, die unmittelbar auf die Erforschung des Sekretionsmechanismus des Wassers gerichtet waren, mit den Wasserdiuresen.

In allen den folgenden Zusammenstellungen bedeutet x_1 die Harnmenge in ccm. Diese Menge ist teils für das einzelne Versuchstier pro Stunde angegeben, teils, wenn es sich um mehrere Versuchstiere handelte, für 1 kg in 1 Stunde. Unter x_2 ist stets die Menge des Schwefels angegeben, der als Esterschwefelsäure in der Kolloidfraktion gefunden wurde. Die Menge ist in mg ausgedrückt, und zwar wieder entweder pro Tier und Stunde oder pro kg/Stunde.

Wir beginnen mit den 5 Menschenharnen, bei denen durch Wassertrinken die Harnmenge auf 221 ccm pro Stunde bis 925 ccm pro Stunde gesteigert worden ist.

Tabelle 31.
Mensch.

Harn	x_1 ccm	x_2 mg	
G	221	1,30	$M x_1 = 529;\ \sigma_1 = \pm\ 234{,}7$
L	383	2,2	$M x_2 = 2{,}98;\ \sigma_2 = \pm\ 1{,}3505$
O	538	2,96	$r_{12} = +\ 0{,}996 \pm 0{,}003$
E	577	3,06	$b_{12} = +\ 173{,}1 \pm 0{,}6$
Q	925	5,37	$b_{21} = +\ 0{,}00573 \pm 0{,}00002$

Es besteht eine ganz außerordentlich enge positive Korrelation zwischen Harnmenge und Esterschwefel der Kolloidfraktion, wie aus dem Korrelationskoeffizienten $r_{12} = +\ 0{,}996 \pm 0{,}003$ hervorgeht. Die Abweichung von der Einheit ist nicht größer, als die Fehler der Bestimmungsmethoden.

Wie der Regressionskoeffizient $b_{21} = +\ 0{,}00573$ zeigt, nimmt die Menge des Schwefels um 0,00573 mg zu, wenn die Harnmenge um 1 ccm pro Stunde wächst. Aus $b_{12} = +\ 173{,}1 \pm 0{,}6$ würde sich eine

Menge von 0,00577 mg pro 1 ccm Wasser ergeben, im Mittel also 0,00576 ± 0,00006. Diese Beziehung gilt aber nicht für die ganze Harnmenge, sondern nur für das Sekret der Wasserdrüse. Das geht aus der folgenden Rechnung hervor: Im Mittel wurden auf 529 ccm Harn 2,98 mg Esterschwefel in der Kolloidfraktion gefunden. Wenn auf 1 ccm Harn 0,00576 mg Schwefel entfallen, so enthalten 517 ccm die ganze Menge der Chondroitinschwefelsäure und es bleiben 12 ± 5 ccm Harn übrig, in denen keine Chondroitinschwefelsäure enthalten ist, d. h. die kein Sekret der Wasserdrüse sind. Der Zahlenwert für diesen Rest ist mit einem ziemlich großen Fehler behaftet, doch ist an seiner Existenz nicht zu zweifeln. Wir werden später Fälle kennen lernen, in denen der Rest relativ viel größer ist und daher genauer bestimmt werden kann.

Zur Erweiterung dieser Erfahrungen über die Wasserdiurese wurde ein Versuch an einer anderen Versuchsperson, Dr. K., gemacht, dessen Zahlen unter CG (s. S. 222) aufgeführt sind. Wir wollen hier zunächst nicht auf die Einzelheiten des Versuchs eingehen, sondern die Einzelportionen so vereinigen, daß jede Beobachtungsperiode mindestens eine ganze Stunde umfaßt. Wir erhalten dann das Material, das die folgende Tabelle 32 bringt:

Tabelle 32.

Mensch.

Harn CG	Dauer in Stunden	Harnmenge in ccm	mg S als Esterschwefelsäure in der Kolloidfraktion	
			in der Beob.-Periode	in 100 ccm
I—III	1,183	1112	6,281	0,565
IV—VIII	1,283	1660	7,560	0,455
IX—XV	2,967	1880	9,457	0,501
XVI	6,550	520	2,940	0,563

Indem wir aus diesen Zahlen die Stundenmengen des Harns und der Esterschwefelsäure im Kolloid berechnen, erhalten wir:

Tabelle 33.

Mensch.

Harn CG	x_1 ccm	x_2 mg	
I—III	935	5,28	$M x_1 = 735;\ \sigma_1 = \pm 443{,}5$
IV—VIII	1290	5,88	$M x_2 = 3{,}7;\ \sigma_2 = \pm 2{,}124$
IX—XV	634	3,19	$r_{12} = + 0{,}979 \pm 0{,}021$
XVI	80	0,45	$b_{12} = + 204 \pm 4{,}6$
			$b_{21} = + 0{,}0048 \pm 0{,}00011$

Auch hier besteht die ganz enge Beziehung zwischen Harnmenge und Chondroitinschwefelsäure, zahlenmäßig ausgedrückt durch das Abhängigkeitsmaß $r_{12} = +0{,}979 \pm 0{,}021$. Aus den beiden Regressionskoeffizienten ergibt sich, daß auf 1 ccm Harn im Mittel $0{,}0049 \pm 0{,}0001$ mg Esterschwefel der Kolloidfraktion entfallen. Für beide Versuchspersonen zeigt sich übereinstimmend die ganz enge, fast eindeutige Beziehung zwischen Harnmenge und Menge der ausgeschiedenen Chondroitinschwefelsäure. Die Proportionalität beider Werte ist für Stundenmengen von 80—1290 ccm erwiesen. Die absolute Menge der Chondroitinschwefelsäure, die in 100 ccm Sekret

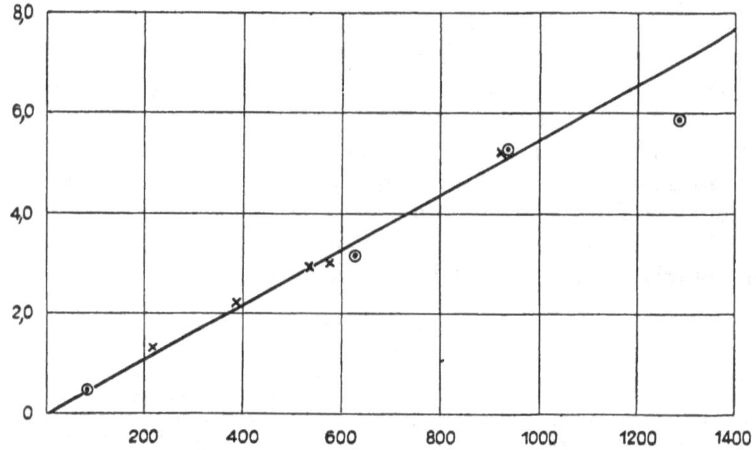

Fig. 4.

Abszisse: Harnmenge in ccm pro Stunde. Ordinate: Schwefel als Esterschwefelsäure in der Kolloidfraktion des Harns in mg pro Stunde. × = Beobachtungen an Versuchsperson A. P. ⊙ = Beobachtungen an Versuchsperson K. (Mensch).

der Wasserdrüse enthalten ist, berechnet sich aus dem Esterschwefel der Kolloidfraktion durch Multiplikation mit 18. Wir erhalten also bei Wasserdiuresen die folgenden Werte: Auf 100 ccm Sekret der Wasserdrüse entfallen:

bei Vers.-Pers. P $0{,}576 \pm 0{,}006$ mg S = $10{,}4 \pm 0{,}1$ mg Chondroitinschwefelsäure.
bei Vers.-Pers. K $0{,}490 \pm 0{,}010$ mg S = $8{,}8 \pm 0{,}2$ mg ,,
oder beim Menschen im Mittel $9{,}6 \pm 0{,}5$, also 9—10 mg.

Fig. 4 erläutert graphisch die Beziehung zwischen Chondroitinschwefelsäure und Harnmenge. Als Abszissen sind die Harnmengen in ccm pro Stunde aufgetragen, als Ordinaten die mg S als Esterschwefelsäure in der Kolloidfraktion pro Stunde. Die Kreuze bedeuten die Beobachtungen an Versuchsperson P., die umrandeten Punkte jene der Versuchsperson K. Aus der Geraden, die die beobachteten Punkte tadellos verbindet, fällt nur der eine Punkt der Versuchsperson K. stärker heraus. Würden wir ihn unberücksichtigt lassen, so würde für beide Versuchspersonen für Stundenmengen von 80—935 ccm sich die gleiche Menge Chondroitinschwefelsäure pro 100 ccm Sekret der Wasserdrüse ergeben und in beiden Fällen die gleiche Harnmenge (12 ± 5 ccm pro Stunde) ohne Beziehung zur Chondroitinschwefelsäure bleiben, d. h. das Sekret der Drüsen, die außer der Wasserdrüse am Aufbau der Niere teilnehmen, würde pro Tagesstunde im Mittel 12 ± 5 ccm liefern.

Um zu prüfen, inwieweit sich diese Beziehung der Chondroitinschwefelsäure zur Sekretion des Wassers als ein gemeinsamer, wichtiger Zug der Nierentätigkeit bei den Säugetieren erweist, betrachten wir die Verhältnisse beim Kaninchen. Die folgenden Zahlen gelten pro Tier und Stunde.

Tabelle 34.

Kaninchen.

Harn	x_1 ccm	x_2 mg	
BJ	7,7	0,037	$Mx_1 = 48{,}6$; $\sigma_1 = \pm\ 40{,}45$
BP	10,7	0,062	$Mx_2 = 0{,}418$; $\sigma_2 = \pm\ 0{,}36$
BL	36,0	0,461	$r_{12} = +\ 0{,}964 \pm 0{,}035$
BM	75,2	0,510	$b_{12} = +\ 108 \pm 3{,}9$
BN	113,5	1,022	$b_{21} = 0{,}0086 \pm 0{,}00031$

Fassen wir alle Versuche an Kaninchen zusammen, so haben wir die folgenden Werte (Tab. 35), die in diesem Falle pro kg und Stunde gerechnet werden müssen.

Tabelle 35.

Kaninchen.

Harn	x_1 ccm	x_2 mg	
BG	0,59	0,0010	
BH	3,27	0,0108	
BF	3,47	0,0124	$Mx_1 = 14{,}71$; $\sigma_1 = \pm\ 16{,}6$
BJ	3,67	0,0177	$Mx_2 = 0{,}1237$; $\sigma_2 = \pm\ 0{,}1485$
BP	5,10	0,0297	
BQ	5,80	0,0572	$r_{12} = +\ 0{,}978 \pm 0{,}016$
BL	17,20	0,2200	
BO	18,00	0,1570	$b_{12} = +\ 110 \pm 1{,}7$
BM	36,00	0,2450	$b_{21} = +\ 0{,}00893 \pm 0{,}00014$
BN	54,00	0,4860	

Diese Zahlenreihe hat den Vorteil, daß in ihr die Sekretionsgeschwindigkeiten fast um das 100fache variieren, dafür ist das Material nicht so homogen wie in der kleineren ersten Reihe, da auch Harnstoffdiuresen und ein Harn aus einer Hunger- und Durstperiode einbezogen sind. Die graphische Darstellung der Zahlen gibt Fig. 5. In beiden Fällen besteht eine sehr enge Korrelation zwischen Harnmenge und Chondroitinschwefelsäure, gemessen durch $r_{12} = + 0{,}964$ bzw. $r_{12} = + 0{,}978$. Für die erste Reihe ergibt sich auf 1 ccm Harn im Mittel 0,00892 mg Esterschwefel im Kolloid, für die zweite Reihe 0,00901 mg. Die beiden Werte sind nicht signifikant voneinander verschieden, so daß wir aus dem ganzen Beobachtungsmaterial das Resultat erhalten: Wenn die Harnmenge beim Kaninchen um 100 ccm wächst, nimmt die Ausscheidung an Esterschwefel in der Kolloidfraktion um 0,9 ± 0,03 mg zu, was einer Menge von 16,2 ± 0,5 mg Chondroitinschwefelsäure entspricht.

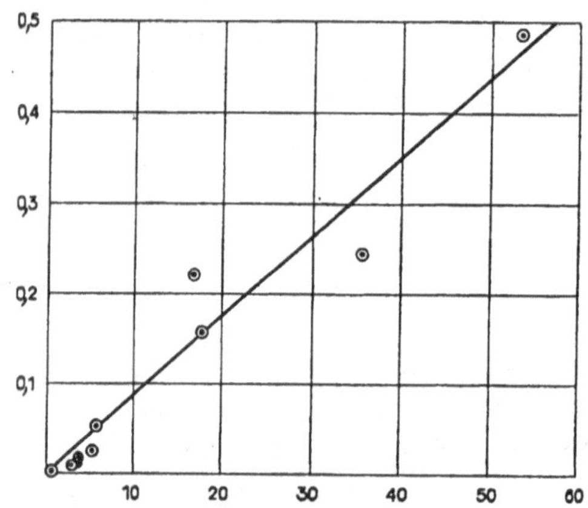

Fig. 5.
Abszisse: Harnmenge pro kg/Stunde in ccm.
Ordinate: Schwefel als Esterschwefelsäure in der Kolloidfraktion pro kg/Stunde (Kaninchen).

Auch hier zeigt sich, daß eine Harnmenge von 1,9 ± 1,7 ccm pro Tier oder 1,01 ± 0,51 ccm pro kg Tier frei von Chondroitinschwefelsäure ist, d. h. kein Sekret der Wasserdrüse darstellt.

Als drittes Beispiel für die Beziehung der Chondroitinschwefelsäure zur Wasserausscheidung nehmen wir das **Rind**. Die folgenden Werte (Tab. 36) gelten pro Tier und Stunde, in Fig. 6 sind sie dargestellt.

Tabelle 36.
Rind.

Harn	x_1 ccm	x_2 mg	
DR	239	0,36	$M x_1 = 1356$; $\sigma_1 = \pm 1475$
DU	250	0,78	$M x_2 = 8{,}53$; $\sigma_2 = \pm 8{,}89$
DS	550	3,85	
DW	930	8,09	$r_{12} = + 0{,}98 \pm 0{,}018$
DT	1720	11,87	$b_{12} = + 163 \pm 3$
DQ	4450	26,26	$b_{21} = + 0{,}0059 \pm 0{,}0001$

Der Korrelationskoeffizient ist wieder $r_{12} = + 0{,}98 \pm 0{,}018$. Aus den beiden Regressionskoeffizienten ergibt sich als Mittelwert für 1 ccm Zunahme der Harnausscheidung $+ 0{,}0062 \pm 0{,}0001$ mg Esterschwefel in der Kolloidfraktion. Es entfallen also beim Rind auf 100 ccm des Sekretes der Wasserdrüse $0{,}62 \pm 0{,}01$ mg Schwefel, entsprechend $11{,}20 \pm 0{,}2$ mg Chondroitinschwefelsäure, d. h. fast genau der Wert, den wir für den Menschen fanden.

An den drei weiteren Säugetieren, die untersucht wurden, wurden keine starken Variationen der Harnmenge beobachtet, immerhin ist auch an ihnen die Proportionalität von Harnmenge und Chondroitinschwefelsäure gut zu demonstrieren.

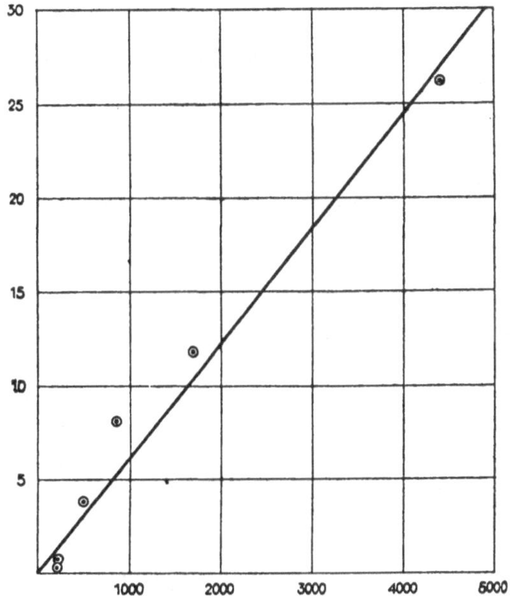

Fig. 6.
Abszisse: Harnmenge pro Tier und Stunde in ccm.
Ordinate: Schwefel als Esterschwefelsäure in der Kolloidfraktion, mg pro Tier und Stunde (Rind).

Die folgenden Zahlen für die **Katze** gelten für kg/Stunde. Es können nur 3 Harne verwertet werden, da die weiteren 3 (BK, BE, BD) Salzdiuresen sind, die besonderer Betrachtung bedürfen.

Tabelle 37.
Katze.

Harn	x_1 ccm	x_2 mg	
BB	0,54	0,0009	$M x_1 = 2{,}59$; $\sigma_1 = \pm 1{,}975$
BA	1,98	0,0137	$M x_2 = 0{,}0191$; $\sigma_2 = \pm 0{,}0174$
BC	5,27	0,0427	$r_{12} = + 0{,}998 \pm 0{,}001$
			$b_{12} = + 116 \pm 0{,}1$
			$b_{21} = + 0{,}0089 \pm 0{,}00001$

Es entfallen auf 100 ccm des Sekretes der Wasserdrüse $0{,}875 \pm 0{,}01$ mg Esterschwefel der Kolloidfraktion, entsprechend

15,8 ± 0,2 mg Chondroitinschwefelsäure. 0,45 ± 0,05 ccm Harn pro kg/Stunde sind frei von Chondroitinschwefelsäure.

Beim Hammel gelten die Zahlen der Tab. 38 pro Tier und Stunde und sind:

Tabelle 38.

Hammel.

Harn	x_1 ccm	x_2 mg	
DM	23,0	0,09	$Mx_1 = 50$; $\sigma_1 = \pm 31,85$
DN	23,5	0,16	$Mx_2 = 0,38$; $\sigma_2 = \pm 0,419$
DO	43,0	0,27	$r_{12} = + 0,958 \pm 0,04$
DL	51,2	0,17	$b_{12} = + 72,8 \pm 3$
DK	110,0	1,21	$b_{21} = + 0,0126 \pm 0,0005$

Danach entfallen auf 100 ccm des Sekretes der Wasserdrüse im Mittel 1,32 ± 0,06 mg Esterschwefel der Kolloidfraktion, entsprechend 23,8 ± 1,1 mg Chondroitinschwefelsäure. Es bleiben 21,2 ± 1,3 ccm Harn pro Stunde frei von Chondroitinschwefelsäure.

Beim Elefanten finden wir bei dem einen der beiden untersuchten Tiere Verhältnisse, die ganz denen der übrigen Säugetiere entsprechen. Die Zahlen gelten für Tier und Stunde und sind:

Tabelle 39.

Elefant.

Harn	x_1 ccm	x_2 mg	
DH	1840	11,22	$Mx_1 = 3210$; $\sigma_1 = \pm 1005$
DG	3550	39,05	$Mx_2 = 30,89$; $\sigma_2 = \pm 14$
DJ	4240	42,40	$r_{12} = + 0,99 \pm 0,012$
			$b_{12} = + 70,5 \pm 0,8$
			$b_{21} = + 0,014 \pm 0,0002$

Danach besteht eine enge Beziehung zwischen Harnmenge und Chondroitinschwefelsäure und es kommen auf 100 ccm Sekret der Wasserdrüse im Mittel 1,41 ± 0,02 mg Esterschwefel der Kolloidfraktion, entsprechend 25,6 ± 0,4 mg Chondroitinschwefelsäure. Als Rest, der keine Chondroitinschwefelsäure enthält, kein Sekret der Wasserdrüse ist, bleiben 1020 ccm pro Stunde übrig. Da von dem anderen Elefanten nur zwei Harne untersucht worden sind, kann keine Korrelationsrechnung ausgeführt werden. Es wurden ausgeschieden pro Tier und Stunde:

840 ccm Harn mit 20,2 mg Esterschwefelsäure der Kolloidfraktion
und 2110 „ „ „ 59,1 „ „ „ „

Einem Zuwachs der Harnmenge um 1270 ccm entspricht eine Zunahme des Esterschwefels von 38,9 mg, d. h. 3,05 mg auf 100 ccm gleich 55 mg Chondroitinschwefelsäure. Ein Genauigkeitsmaß kann für diese Zahl nicht gegeben werden. Eine Deutung dieses Befundes wird erst später versucht werden.

Wir müssen jetzt nochmals auf Beobachtungen am Menschen zurückgreifen. Bisher waren nur die Versuche verwertet, in denen absichtlich die Tätigkeit der Wasserdrüse besonders gesteigert war, jetzt wollen wir sehen, wieweit sich bei gewöhnlichen Tag- oder Nachtharnen eine Beziehung zwischen Chondroitinschwefelsäure und Harnmenge aufzeigen läßt. Die Werte gelten wieder für eine Stunde (Tab. 40).

Tabelle 40.

Mensch.

Harn	x_1 ccm	x_2 mg	
D	22,1	0,06	
X	26,5	0,03	$Mx_1 = 43,2 \quad \sigma_1 = \pm 15,95$
K	31,4	0,08	$Mx_2 = 0,23 \quad \sigma_2 = \pm 0,1525$
N	40,5	0,31	
M	60,0	0,38	$r_{12} = + 0,94 \pm 0,045$
S	61,4	0,36	$b_{12} = + 98 \pm 4,7$
AV	60,5	0,39	$b_{21} = + 0,0096 \pm 0,00046$

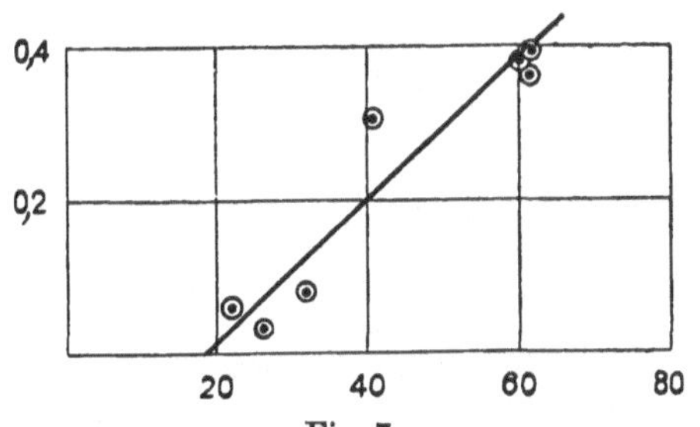

Fig. 7.
Abszisse: Harnmenge in ccm pro Stunde. Ordinate: Schwefel als Esterschwefelsäure in der Kolloidfraktion in mg pro Stunde. (Mensch: normale Tages- und Nachtharne.)

Fig. 7 stellt die Zahlen dar. Die enge Korrelation tritt auch hier hervor ($r_{12} = + 0,94$). Im Mittel aus den beiden Regressionskoeffizienten entfallen auf 100 ccm Zunahme der Harnmenge 0,99 $\pm$ 0,05 mg Esterschwefel im Kolloid, entsprechend 17,8 $\pm$ 0,9 mg Chondroitinschwefelsäure. Von den 43,2 ccm Harn stehen nur 23,2 in dieser Beziehung, 20 ccm sind frei von Chondroitinschwefelsäure.

Untersuchen wir endlich die Tagesharne bei Fleischkost, so erhalten wir ein noch anderes Bild.

Tab. 41 und Fig. 8 stellen das Material dar. Im Mittel aus den beiden Regressionskoeffizienten entfallen auf 100 ccm Zunahme der Harnmenge 1,36 ± 0,08 mg Esterschwefel, gleich 24,5 ± 1,4 mg Chondroitinschwefelsäure. Nur 33 ccm der Harnmenge stehen in dieser Beziehung zur Chondroitinschwefelsäure, 44,6 ccm sind frei von ihr, sind kein Sekret des Wasserdrüse.

Tabelle 41.

Mensch.

Harn	x_1 ccm	x_2 mg	
AD	56	0,08	$Mx_1 = 77{,}6;\ \sigma_1 = \pm\ 21{,}04$
AM	58	0,27	$Mx_2 = 0{,}45;\ \sigma_2 = \pm\ 0{,}284$
AE	72	0,42	$r_{12} = +\ 0{,}947 \pm 0{,}047$
AB	96	0,56	$b_{12} = +\ 70 \pm 3{,}5$
AF	106	0,92	$b_{21} = +\ 0{,}0128 \pm 0{,}00064$

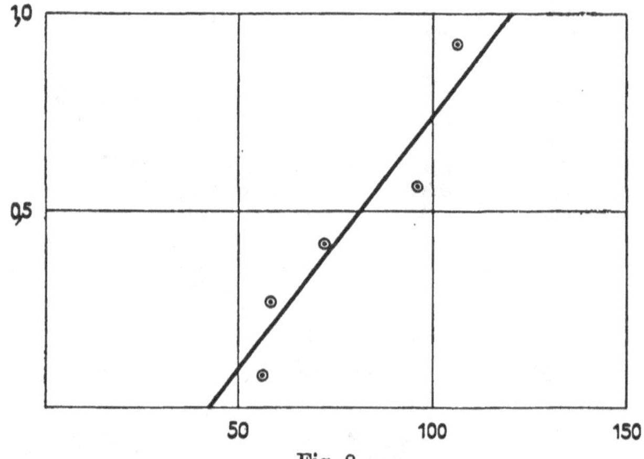

Fig. 8.

Abszisse: Harnmenge in ccm pro Stunde. Ordinate: Schwefel als Esterschwefelsäure in der Kolloidfraktion in mg pro Stunde. (Mensch: Tagesharne bei Fleischkost.)

Eine noch größere Menge Chondroitinschwefelsäure auf 100 ccm Wasser ergibt sich bei Betrachtung der drei Nachtharne bei Fleischkost (Tab. 42).

Tabelle 42.

Mensch.

Harn	x_1 ccm	x_2 mg	
AN	44,5	0,05	$Mx_1 = 76{,}8;\ \sigma_1 = \pm\ 29{,}6$
AH	70,0	1,04	$Mx_2 = 0{,}89;\ \sigma_2 = \pm\ 0{,}637$
AG	116,0	1,59	$r_{12} = +\ 0{,}94 \pm 0{,}07$
			$b_{12} = +\ 43{,}7 \pm 3{,}3$
			$b_{21} = +\ 0{,}0201 \pm 0{,}0015$

Es entfallen demnach im Mittel auf 100 ccm mehr abgesonderten Harn 2,15 ± 0,1 mg Esterschwefel der Kolloidfraktion gleich 38,6 ± 1,8 mg Chondroitinschwefelsäure. Nur 41,5 ccm stehen in dieser Beziehung zur Chondroitinschwefelsäure, 35,3 ccm sind frei von ihr.

Fassen wir die Ergebnisse der bisher verarbeiteten Beobachtungen zusammen, so ersehen wir, daß bei allen untersuchten Säugetieren der größere Teil des Harns aus einem Sekret besteht, das dadurch ausgezeichnet ist, daß es Chondroitinschwefelsäure enthält. Die Menge dieser Verbindung, die auf 100 ccm des Sekretes der Wasserdrüse entfällt, ist je nach den Bedingungen verschieden groß, wir finden Werte zwischen 8,8 und 55 mg. Dabei ist aber zu beachten, daß je in Gruppen von Harnen, die sachlich zusammengehören, der Gehalt des Sekretes an Chondroitinschwefelsäure konstant ist. So ergeben die Wasserdiuresen beim Menschen Werte von 8,8 ± 0,2 und 10,4 ± 0,1 mg. So niedrige Zahlen werden außerdem nur bei der Kaliumdiurese beim Rinde gefunden, nämlich 11,2 ± 0,2. Die Wasserdiurese beim Kaninchen liefert 16,2 ± 0,5 mg, wobei aber zu bedenken ist, daß es sich nicht um reine Wasserdiurese handelt, sondern auch Stickstoff- und Salzausscheidung gesteigert sind, und daß auch Harnstoffdiuresen mit in die Betrachtung einbezogen worden sind.

Für die Tag- und Nachtharne bei gewöhnlicher Kost ergibt sich eine Reihe von Werten, die für die Katze mit 15,8 ± 0,2 am niedrigsten sind, beim Menschen 17,8 ± 0,9 betragen, beim Hammel mit 23,8 ± 1,1 und dem einen Elefanten mit 25,6 ± 0,4 fast gleich sind, bei dem anderen aber die ungewöhnlich hohe Zahl von 55 mg erreichen. Endlich zeigen die Harne bei Fleischkost am Tage mit 24,5 ± 1,4 und in der Nacht mit 38,6 ± 1,8 sehr hohe Werte.

Es ist bemerkenswert, daß unter Bedingungen, unter denen voraussichtlich eine Rückresorption von Flüssigkeit aus den Harnkanälchen nicht stattfindet, oder wenigstens ihr Minimum erreicht, die geringsten Mengen Chondroitinschwefelsäure pro 100 ccm Sekret gefunden werden. Auf 100 ccm des Sekretes der Wasserdrüse entfallen mg Chondroitinschwefelsäure:

Mensch:	Wasserdiuresen, Versuchsperson P	10,4 ± 0,1
	Wasserdiuresen, Versuchsperson K	8,8 ± 0,2
	Tag- und Nachtharne	17,8 ± 0,9
	Tagharne bei Fleischkost	24,5 ± 1,4
	Nachtharne bei Fleischkost	38,6 ± 1,8
Kaninchen:	Wasserdiurese	16,2 ± 0,5
Rind:	Kaliumdiurese	11,2 ± 0,2
Katze:	Tag- und Nachtharne	15,8 ± 0,2
Hammel:	Tag- und Nachtharne	23,8 ± 1,1
Elefant:	Tag- und Nachtharne	25,6 ± 0,4

Stellen wir uns einmal vor, die Abscheidung des Wassers im Glomerulus erfordere für jeden ccm eine ganz bestimmte Menge Chondroitinschwefelsäure. Dieses wäßrige Sekret würde dann (in den dünnen Schleifenschenkeln) eingedickt durch Rückresorption von Wasser, so liegt die Annahme sehr nahe, daß die Chondroitinschwefelsäure, die am Ausstoßungsmechanismus des Wassers beteiligt war, nicht wieder rückresorbiert wird, ebensowenig wie die organischen Bestandteile der Verdauungssekrete im Darm rückresorbiert werden, wenn der Darminhalt durch Wasserresorption eingedickt wird.

Träfe diese Annahme zu, so würden die niedrigsten Werte der Chondroitinschwefelsäure die sein, die zum Ausstoßungsakt erforderlich sind.

Es sind dies zugleich die Werte, die aus den Versuchen über Wasserdiurese abgeleitet sind, die also den Vorgang der Wassersekretion am deutlichsten hervortreten lassen müssen. Über das Ausmaß der Rückresorption des Wassers, erschlossen aus der Zunahme der Chondroitinschwefelsäure pro 100 ccm Harn, wird weiter unten noch einiges zu sagen sein (s. S. 171, 173f.).

Um die Vergleichung über die Klasse der Säugetiere hinaus auszudehnen, wurden einige Beobachtungen am Frosch gemacht, und zwar bei Temperaturen von 9,9—33,5°. Wie KRAUSE[1]) gezeigt hat, steigt die Harnmenge beim Frosch mit steigender Temperatur sehr stark an, entsprechend einem $Q_{10} = 2{,}61 \pm 0{,}01$. Dabei handelt es sich bei allen Temperaturen um maximale Wasserdiurese. Wir finden für die Mengen des Esterschwefels in der Kolloidfraktion (x_2) pro kg/Stunde folgende Werte:

Tabelle 43.
Frosch.

Harn	Temperatur	x_1 ccm	x_2 mg
EB	9,9	4,3	0,00516
EA	19,0	9,26	0,0185
DA	32,0	26,0	0,0322
DC	32,0	29,6	0,0450
DB	33,5	42,2	0,105

Die Zahlen dürfen nicht in der Weise verarbeitet werden, wie es bei den Säugetieren geschah, denn es handelt sich um etwas ganz anderes. Wenn wir bei einem Säugetier verschieden große Harnmengen pro Stunde beobachteten, so lag das daran, daß die Wasser-

[1]) Ztschr. f. Biol., Bd. 87, 1928, S. 167—174.

diurese schwächer oder stärker war infolge extrarenaler Bedingungen. Die reinsten Fälle dieser Art erhielten wir ja durch reichliches Wassertrinken, d. h. also durch Veränderung einer nicht nur extrarenalen, sondern einer exogenen Bedingung. In den Versuchen am Frosch ist das Wasserangebot stets maximal, die beobachteten Diuresen sind alle maximale Wasserdiuresen. Was bei ihnen verschieden ist, das ist ein endogenes Moment: der Zustand der Niere. Bei verschiedenen Temperaturen befinden sich die Sekretionsmechanismen der Niere des Frosches in ganz verschiedenen funktionellen Zuständen. Während sie bei 9,9° nur 4,3 ccm Harn pro kg und Stunde liefern können, sondern sie bei 33,5° fast 10mal so viel (42,2 ccm) ab. Die Menge der Chondroitinschwefelsäure nimmt noch erheblich rascher zu, sie steigt auf das mehr als 20fache. Je höher die Temperatur, desto größer die Menge Chondroitinschwefelsäure, die auf 100 ccm Harn entfällt. Bei der höchsten Temperatur entfallen auf 100 ccm Froschharn 0,248 mg Esterschwefel der Kolloidfraktion, gleich 4,5 mg Chondroitinschwefelsäure.

Wollen wir also die Vorgänge in der Froschniere mit jenen in der Niere der Säugetiere vergleichen, so müssen wir durch Extrapolation ermitteln, wieviel Chondroitinschwefelsäure der Frosch bei der Körpertemperatur der Säugetiere, also rund bei 37°, auf je 100 ccm Harn ausscheiden würde. Diese Extrapolation wurde in der Weise durchgeführt, daß eine Korrelationsrechnung zwischen der Harnmenge pro kg/Stunde (x_1) und dem Logarithmus der Menge[1]) des Esterschwefels der Kolloidfraktion (x_2) gemacht wurde. Der Korrelationskoeffizient beträgt $r_{12} = + 0{,}93 \pm 0{,}06$, der Regressionskoeffizient $b_{21} = + 0{,}0285 \pm 0{,}0019$. Das bedeutet: wenn die Harnmenge um 1,0 ccm pro Stunde wächst, nimmt der Logarithmus des Esterschwefels der Kolloidfraktion um 0,0285 zu. Der Mittelwert der Harnmenge ist $Mx_1 = 22{,}27 \pm 14{,}2$; der des log 1000 × (Esterschwefel im Kolloid) $Mx_2 = 1{,}43242 \pm 0{,}435$. Bei 37° würde die Harnmenge pro kg/Stunde 51,3 ccm betragen, wie sich aus dem Temperaturkoeffizienten der Harnmenge $Q_{10} = 2{,}61$ ergibt, den Krause angibt, und den ich bestätigen kann. In diesen 51,3 ccm Harn würden dann 0,183 mg Schwefel aus Chondroitinschwefelsäure enthalten sein oder 0,358 mg in 100 ccm. Bei der Körpertemperatur der Säugetiere würde also der Frosch in 100 ccm Harn 6,45 mg Chondroitinschwefelsäure ausscheiden. Bleibt diese Menge auch hinter den niedrigsten Zahlen zurück, die wir bei Säugetieren gefunden haben (8,8 mg), so ist doch auch für den Frosch eine enge Beziehung

[1]) Praktisch gewählt wird der Log. der 1000fachen Menge.

zwischen der Größe der Wasserausscheidung und der Ausscheidung der Chondroitinschwefelsäure erwiesen. Vor allem zeigen die Beobachtungen am Frosch in sehr eindrucksvoller Weise, daß es auch bei ihm einen Stoff gibt, der bei gesteigerter Wasserabgabe nicht nur in absolut, sondern auch in prozentual größerer Menge ausgeschieden wird, eine Tatsache, deren Deutung vom Standpunkte der Filtrations-Rückresorptionshypothese aus die größten Schwierigkeiten bereiten muß.

Die bisherigen Untersuchungen haben die wichtige Tatsache ergeben, daß unter den Kolloiden des Harns eine chemisch gut definierte Verbindung vorhanden ist, deren stündlich ausgeschiedene Menge direkt proportional der Größe der Wasserausscheidung ist.

Es fragt sich, ob nicht auch unter den nicht kolloiddispersen organischen Verbindungen des Harns ein Anteil vorhanden ist, der proportional der Größe der Wasserausscheidung wächst. Da wir nicht so glücklich sind, einen einzelnen Stoff durch unsere Bestimmungen der organischen Restsubstanzen des Harns zu kennzeichnen, so müssen wir uns zunächst begnügen zu untersuchen, ob sich in den Fällen, in denen die Wasserausscheidung stark erhöht ist, eine Beziehung zwischen der stündlichen Harnmenge und der Menge der organischen Restsubstanz nachweisen läßt. Eine einfache Korrelationsrechnung zwischen diesen beiden Größen verspricht aber kein getreues Bild der gesuchten Beziehung, da zwar die Ausstoßung des Harnstoffs unabhängig von der Sekretion des Wassers erfolgt (s. S. 35), dagegen eine Steigerung der Tätigkeit der Wasserdrüse häufig von einer gesteigerten Salzausscheidung begleitet ist. Wir werden also als dritte Größe die Chlorausscheidung als — freilich nicht ganz eindeutiges — Maß der Tätigkeit der Salzdrüse hinzunehmen.

Das Material der Untersuchung ist in Tabelle 44 zusammengestellt, es bezieht sich auf den Harn CG.

Die Rechnung ergibt eine starke Korrelation zwischen Harnmenge und organischer Substanz, aber auch zwischen Harnmenge und ausgeschiedener Chlormenge.

Unsere Frage, ob bei konstanter Chlorausscheidung eine Korrelation zwischen der Menge des Harns und der Menge der organischen Substanz besteht, beantwortet der partielle Korrelationskoeffizient $r_{12,3} = + 0{,}743 \pm 0{,}136$ und der dazugehörige Regressionskoeffizient $b_{12,3} = + 0{,}396 \pm 0{,}073$. In Worten lautet das Resultat: wenn — bei konstanter Chlorausscheidung — die Harnmenge um 100 ccm zunimmt, nimmt die Menge der organischen Substanz um $39{,}6 \pm 7{,}3$ mg zu, richtiger geschrieben: um 40 ± 7 mg.

Tabelle 44.

Mensch.

x_1 = Harnmenge in ccm pro Stunde.
x_2 = Gesamtmenge der organischen Substanz des Harns, vermindert um die Menge des ausgeschiedenen Harnstoffs in mg pro Stunde.
x_3 = ausgeschiedene Chlormenge in mg pro Stunde.

CG Nr.	x_1	x_2	x_3	
III	1294	1640	624	
IV	1182	1135	539	$Mx_1 = 1153;\ \sigma_1 = \pm 216$
V	1500	1650	729	$Mx_2 = 1180;\ \sigma_2 = \pm 288$
VI	1237	1292	645	$Mx_3 = 617;\ \sigma_3 = \pm 106{,}5$
VIII	1313	1345	758	
IX	1112	1070	640	
X	1375	1345	790	$r_{12} = +0{,}868 \pm 0{,}076$
XI	1071	780	620	$r_{13} = +0{,}855 \pm 0{,}082$
XII	964	960	495	$r_{23} = +0{,}69 \pm 0{,}156$
XIII	917	935	475	$r_{12,3} = +0{,}743 \pm 0{,}136$
XIV	716	820	476	$b_{12,3} = +0{,}396 \pm 0{,}073$

Tabelle 45.

Kaninchen a).

Harn	x_1	x_2	x_3	
BG	0,59	14,3	0,171	$Mx_1 = 19{,}29;\ \sigma_1 = \pm 24{,}6$
BH	3,27	18,9	1,084	$Mx_2 = 56{,}5;\ \sigma_2 = \pm 56{,}4$
BN	54,00	136,2	2,622	$Mx_3 = 1{,}292;\ \sigma_3 = \pm 1{,}01$

$r_{12} = +0{,}99 \pm 0{,}012$ $r_{12,3} = +0{,}916 \pm 0{,}095$
$r_{13} = +0{,}94 \pm 0{,}069$ $b_{12,3} = +0{,}405 \pm 0{,}04$
$r_{23} = +0{,}94 \pm 0{,}069$

Tabelle 46.

Kaninchen b).

Harn	x_1	x_2	x_3	
BF	3,47	54,3	0,709	$Mx_1 = 15{,}08;\ \sigma_1 = \pm 13{,}3$
BJ	3,67	62,3	1,105	$Mx_2 = 91{,}5;\ \sigma_2 = \pm 39{,}6$
BL	17,20	94,3	0,976	$Mx_3 = 1{,}128;\ \sigma_3 = \pm 0{,}372$
BM	36,00	155,1	1,723	

$r_{12} = +0{,}99 \pm 0{,}01$ $r_{12,3} = +0{,}955 \pm 0{,}05$
$r_{13} = +0{,}87 \pm 0{,}13$ $b_{12,3} = +0{,}34 \pm 0{,}032$
$r_{23} = +0{,}90 \pm 0{,}095$

Eine entsprechende Untersuchung ist für das Kaninchen durchzuführen.

Das Beobachtungsmaterial teilen wir in zwei Gruppen und behandeln die Harne BG, BH, BN einerseits, die Harne BF, BJ, BL, BM andererseits getrennt. Es bedeuten: x_1 die Harnmenge in ccm pro kg/Stunde; x_2 die organische Substanz des Harns vermindert um Harnstoff plus Kreatinin sowie um das Kolloidgemisch A in mg pro kg/Stunde, x_3 bedeutet die Summe von Natrium + Kalium + Ammonium in mg Äquivalenten pro kg/Stunde.

Aus beiden Gruppen ergibt sich, daß auch bei konstanter Tätigkeit der Salzdrüse eine Korrelation zwischen Harnmenge und Menge der organischen Restsubstanz besteht, die gemessen wird durch die partiellen Korrelationskoeffizienten $r_{12,3}$, die im Falle a) 0,916 ± 0,015, im Falle b) 0,955 ± 0,05 betragen.

Wie die Regressionskoeffizienten zeigen ($b_{12,3} = + 0{,}405 \pm 0{,}04$ und $+ 0{,}34 \pm 0{,}032$), entfallen auf 100 ccm Harn 40,5 ± 4 oder 34 ± 3,2 mg organische Substanz.

Eine nähere Diskussion dieser Resultate wird erst folgen, wenn wir den erfolgreichen Versuch gemacht haben, diese Stoffe, die zunächst nur ihrer Menge nach als Teile des Sekretionsmechanismus des Wassers gekennzeichnet sind, ihrer Art nach zu bestimmen.

Eine erste Beobachtung, die uns in dieser Richtung vorwärts hilft, ist die Zunahme des neutralen Schwefels bei Wasserdiuresen.

Die Menge des Restschwefels, der in nicht kolloidaler Dispersion ausgeschieden wird, ist bei Wasserdiuresen erheblich größer als bei den gewöhnlichen Tagesharnen, in denen die Gesamtstickstoffausstoßung die gleiche ist wie in den Stunden mit Wasserdiurese. Wir entnehmen die Zahlen für den Restschwefel aus Tab. 28, die Stundenmengen der Harne aus der allgemeinen Übersicht der Beobachtungen (s. S. 221) und erhalten folgendes Bild: In den 4 Tagesharnen M, S, AR, AS werden im Mittel 62,4 ccm Harn pro Stunde ausgeschieden, die Menge des Restschwefels beträgt 4,48 mg. In den 4 Wasserdiuresen G, L, O, Q werden im Mittel pro Stunde 517 ccm Harn ausgeschieden, die Menge des Restschwefels beträgt 8,75 mg. Bilden wir die Differenz beider Werte, so nimmt die Ausscheidung an Restschwefel um 4,27 mg zu, wenn die Harnmenge durch Tätigkeit der Wasserdrüse um 454,6 ccm wächst. Auf 100 ccm des Sekretes der Wasserdrüse entfallen demnach 0,94 mg Restschwefel.

Welcher Art die Verbindung ist, die diesen Schwefel enthält, vermögen wir nach unserem Beobachtungsmaterial nicht anzugeben.

Einen zweiten wichtigeren Hinweis auf die Art der Stoffe, die sich an der Sekretion des Wassers beteiligen, gewinnen wir aus der Beobachtung, daß bei starken Wasserdiuresen die Ausscheidung der Hippursäure bedeutend gesteigert ist.

Beginnen wir mit den Beobachtungen am Menschen, so erhalten wir die folgenden Mittelwerte:

5 Nachtharne: 35,4 ccm Harn pro Stde. enthalten 18,52 mg Hippursäure pro Stde.
5 Tagharne: 80,0 ccm Harn pro Stde. enthalten 35,60 mg Hippursäure pro Stde.

Die Differenz ergibt auf eine Zunahme von 44,6 ccm Harn eine Zunahme von 17,08 mg Hippursäure, d. h. auf 100 ccm Harn 38,2 mg Hippursäure. Noch besser zeigt eine Korrelationsrechnung zwischen den Tagesharnen M, J, R und den Harnen mit Wasserdiurese G, O, Q diese Beziehung (vgl. Tab. 47).

Tabelle 47.

Mensch.

x_1 = Harnmenge in ccm pro Stunde.
x_2 = Hippursäurestickstoff in mg pro Stunde.

Harn	x_1	x_2	
M	60,0	0,50	$Mx_1 = 325$; $\sigma_1 = \pm 312$
J	104,0	5,68	$Mx_2 = 12{,}52$; $\sigma_2 = \pm 10{,}45$
R	104,0	1,89	
G	221,0	16,71	$r_{12} = +0{,}91 \pm 0{,}073$
O	538,0	22,60	$b_{21} = +0{,}0305 \pm 0{,}0024$
Q	925,0	27,75	

Die Beziehung zwischen Harnmenge und Menge der Hippursäure ist gemessen durch den Korrelationskoeffizienten $r_{12} = +0{,}91 \pm 0{,}073$. Aus dem Regressionskoeffizienten $b_{21} = +0{,}0305 \pm 0{,}0024$ ergibt sich, daß die Menge des ausgeschiedenen Hippursäurestickstoffs um $3{,}05 \pm 0{,}24$ mg zunimmt, wenn die Harnmenge um 100 ccm wächst. Das bedeutet auf 100 ccm Harn 39 ± 3 mg Hippursäure.

Beim Kaninchen vergleichen wir die Harne BQ und BL einerseits, BO und BM andererseits. Von jedem Paar ist ein Harn bei Wasserdiurese gewonnen, einer bei Harnstoffdiurese. Wir erhalten:

Mittel aus	ccm Harn pro kg/Stunde	mg Hippursäure pro kg/Stunde
BQ und BL	11,57	2,72
BO und BM	27,00	9,30

Aus der Differenz der beiden Wertepaare ergibt sich, daß die Hippursäureausscheidung um 42,7 mg wächst, wenn die Harnmenge um 100 ccm zunimmt.

Beim Rinde endlich betrachten wir die Harne DS, DP, DQ einerseits, die Harne DW, DT, DR andererseits auf ihre Beziehungen von Wasser und Hippursäure und erhalten (vgl. Tab. 48):

Tabelle 48.

Rind.

x_1 = Harnmenge in ccm pro kg/Stunde.
x_2 = Hippursäurestickstoff in mg pro kg/Stunde.

Harn	x_1	x_2	
		a)	
DS	1,53	0,1224	$Mx_1 = 8,62$; $\sigma_1 = \pm 6,03$
DP	1,92	0,2764	$Mx_2 = 0,36$; $\sigma_2 = \pm 0,236$
DQ	12,40	0,6820	$r_{12} = + 0,81 \pm 0,2$
			$b_{12} = + 0,0318 \pm 0,0079$
		b)	
DW	2,58	0,018	$Mx_1 = 2,68$; $\sigma_1 = \pm 1,68$
DT	4,78	0,117	$Mx_2 = 0,073$; $\sigma_2 = \pm 0,0412$
DR	0,67	0,089	$r_{12} = + 0,77 \pm 0,236$
			$b_{12} = + 0,0188 \pm 0,0058$

In beiden Gruppen von Harnen ergibt sich eine deutliche Beziehung zwischen Harnmenge und Menge der Hippursäure. Auf 100 ccm Harn entfallen in der Gruppe a) 3,18 ± 0,79 mg Hippursäurestickstoff, in Gruppe b) 1,88 ± 0,58 mg. Das bedeutet 40,6 ± 10,1 oder 24 ± 7,4 mg Hippursäure auf 100 ccm Harn. Die Streuung der Werte ist erheblich, im Mittel aller Harne finden sich auf 100 ccm Harn 32 ± 9 mg Hippursäure.

Wir haben jetzt fünf Einzelbestimmungen über die Menge Hippursäure, die auf 100 ccm Harn bei Wasserdiurese entfällt:

Es sind für den Menschen zwei, die 38,2 und 39,0 ± 3 mg ergeben, für das Kaninchen eine Bestimmung, die 42,7 mg ergibt, für das Rind zwei mit 40,6 ± 10 und 24,0 ± 7,4 mg.

Nehmen wir dazu die Bestimmungen über die Menge organischer Restsubstanz, die auf 100 ccm Harn entfallen, so finden wir beim Menschen 40 ± 7 mg, beim Kaninchen 34,0 ± 3,2 und 40,5 ± 4 mg. Alle diese 8 Bestimmungen geben so nahe die gleichen Zahlenwerte, daß wir sie zusammenfassen können. Es ergibt sich dann, daß beim Menschen, Kaninchen und Rind auf je 100 ccm Harn 37 ± 6 mg einer organischen Substanz ausgestoßen werden, die als Hippursäure erkannt ist.

Wir würden aus den mitgeteilten Zahlen den Schluß für berechtigt halten, daß die ganze Menge der organischen Restsubstanz, für die wir eine Beziehung zur Wasserausscheidung fanden, Hippursäure sei, wenn wir nicht für den Menschen noch außerdem eine Zunahme des wenig oxydierten Schwefels in einer nicht kolloid-dispersen Verbindung in Beziehung zur Wasserausfuhr gefunden hätten.

Da wir beim Menschen 39 ± 3 mg Hippursäure und 40 ± 7 mg organische Restsubstanz auf 100 ccm fanden, so wäre es wohl möglich, daß noch 8—10 mg einer Substanz vorhanden wären, in denen die 0,94 mg Restschwefel enthalten wären, die wir auf 100 ccm Harnmenge fanden, d. h. eine Substanz mit etwa 10% Schwefel. Da aber bei Kaninchen und Rind keine analogen Erfahrungen gemacht werden konnten, lassen wir diese Frage unentschieden und halten nur die Möglichkeit offen, daß unsere Angaben über die Art und Menge der organischen Substanzen, deren Menge proportional der Wasserausscheidung ist, einer Ergänzung bedürfen.

Wir stellen als Stoffe, die sicher in bestimmtem Zahlenverhältnis zur Größe der Wasserausscheidung stehen, nur die Chondroitinschwefelsäure und die Hippursäure fest.

Im Zusammenhang mit dieser Beobachtung über die Zunahme der Hippursäureausscheidung bei starker Wasserdiurese sei eine andere erwähnt, die in sachlichem Zusammenhange mit ihr stehen dürfte. Es ist dies die Abnahme der Aminosäurenausscheidung bei Wasserdiurese.

In den Harnen, die beim Menschen zum Studium der Wasserdiurese gewonnen wurden, finden sich Aminosäuren nur in einem in nachweisbarer Menge und zwar in dem Harn mit der geringsten Stundengeschwindigkeit (221 ccm pro Stunde). In sechs Harnen, bei denen die Stundenmenge von 291 ccm bis 925 ccm steigt, fehlen sie oder sind wenigstens nicht mehr bestimmbar. Bei der Beziehung des Glykokolls zur Hippursäurebildung liegt es sehr nahe, diesen Befund mit der vermehrten Hippursäureausscheidung in Zusammenhang zu bringen, doch ist die Beziehung zwischen beiden Vorgängen aus dem vorliegenden Material zahlenmäßig nicht erweisbar. Sie würde vielleicht gar nicht erwähnt worden sein, wenn sie sich nicht beim Rind in ganz auffälliger Weise zu erkennen gegeben hätte.

Wir teilen das Material wieder in die beiden Gruppen a und b (siehe oben S. 88), von denen a) die Harne DS, DP, DQ umfaßt, b) die Harne DW, DT, DR, und erhalten die Zahlen der folgenden Tab. 49. Danach besteht in Gruppe a eine außerordentlich enge, in Gruppe b eine deutliche, negative Korrelation zwischen der Menge der ausgeschiedenen Hippursäure und der Menge der Aminosäuren. Aus Gruppe a ergibt sich, daß die Ausscheidung an Aminosäurenstickstoff um 0,85 ± 0,01 mg abnimmt, wenn die Ausscheidung an Hippursäurestickstoff um 1 mg zunimmt, nach Gruppe b würde auf die Zunahme des Hippursäurestickstoffs um 1 mg eine Abnahme des Aminosäurenstickstoffs um 0,5 ± 0,3 mg entfallen.

Tabelle 49.

Rind.

x_1 = Hippursäurestickstoff in mg pro kg/Stunde.
x_2 = Aminosäurenstickstoff in mg pro kg/Stunde.

Harn	x_1	x_2	
		a)	
DS	0,1224	0,664	$Mx_1 = 0{,}360;\ \sigma_1 = \pm\ 0{,}236$
DP	0,2764	0,4435	$Mx_2 = 0{,}369;\ \sigma_2 = \pm\ 0{,}276$
DQ	0,6820	0,000	$r_{12} = -\ 0{,}99 \pm 0{,}012$
			$b_{12} = -\ 0{,}85 \pm 0{,}01$
		b)	
DW	0,018	0,253	$Mx_1 = 0{,}073;\ \sigma_1 = \pm\ 0{,}0412$
DT	0,117	0,159	$Mx_2 = 0{,}228;\ \sigma_2 = \pm\ 0{,}228$
DR	0,089	0,272	$r_{12} = -\ 0{,}61\ \pm 0{,}363$
			$b_{12} = -\ 0{,}512 \pm 0{,}31$

Die besseren Werte der Gruppe a zeigen, daß etwa 85% des Stickstoffs der Hippursäure aus Aminosäuren, d. h. aus Glykokoll stammen, das infolge der Hippursäurebildung nicht als solches zur Ausscheidung gelangt.

Noch eine sehr bemerkenswerte Beziehung ist zu erwähnen: In der Menge der Esterschwefelsäuren des Harns sind zwei Anteile von sehr verschiedener Bedeutung enthalten, die Chondroitinschwefelsäure, deren Abtrennung durch Dialyse möglich ist und das Gemisch von Indoxyl-Skatoxyl-Phenol- und Kresol-Schwefelsäuren, deren Menge in Beziehung zur Darmfäulnis steht. Subtrahiert man von der Gesamtmenge des Schwefels, der in Form von Esterschwefelsäuren ausgeschieden wird, den Schwefel der Chondroitinschwefelsäure, so zeigt der Rest eine höchst bemerkenswerte Beziehung zur Wasserausscheidung, insofern seine Menge *um so kleiner* wird, je *größer* die Wasserausscheidung pro Stunde ist.

Im folgenden bedeutet x_1 die Differenz zwischen Gesamtschwefel der Esterschwefelsäuren und Schwefel der Chondroitinschwefelsäure, ausgedrückt in mg Atom pro Stunde, x_2 die Harnmenge pro Stunde in ccm.

Wir finden bei den Nachtharnen:

Harn	x_1	x_2
D	0,0680	22,1
X	0,0759	26,5
K	0,0824	31,4
N	0,0690	40,5
Mittel	0,0692	30,1

bei den Tagharnen:

Harn	x_1	x_2
M	0,0716	60,0
S	0,0792	61,4
J	0,0946	104,0
AP	0,0942	80,0
AQ	0,0665	69,0
AR	0,0872	86,0
AS	0,0560	42,0
Mittel	0,0782	71,8

in den Harnen bei Wasserdiurese:

Harn	x_1	x_2
G	0,0624	221
L	0,0183	383
Q	0,0209	925
O[1])	÷ 0,0078	538
Mittel	0,0234	517

Die Differenz zwischen den Tagharnen und den Harnen mit Wasserdiurese läßt erkennen, daß die Menge des Schwefels der Esterschwefelsäuren, die in nicht kolloidaler Form ausgeschieden werden, um 0,0548 mg Atom pro Stunde abnimmt, wenn die Harnmenge um 445,2 ccm pro Stunde wächst. Auf eine Zunahme von 100 ccm Harn entfällt eine Abnahme von 0,0123 mg Atom oder 0,394 mg Schwefel. Das ist die Schwefelmenge, die in 7,1 mg Chondroitinschwefelsäure enthalten ist. In 100 ccm Harn sind 10,4 mg Chondroitinschwefelsäure enthalten. Die Schwefelsäure, die bei den nicht kolloidalen Esterschwefelsäuren verschwindet, deckt also etwa $^2/_3$ der Menge, die zur Bildung der Chondroitinschwefelsäure erforderlich ist.

Ich deute diese Tatsache dahin, daß zur Bildung der Chondroitinschwefelsäure, die für die Wassersekretion erforderlich ist, das Material zum Teil aus den gepaarten Schwefelsäuren entnommen wird, die zur Entgiftung von Produkten der Darmfäulnis gebildet worden waren. In welcher Form werden dann aber diese Fäulnisprodukte ausgeschieden? Es liegt nahe anzunehmen, daß Glukuronsäure an die Stelle der Schwefelsäure tritt, die ja schon normalerweise zur Entgiftung von Indol, Skatol, Phenolen und Kresolen dient. Da keine Bestimmung der Glukuronsäure gemacht wurde, kann die Richtigkeit dieser Vermutung nicht geprüft werden.

---

[1]) Rechnerisch ergibt die Subtraktion in diesem Falle einen kleinen negativen Wert, d. h. in diesem Falle ist die Chondroitinschwefelsäure die einzige Esterschwefelsäure im Harn.

Es ist höchst bemerkenswert, daß wir nicht nur den positiven Nachweis einer Proportionalität der Ausscheidung von Chondroitinschwefelsäure und Hippursäure zur Wasserausscheidung erbringen konnten, sondern gewissermaßen auch das Negativ des Vorganges der Bildung der beiden Stoffe, d. h. die Abnahme von Verbindungen, deren sachliche Bedeutung verständlich erscheint.

Es sind jetzt eine ganze Reihe von Stoffen in ihrer Beziehung zur stündlichen Harnmenge untersucht worden, und es muß die Frage gestellt werden, ob sie alle als Zeichen der Eigenart des Sekretionsmechanismus der Wasserdrüse angesehen werden dürfen, oder wenn das nicht der Fall ist, wie die Stoffe zu erkennen sind, die dem Sekretionsmechanismus angehören.

Die Betrachtung darf sich dabei nicht auf die Stoffe beschränken, die in diesem Abschnitt erwähnt worden sind, sondern muß auch jene berücksichtigen, die in dem Abschnitt über die Ausschwemmung untersucht wurden.

Formal ist ja die Fragestellung in beiden Abschnitten gleich und lautet: für welche Stoffe besteht in bezug auf die stündlich ausgeschiedene Menge eine Beziehung zur stündlich abgegebenen Wassermenge?

Warum betrachten wir einige Stoffe, für die eine solche Beziehung aufgedeckt werden konnte, als ausgeschwemmt mit dem Wasser, während wir von anderen annehmen, daß sie uns einen Einblick in den Mechanismus des Geschehens bei der Sekretion des Wassers eröffnen?

Als a u s g e s c h w e m m t können definitionsmäßig nur solche Stoffe bezeichnet werden, die im Blut vorhanden sind und zwar in höherer oder mindestens gleicher Konzentration wie im Harn, denn nur in diesem Falle k ö n n e n rein physikalische Bedingungen (das Konzentrationsgefälle vom Blut zum Harn) hinreichende Erklärung für den Übertritt in den Harn bieten.

Sobald wir einen Stoff im Harn in höherer Konzentration finden als im Blut, muß von seiten des Organismus eine A r b e i t geleistet worden sein, die man formal als „Konzentrationsarbeit" bezeichnen kann, wenn man sich darüber klar ist, daß diese Bezeichnung nichts über das Wesen des Arbeitsvorganges aussagt und auch keinen Anhaltspunkt für die Größe der geleisteten Arbeit gibt. Wir halten die Bezeichnung „Konzentrationsarbeit" für diesen Arbeitsaufwand, der aus dem Bestehen von Konzentrationsdifferenzen erschlossen wird, für sehr unzweckmäßig und vermeiden sie daher.

Die Arbeit, die der Organismus zur Herstellung des Konzentrationsunterschiedes leistet, kann entweder Sekretionsarbeit oder

Resorptionsarbeit sein. Der Nachweis, daß eine Resorptionstheorie der Harnbereitung unmöglich ist, wird später (s. S. 162) erbracht werden, wird sie aber abgelehnt, so bleibt nur Sekretionsarbeit als Bedingung für die höhere Konzentration von Stoffen im Harn gegenüber dem Blut übrig.

In den Erörterungen über die Ausschwemmung konnte gezeigt werden, daß, wenn bei Wasserdiurese die Mengen des Natriums, Kaliums und Chlors im Stundenharn zunehmen, auf 100 ccm Harn entfallen: 0,72 mg/Atome Natrium, 0,15 mg/Atome Kalium und 0,75 mg/Atome Chlor, d. h. daß die abgesonderte Flüssigkeit diese Elemente in viel geringerer Konzentration enthält, als sie im Blut vorkommen. Die Annahme, daß die angeführten Mengen von Chlornatrium, Chlorkalium, Natriumcarbonat und Kaliumcarbonat zum Sekretionsmechanismus des Wassers gehören, ist also nicht erforderlich. Will man nicht annehmen, daß die Bowmannsche Kapsel völlig undurchlässig für die genannten Salze bzw. Ionen ist, so muß sogar eine gewisse Menge als ausgeschwemmt betrachtet werden. Wenn wir andererseits die ganzen angeführten Mengen als ausgeschwemmt bezeichnen, so ist das sicher nicht richtig, denn wir haben einerseits festgestellt, daß die Chondroitinschwefelsäure als Kaliumsalz ausgeschieden wird, das wahrscheinlich daneben auch Natrium enthält, andererseits können wir zeigen, daß das chondroitinschwefelsaure Kalium zum Sekretionsmechanismus des Wassers gehört. Daraus folgt, daß auch ein gewisser Anteil des Kaliums und wahrscheinlich auch des Natriums, dessen Ausscheidung in Korrelation zur Harnmenge steht, nicht ausgeschwemmt, sondern ausgestoßen ist. Da auf 2 Atome S 1 Atom K entfällt, kommen auf die 0,58 mg Schwefel, die in 100 ccm Harn als Chondroitinschwefelsäure enthalten sind, 0,00905 mg/Atome Kalium. Das sind etwa 6% der Menge, die wir als „ausgeschwemmt" bezeichnet haben, eine Bezeichnung, die damit als Bezeichnung a fortiori hinreichend gerechtfertigt erscheint. Vom Natrium käme ein noch geringerer Anteil als ausgestoßen in Betracht.

Als „ausgeschwemmt" hatten wir auf je 100 ccm des Sekrets der Wasserdrüse 34 mg Harnstoffstickstoff festgestellt. Der Erfahrung nach, daß in allen Sekreten (z. B. Speichel, Schweiß, Milch) sich Harnstoff in praktisch gleicher Konzentration wie im Blut findet, war zu erwarten, daß auch im Harn der ausgeschwemmte Harnstoff sich in gleichen Mengen finden müßte, d. h. in Mengen von 20—22 oder höchstens 25 mg Harnstoffstickstoff in 100 ccm. Eine Menge von 34 mg-% kann nicht als ausgeschwemmt angesehen werden. Nun hatten wir aber ermittelt, daß die Chondroitinschwefelsäure sich im Harn in einer Assoziation mit Harnstoff findet, der durch Dialyse nicht abtrennbar ist, und zwar fanden wir auf 1 mg Chondroitinschwefelsäure im Mittel 2,15 ± 0,2 mg Harnstoff (s. S. 52), entsprechend 1,0 ± 0,09 mg Harnstoffstickstoff. Da in 100 ccm des Sekrets der Wasserdrüse 10,4 mg Chondroitinschwefelsäure enthalten sind, muß die Menge des Harnstoffstickstoffs um 10,4 ± 0,9 mg höher sein als der normale Gehalt im Blut. Von den 34 mg, die wir zunächst als „ausgeschwemmt" bezeichnet hatten, verdienen also nur 22—23 mg wirklich diese Bezeichnung, und diese Zahl stellt in der Tat genau den normalen Gehalt des Blutes an Harnstoffstickstoff dar. Die weiteren 11—12 mg stehen nur deshalb in fester Korrelation zur Stundenmenge des Harns, weil sie mit der Chondroitinschwefelsäure assoziiert sind. Sie sind also ebenso ausgestoßen, wie diese Verbindung, die zum Sekretionsmechanismus des Wassers gehört.

Als weiterer chemisch definierter Stoff, der in enger Beziehung zur Stundenmenge des Harns steht, ist die Hippursäure erwiesen. Wir fanden im Mittel etwa 37 ± 3 mg auf 100 ccm Harn. Von der Hippursäure ist seit langem bekannt, daß sie in der Niere selbst gebildet wird. Die Frage, ob die Niere die einzige Stelle der Hippursäurebildung ist, kann hier unbeantwortet bleiben, da wesentlich nur die Tatsache ist, daß sie eine Stelle ist, der diese Fähigkeit zukommt. Über den normalen Gehalt des Blutes an Hippursäure sind mir keine Zahlen bekannt, doch kommt ein Hippursäuregehalt des Blutes, der dem des Harns gleichkäme, wohl nicht in Frage. Die Tatsache, daß Hippursäure in großen Mengen ausgeschieden werden kann und in diesen Fällen sicher ausgestoßen wird, hilft uns für unsere Überlegungen nicht, denn es ist sehr wohl möglich, daß zwar die Sekretion des Wassers in der Wasserdrüse die Mitwirkung von Hippursäure verlangt, daß aber außerdem auch noch ein Mechanismus der Hippursäureausscheidung besteht, der nicht an die Tätigkeit der Wasserdrüse gebunden ist.

Wir fanden (s. S. 33) als „ausgeschwemmt" in 100 ccm Harn 37 mg Gesamtstickstoff und 34 mg Harnstoffstickstoff. Es fragt sich, in welchen Verbindungen die 3 ± 0,7 mg Stickstoff enthalten sind, die nicht aus Harnstoff stammen. Weder Kreatinin noch Purinkörper, weder Ammoniak noch Aminosäuren kommen, wie wir gesehen haben, in Betracht. Die 10—11 mg Chondroitinschwefelsäure, die in 100 ccm des Sekrets der Wasserdrüse vorhanden sind, enthalten nur 0,23 bis 0,25 mg Stickstoff. Wenn wir aber weiter finden, daß auf 100 ccm sezerniertes Wasser 37 ± 3 mg Hippursäure entfallen (die 7,82% Stickstoff enthält), so sind durch sie 2,89 ± 0,23 mg Stickstoff erklärt. Chondroitinschwefelsäure und Hippursäure zusammen enthalten demnach auf 100 ccm Sekret der Wasserdrüse 3,12 ± 0,25 mg Stickstoff, der kein Harnstoffstickstoff ist. Unsere Beobachtung ergab 3,0 ± 0,7 mg. Die Übereinstimmung ist sehr gut. Die 3 mg Stickstoff pro 100 ccm, die nicht aus Harnstoff stammen, sind also ebensowenig „ausgeschwemmt" wie die 10—11 mg Harnstoff, die in Verbindung mit Chondroitinschwefelsäure im Harn erscheinen, sie gehören vielmehr, geradeso wie diese, zum Sekretionsmechanismus des Wassers.

Eine ganz besondere Stellung nimmt in methodischer Hinsicht die Chondroitinschwefelsäure ein. Für sie sind alle Bedingungen erfüllt, die wir stellen müssen, um einen Stoff mit Sicherheit als Bestandteil eines Sekretionsmechanismus anzusprechen.

Wie K. A. H. Mörner[1]) gezeigt hat, fehlt die Chondroitinschwefelsäure im Blut (bei Rind und Pferd). Dagegen ist sie, wie ebenfalls Mörner fand, in der Niere (beim Rind) vorhanden.

Wenn wir in einem Sekret einen Stoff finden, der im Blut fehlt, in den sekretbereitenden Zellen aber nachweisbar ist, wie z. B. das Mucin des Speichels und der Speicheldrüsen, so sehen wir ihn als ein typisches Produkt der Drüsentätigkeit an.

Die Chondroitinschwefelsäure ist ebenso ein typischer Sekretstoff der Niere, wie das Mucin ein Sekretstoff der Speicheldrüsen ist.

Da die Niere ein System von mehreren Drüsen darstellt, so ist die weitere Frage zu beantworten, zu welcher der Teildrüsen dieser Sekretstoff gehört. Die Antwort lautet: Die Chondroitinschwefelsäure gehört zu den Sekretstoffen der Wasserdrüse. In welchen Teil der Niere die Wasserdrüse zu verlegen ist, darüber geben die vorliegenden Untersuchungen keine Auskunft. Es sind Erfahrungen ganz anderer Art, aus denen wir den Schluß ziehen, daß das Epithel der Bowmanschen Kapsel der Glomeruli die Wasserdrüse bildet.

Zu der Frage, in welcher Weise sich die Chondroitinschwefelsäure an der Sekretion des Wassers beteiligt, geben die vorliegenden Untersuchungen nur wenig Material. Nur die Beobachtungen des Versuches CG sind hier anzuführen. Wir hatten diesen Versuch bisher so benutzt, daß wir eine Reihe der kurzen Einzelperioden vereinigten, so daß jede Gruppe die Sekretion in mehr als einer Stunde darstellte. Bei dieser Art der Verarbeitung ergab sich, daß die Werte der Chondroitinschwefelsäure, die pro 100 ccm im Harn erscheinen, denen der anderen Versuchsperson (A. P.) praktisch gleich waren. Dagegen waren in den einzelnen kurzen Versuchs-

---

[1]) Skandinav. Arch. f. Physiol., Bd. 6, 1895, S. 398—400.

perioden, deren Dauer bis auf 10 Minuten hinunterging, große Unterschiede im Gehalt an Chondroitinschwefelsäure festzustellen. Sollten weitere Versuche dieser Art die hier gemachte Erfahrung bestätigen, die aus Mangel an Material nicht durch Doppelanalysen gesichert werden konnte, so wäre daraus zu schließen, daß die Chondroitinschwefelsäure nicht an dem Akt der Wasserausstoßung selbst beteiligt ist, daß sie ihre Rolle vielmehr in den intrazellularen Vorgängen spielen muß, die ganz allgemein betrachtet darin bestehen, daß der auszustoßende Stoff in irgendeine Bindung mit einer zelleigenen Komponente gebracht wird. Als Zeichen dieses Geschehens erscheint dann im Mittel eine bestimmte Menge Chondroitinschwefelsäure auf jede Masseneinheit des ausgestoßenen Wassers. Der Übertritt in den Harn braucht aber nicht gleichzeitig mit dem Austritt des Wassers zu erfolgen (ja nicht einmal notwendig am gleichen Ort), erst wenn das Zeitmaß von etwa einer Stunde erreicht ist, gleichen sich die Unregelmäßigkeiten aus.

VII. Der Mechanismus der Harnstoffausstoßung.

Eine Untersuchung über den Ausscheidungsmechanismus für den Harnstoff setzt zunächst voraus, daß eine Trennung zwischen ausgeschwemmtem und ausgestoßenem Harnstoff durchgeführt wird. Diese Voruntersuchung haben wir bereits erledigt (s. S. 31f.). Die Aufgabe der folgenden Betrachtungen ist es also, festzustellen, ob zwischen der Menge des ausgestoßenen Harnstoffsstickstoffs, wie sie Tab. 15 gibt und irgendwelchen anderen Harnbestandteilen feste zahlenmäßige Beziehungen bestehen. An diese formale Untersuchung wird dann die weitere anzuschließen sein, welcher Art die aufgedeckten Beziehungen sind.

1. Harnstoffausscheidung und Kolloide.

Bei der Feststellung des Sekretionsmechanismus des Wassers zeigte sich, wie außerordentlich günstig es ist, wenn ein Stoff, der zum Sekretionsmechanismus gehört, durch eine direkte Bestimmung erfaßt werden kann. Auf der Suche nach dem Sekretionsmechanismus des Harnstoffs werden wir dementsprechend zunächst versuchen, an einen Stoff anzuknüpfen, dessen Kennzeichnung uns in einer Reihe von Fällen gelungen war, an die Alloxyproteinsäure. Wir fanden sie — gekennzeichnet durch den Schwefel- und Stickstoffgehalt — zunächst in der Kolloidfraktion der Harne, die zum Zweck der Erforschung des Ausscheidungsmechanismus des Stickstoffs bei fast reiner Eiweißkost gewonnen worden waren.

Wir teilen das Material, das aus 8 Harnen besteht, in zwei Gruppen. Die erste umfaßt die 5 Harne AB, AF, AM, AG, AN, die zweite die 3 Harne AD, AE, AH. In der ersten Gruppe variieren die Mengen des ausgestoßenen Harnstoffsstickstoffs zwischen 458 und 1405 mg pro Stunde. Wir nennen im folgenden diese ausgestoßene Menge des Harnstoffsstickstoffs x_1, die Menge des neutralen Schwefels in der Kolloidfraktion in mg pro Stunde x_2, die Menge des Reststickstoffs der Kolloidfraktion in mg pro Stunde x_3.

Die zu verarbeitenden Zahlen sind:

Tabelle 50.

Mensch.

Harn	x_1	x_2	x_3
AB	899	1,286	10,42
AF	1329	2,576	15,32
AM	518	0,249	4,43
AG	1405	2,480	19,10
AN	458	0,580	1,35

Die Mittelwerte und Streuungen betragen:

$$M x_1 = 922 \qquad \sigma_1 = \pm 394$$
$$M x_2 = 1,434 \qquad \sigma_2 = \pm 0,955$$
$$M x_3 = 10,12 \qquad \sigma_3 = \pm 6,81$$

Da in diesem Falle die Werte von x_2 und x_3 zur Kennzeichnung der gleichen Substanz (Alloxyproteinsäure) dienen, darf keine partielle Korrelationsrechnung angewandt werden, sondern nur eine einfache zwischen x_1 und x_2 sowie x_1 und x_3:

Die Korrelationskoeffizienten sind:

$$r_{12} = + 0,98 \pm 0,019 \qquad r_{13} = + 0,99 \pm 0,009 \qquad r_{23} = \pm 0,94 \pm 0,053$$

Die Regressionskoeffizienten:

$$b_{21} = + 0,00238 \pm 0,000046$$
$$b_{31} = + 0,01720 \pm 0,000156$$
$$b_{23} = + 6,7 \pm 0,38$$

In Worten ausgedrückt lauten diese Beziehungen:

1. Wenn die Menge des ausgestoßenen Harnstoffstickstoffs um 1 mg zunimmt, wächst die Menge des neutralen Schwefels der Kolloidfraktion um 0,00238 ± 0,000046 mg.

2. Wenn die Menge des ausgestoßenen Harnstoffstickstoffs um 1 mg zunimmt, wächst die Menge des Reststickstoffs der Kolloidfraktion um 0,0172 ± 0,000156 mg.

3. Die sehr enge Beziehung zwischen Harnstoffausstoßung und neutralem Schwefel sowie Reststickstoff der Kolloidfraktion gilt aber nicht für die ganze Menge des ausgestoßenen Harnstoffs. Der Mittelwert des neutralen Schwefels beträgt 1,434 mg pro Stunde und da auf 1 mg Harnstoff-N 0,00238 mg Neutral-S entfallen, wird die ganze Menge des Neutralschwefels von 600 mg Harnstoff-N verbraucht, es bleiben 322 mg Harnstoffstickstoff ohne Beziehung zum neutralen Schwefel der Kolloidfraktion.

Das gleiche gilt für den Reststickstoff, denn von den 10,12 mg ($M\ x_3$) sollen auf je 1 mg ausgestoßenen Harnstoffstickstoff 0,0172 mg entfallen, sie sind also schon durch 590 mg aufgebraucht und es bleiben 922 — 590 = 332 mg Harnstoff-N ohne Beziehung zum Rest-N der Kolloidfraktion.

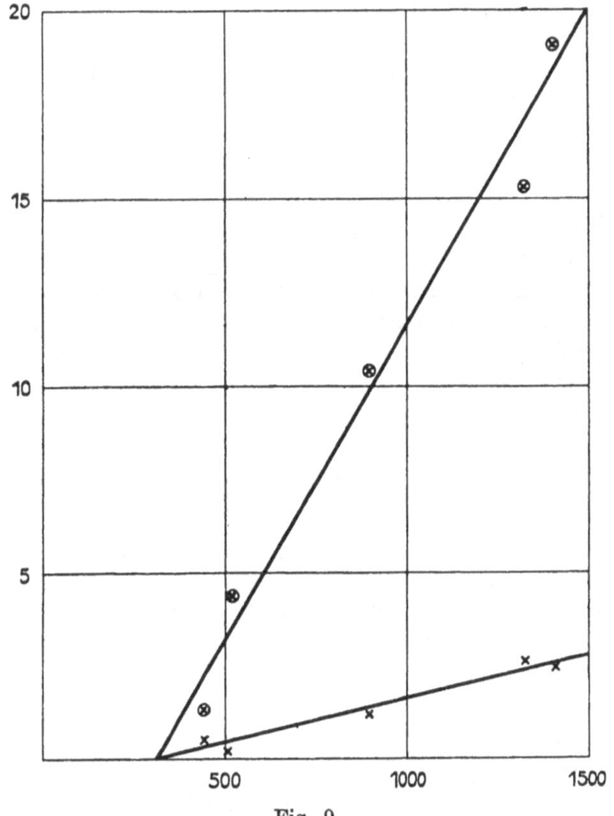

Fig. 9.
Abszisse: Harnstoffstickstoff ausgestoßen in mg pro Stunde. Ordinaten: × = neutraler Schwefel der Kolloidfraktion in mg pro Stunde. ⊗ = Reststickstoff der Kolloidfraktion in mg pro Stunde (Mensch).

Die beiden Rechnungen lehren also übereinstimmend, daß sich Alloxyproteinsäure in der Kolloidfraktion erst findet, wenn die Menge des (pro Stunde) ausgestoßenen Harnstoffstickstoffs über 322 bis 332, im Mittel 327 mg hinausgeht. Zwischen der Menge des Harnstoff-N, der über diesen Betrag hinaus ausgestoßen wird, besteht eine ganz enge Beziehung zur Alloxyproteinsäure. Fig. 9 erläutert die Beziehung bildlich.

Es ist nicht überflüssig, diese Rechnungen noch durch eine weitere zu ergänzen, in der die Korrelation zwischen der Gesamtmenge der Kolloidfraktion B und der Menge des ausgestoßenen Harnstoff-N untersucht wird.

Die Stundenwerte dieser Kolloidmenge B nennen wir x_4, sie beträgt für:

AB	42	Der Mittelwert ist
AF	99	$M x_4 = 49; \quad \sigma_4 = \pm 31{,}4$
AM	16	
AG	70	
AN	20	

Die Korrelation wird gemessen durch $r_{14} = + 0{,}93 \pm 0{,}062$, der Regressionskoeffizient ist $b_{41} = + 0{,}0748 \pm 0{,}005$, d. h. wenn die Menge des ausgestoßenen Harnstoff-N um 1 mg zunimmt, wächst die Menge der Kolloidfraktion B um $0{,}0748 \pm 0{,}005$ mg.

Diese Beziehung gilt nicht für die ganze Menge des ausgestoßenen Harnstoff-N, sondern nur für die Menge, die über 266 mg pro Stunde hinausgeht, denn die 49 mg Kolloid sind durch 656 mg Harnstoff-N aufgebraucht.

Die drei Rechnungen vereinigt besagen, daß, wenn die stündliche Ausstoßung an Harnstoff-N den Wert von etwa 300 mg überschreitet, in der Kolloidfraktion eine Substanz auftritt, die in ganz festem Verhältnis zu den weiteren Mengen Harnstoff-N steht und mit großer Wahrscheinlichkeit als Alloxyproteinsäure oder ein dieser Verbindung wenigstens sehr ähnlicher Stoff zu kennzeichnen ist.

Die zweite Gruppe der Harne bei Fleischkost besteht nur aus den drei Harnen AD, AE, AH. Aus ihnen ist die Beziehung zwischen Harnstoffausstoßung und Alloxyproteinsäure nicht sicher ableitbar. Wohl zeigt sich eine Beziehung zwischen der Menge des ausgestoßenen Harnstoff-N und der Kolloidfraktion B ($r = + 0{,}97 \pm 0{,}036$; $b = + 0{,}144 \pm 0{,}005$) und ebenfalls eine Beziehung zum Rest-N der Kolloidfraktion ($r = + 0{,}94 \pm 0{,}07$; $b = + 0{,}0095 \pm 0{,}0007$), aber eine Beziehung zum Restschwefel tritt nicht hervor und auch der Stickstoffgehalt der Substanz stimmt nicht mit der Alloxyproteinsäure überein. Entscheidende Bedeutung kann diesem Befunde nicht beigemessen werden, da das Material zu klein ist und die Menge des ausgestoßenen Harnstoffstickstoffs nur im Verhältnis von 754 bis 1065 mg pro Stunde variiert.

2. Harnstoffausstoßung und nicht-kolloidale organische Restsubstanz.

In der Kolloidfraktion findet sich zwar ein Stoff, der in fester Beziehung zur Größe der Harnstoffausstoßung steht, aber einmal ist seine Menge pro Gewichtseinheit Harnstoff sehr gering und zum andern stehen die ersten 300 mg Harnstoff-N, die pro Stunde ausgestoßen werden, in gar keiner Beziehung zu ihm. Es liegt daher nahe, unter den nicht kolloidalen Restsubstanzen des Harns nach Substanzen zu suchen, die feste zahlenmäßige Beziehungen zur Harnstoffausscheidung aufweisen.

Neben der Menge wird auch nach der Art solcher Stoffe zu fragen sein, und da unsere Kennzeichnung der organischen Restsubstanzen des Harns in erster Linie auf der Angabe des Reststickstoffs und Restschwefels beruht, wird die Beziehung dieser Stoffe zur Harnstoffausscheidung untersucht werden müssen.

Unter den wenig untersuchten und in ihrer chemischen Eigenart recht ungenügend gekennzeichneten Bestandteilen des Harns, nehmen die stickstoff- und schwefelhaltigen Verbindungen, die als Proteinsäuren bezeichnet werden, die erste Stelle ein. Es ist schon von anderer Seite betont worden, daß sie die Menge aller anderen stickstoffhaltigen Bestandteile des Harns mit Ausnahme des Harnstoffs übertreffen. Danach ist die Annahme, daß sie eine besondere funktionelle Bedeutung haben, gar nicht zu bestreiten, nur brauchte diese natürlich nicht notwendig in der Richtung zu liegen, daß die Proteinsäuren Schleppersubstanzen für den Harnstoff seien.

Selbst die enge zahlenmäßige Beziehung zwischen der (kolloidalen) Alloxyproteinsäure und der Harnstoffausstoßung, die wir eben kennengelernt haben, ist in ihrer Deutung zunächst durchaus unsicher.

Wenn der Nachweis ganz allgemein gelänge, daß unter den Restsubstanzen des Harns eine Verbindung oder eine Gruppe vorhanden wäre, z. B. die Proteinsäuren, die in ganz fester Beziehung zu der Menge des ausgestoßenen Harnstoffs stünden, so wäre die nächstliegende Deutung die, daß hierfür keineswegs der Vorgang der Ausstoßung, der Sekretionsmechanismus, verantwortlich zu machen sei, daß der Grund vielmehr einfach darin gesucht werden müsse, daß, ebenso wie ein bestimmter Anteil des Gesamtstickstoffs im Stoffwechsel zu Harnstoff werde, ein anderer zu Harnsäure oder Purinbasen, so auch ein Teil zu Proteinsäuren.

Diese Auffassung ist wohl bisher gerade in bezug auf die Proteinsäuren allgemein gewesen. Es wird daher der Nachweis verlangt werden müssen, daß zur Ausstoßung einer gewissen Harnstoffmenge eine bestimmte Menge organischer Substanz als „Schleppersubstanz" erforderlich ist, und daß die Proteinsäuren derartige Schleppersubstanzen darstellen.

Der Nachweis wird am besten in der Weise zu erbringen sein, daß eine Steigerung der Harnstoffausscheidung in einer Reihe von Versuchen durch reichlichen Eiweißumsatz erreicht wird, in einer anderen aber durch Aufnahme von Harnstoff. Finden wir auch in diesem Falle, in dem das Endprodukt fertig zugeführt wird, eine Ausscheidung organischer Substanzen parallel zur Ausstoßung des Harnstoffs, und zwar im gleichen Ausmaß wie bei einer entsprechenden Steigerung der Harnstoffausstoßung infolge vermehrten Eiweißumsatzes, so können diese Substanzen nicht mehr als normale harnpflichtige Produkte des Eiweißumsatzes betrachtet werden, sondern müssen etwas mit der Bewältigung des fertig zugeführten Harnstoffs zu tun haben.

Tabelle 51.

Mensch, fast reine Fleischkost.

Harn	x_1	x_2	
AB	899	1705	$Mx_1 = 922;\ \sigma_1 = \pm 395$
AF	1329	2170	$Mx_2 = 1682;\ \sigma_2 = \pm 571{,}5$
AM	518	1165	
AG	1405	2435	$r_{12} = +0{,}97 \pm 0{,}027$
AN	458	934	$b_{21} = +1{,}41 \pm 0{,}04$

Tabelle 52.

Mensch.

Harnstoffdiurese bei Zufuhr von 20 und 40 g Harnstoff zu einer normalen Kost mit 10,4 g Harnstoffstickstoff pro Tag.

Harn	x_1	x_2	
CA	666	1329	$Mx_1 = 967;\ \sigma_1 = \pm 269$
CB	756	1663	$Mx_2 = 1697;\ \sigma_2 = \pm 392$
CC	763	1135	
CD	1077	2216	$r_{12} = +0{,}808 \pm 0{,}132$
CE	1483	2107	$b_{21} = +1{,}18 \pm 0{,}194$
CF	1170	2016	
CH	856	1416	

Die vorstehenden beiden Gruppen von Versuchen (vgl. Tabb. 51 und 52) sind sehr gut miteinander vergleichbar, denn in beiden ist die mittlere Menge des ausgestoßenen Harnstoffstickstoffs pro Stunde fast gleich. In der Serie der Versuche mit reichlicher Eiweißnahrung beträgt sie 922 mg pro Stunde, in den Versuchen mit Harnstoffzufuhr 967 mg. Dabei ist zu bedenken, daß die Menge des ausgeschwemmten Harnstoffs bei den Harnstoffdiuresen nur wie bei den normalen Harnen gerechnet ist, d. h. mit 34 mg Harnstoff-N für 100 ccm Harn. In Wirklichkeit muß die Ausschwemmung in diesen Fällen größer sein, denn sie hängt ja streng von der Harnstoffkonzentration im Blut ab. Da aber keine Bestimmungen der Harnstoffkonzentration im Blut bei den Harnstoffversuchen ausgeführt wurden, muß auf diese Berichtigung der Werte für ausgestoßenen Harnstoff verzichtet werden.

Da die normale durchschnittliche Menge des Harnstoff-N, der in einer Tagesstunde ausgestoßen wurde, nur 328 mg beträgt, ist die Steigerung in beiden Versuchsreihen recht erheblich, sie erreicht fast das Dreifache der mittleren Stundenmengen.

In Tabb. 51, 52 bedeutet x_1 die Menge des ausgestoßenen Harnstoffstickstoffs in mg pro Stunde, x_2 die organische Substanz des Harns, vermindert um (Harnstoff + Kreatinin) und vermindert um die Menge des Kolloidgemisches B.

Wie aus den Zahlen der beiden Tabellen hervorgeht, kommt auf 1 mg ausgestoßenen Harnstoff-N bei Eiweißzufuhr 1,41 $\pm$ 0,04 mg, bei Harnstoffzufuhr 1,18 $\pm$ 0,194 mg organische Substanz. Die beiden Werte sind nicht signifikant voneinander verschieden. Will man dem etwas kleineren Werte bei den Harnstoffdiuresen überhaupt eine Bedeutung beimessen, so ist daran zu erinnern, daß in der organischen Restsubstanz in beiden Beobachtungsreihen auch gut definierte Stoffe stecken, wie Purinkörper, Aminosäuren, Hippursäure, die wohl bei gesteigertem Eiweißumsatz, aber nicht bei Harnstoffzufuhr vermehrt sind. So beträgt die Stundenmenge der Purinkörper im Harn CA (dem einzigen der Harnstoffdiuresen, bei dem eine vollständige Stickstoffaufteilung gemacht wurde) nicht nur weniger als in den Harnen mit reichlicher Eiweißzufuhr, sondern sogar weniger als in normalen Tagesstunden, auch die Hippursäuremenge entspricht nur der mittleren Stundenmenge der gewöhnlichen Tagesharne, während sie bei den Harnen aus eiweißreicher Kost (infolge des Genusses von Preißelbeeren) um das Vielfache höher war.

Es ist weiter zu bedenken, daß die Zahlen für den ausgestoßenen Harnstoff in den Versuchen mit Harnstoffdiurese grundsätzlich etwas zu hoch sind, da ja der vermehrten Ausschwemmung nicht Rechnung getragen werden konnte. Auf 1 mg wirklich ausgestoßenen Harnstoff-N müssen also mehr als 1,18 mg organischer Substanz entfallen.

Die bildliche Darstellung in Fig. 10 läßt die Tatsache klar hervortreten, daß zur Ausscheidung von 1 mg Harnstoffstickstoff, der als solcher zugeführt worden ist, nicht weniger organische

Schleppersubstanz erforderlich ist, als für die gleiche Menge, die aus dem Eiweißumsatz im Körper gebildet worden ist.

Der Vergleich dieser beiden Beobachtungsreihen zeigt also deutlich, daß die organische Substanz, die in zahlenmäßig fester Beziehung zur Harnstoffausstoßung steht, nicht als ein typisches Endprodukt des Eiweißstoffwechsels angesehen werden kann.

Wird Harnstoff als solcher aufgenommen, so hat der Organismus, speziell die Niere, an ihm nur die Arbeit zu verrichten, die zur Aus-

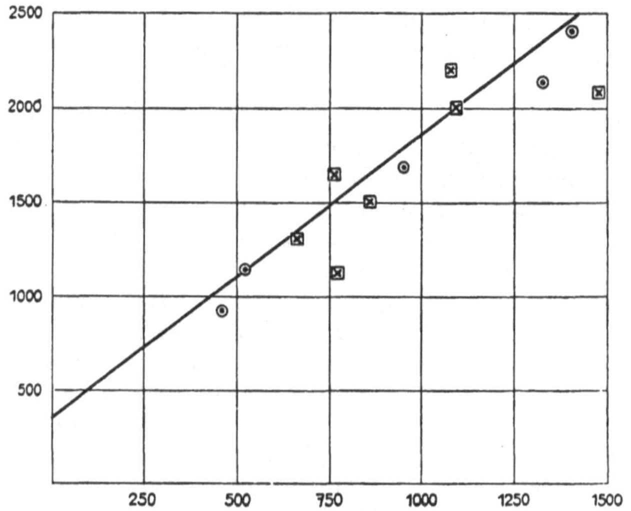

Fig. 10.
Abszisse: Harnstoffstickstoff ausgestoßen pro Stunde in mg. Ordinate: Organische Restsubstanz des Harns (nicht kolloidal) in mg pro Stunde. ⊙ = Versuche mit gesteigertem Eiweißumsatz (Mensch). ⊠ = Versuche mit Harnstoffdiurese (Mensch).

stoßung erforderlich ist. Als stofflicher Ausdruck dieser Arbeit erscheint die abgegebene organische Substanz, die in engster Korrelation zur Harnstoffausstoßung steht, sie erscheint als echte Schleppersubstanz.

Zur näheren Kennzeichnung der Art dieser Substanz können wir an den Harnen, bei denen die vollständige Aufteilung des Stickstoffs und des Schwefels ausgeführt ist, die Korrelationsrechnung zwischen Restschwefel und Reststickstoff in nicht kolloidaler Verteilung zur Menge des ausgestoßenen Harnstoffstickstoffs durchführen. An diesen Harnen können wir auch die Restsubstanz des Harns um die direkt bestimmten N-Verbindungen vermindern, also außer Harnstoff und

Kreatinin noch die Purinkörper, Aminosäuren und Hippursäure subtrahieren.

Es bedeutet also in der folgenden Tabelle:

x_1 = Ausgestoßener Harnstoff-N in mg pro Stunde.
x_2 = Restschwefel, d. h. neutraler Schwefel minus Rhodanschwefel minus Neutralschwefel der Kolloidfraktion.
x_3 = Reststickstoff, d. h. Gesamtstickstoff minus N der sieben einzeln bestimmten N-Verbindungen, minus Rest-N der Kolloidfraktion.
x_4 = Organisches minus den sechs N-Verbindungen minus Kolloidgemisch A.

Tabelle 53.

Mensch.

Harn	x_1	x_2	x_3	x_4
AB	899	2,16	124	1490
AF	1329	11,96	102	1765
AM	518	6,05	40	1029
AG	1405	9,92	214	2246
AN	458	4,14	60	871

$M x_1 = 922$ $\sigma_1 = \pm 395$ $r_{12} = + 0,735 \pm 0,2$
$M x_2 = 6,85$ $\sigma_2 = \pm 3,62$ $r_{13} = + 0,838 \pm 0,134$
$M x_3 = 108$ $\sigma_3 = \pm 60,8$ $r_{14} = + 0,96 \pm 0,035$
$M x_4 = 1480$ $\sigma_4 = \pm 500$ $b_{21} = + 0,00675 \pm 0,00184$
$b_{31} = + 0,129 \pm 0,0207$
$b_{41} = + 1,22 \pm 0,045$

Das Resultat dieser Rechnung lautet in Worten:

Auf 1 mg ausgestoßenen Harnstoffstickstoff entfallen 1,22 ± 0,045 mg einer Substanz, die 0,129 ± 0,0207 mg Stickstoff und 0,00675 ± 0,00184 mg Schwefel enthält. Daß wir hier bei denselben Harnen, die wir eben schon untersuchten, 1,22 mg und nicht wie vorher 1,41 mg Schleppersubstanz auf 1 mg Harnstoffstickstoff finden, liegt daran, daß wir vorher zum Vergleich mit den Harnstoffdiuresen die gesamte organische Substanz des Harns nur um Harnstoff und Kreatinin verminderten, da keine volle Stickstoffaufteilung der Vergleichsharne vorlag, jetzt aber alle sieben einzeln bestimmten Stickstoffverbindungen in Abzug bringen können.

Es ist wünschenswert, die Erfahrungen über die Schleppersubstanzen des Harnstoffs auf eine breitere Basis zu stellen, und deshalb nehmen wir jetzt nicht nur die eben benutzten Harne, die bei reichlicher Fleischkost gewonnen wurden, sondern vereinigen sie mit normalen Tag- und Nachtharnen.

Wir erhalten so das Material der Tab. 54, in der 11 Harne verglichen werden.

Tabelle 54.

Mensch.

x_1 = Harnstoffstickstoff ausgestoßen mg pro Stunde.
x_2 = Organisches im Harn minus den sechs bekannten Stickstoffverbindungen und minus Kolloidgemisch B.
x_3 = Restschwefel, d. h. neutraler Schwefel minus Rhodanschwefel und neutralem Schwefel der Kolloidfraktion.
x_4 = Reststickstoff, d. h. Gesamtstickstoff minus dem Stickstoff der sieben Stickstoffverbindungen minus dem Reststickstoff der Kolloidfraktion.

Harn	x_1	x_2	x_3	x_4
D	227	321	2,45	15,1
K	276	576	4,08	23,4
N	296	533	1,93	12,6
M	338	695	4,51	27,7
S	307	505	4,06	20,7
AB	899	1490	2,16	124,0
AF	1329	1765	11,96	102,0
AM	518	1029	6,05	39,6
AG	1405	2246	9,92	214,0
AN	458	871	4,14	60,0
AS	352	532	4,98	30,2

Die Mittelwerte (M), Streuungen (σ), Korrelationskoeffizienten (r) und Regressionskoeffizienten (b) sind:

$$M x_1 = 582 \qquad \sigma_1 = \pm 409,5$$
$$M x_2 = 960 \qquad \sigma_2 = \pm 587,5$$
$$M x_3 = 5,11 \qquad \sigma_3 = \pm 3,02$$
$$M x_4 = 60,8 \qquad \sigma_4 = \pm 59,6$$
$$r_{12} = +0,975 \pm 0,017 \qquad b_{21} = +1,40 \pm 0,024$$
$$r_{13} = +0,80 \pm 0,108 \qquad b_{31} = +0,0059 \pm 0,0008$$
$$r_{14} = +0,92 \pm 0,048 \qquad b_{41} = +0,134 \pm 0,007$$

In Worten ergibt sich daraus das Resultat:

Wenn die Menge des ausgestoßenen Harnstoffstickstoffs um 1 mg zunimmt, wächst die Menge organischer Restsubstanz um 1,4 ± 0,024 mg, die des Restschwefels um 0,0059 ± 0,0008 mg, die des Reststickstoffs um 0,134 ± 0,007 mg. Daß wir jetzt wieder 1,4 mg Schleppersubstanz auf 1 mg Harnstoffstickstoff erhalten, bedarf noch weiterer Betrachtung (s. u. S. 108f.).

Hier mag sogleich eine Erfahrung an Kaninchen angeschlossen werden, bei denen durch große Harnstoffgaben starke Harnstoffdiuresen erzeugt wurden. Bei Tieren von 2,09 kg Gewicht wurden je 10 g Harnstoff gegeben, d. h. 4,8 g pro Körperkilo, während die größte Harnstoffgabe beim Menschen 0,49 g betrug, also nur wenig mehr als $^1/_{10}$ der Menge, die die Kaninchen erhielten.

Vergleichen wir den Harn BG, der bei Hunger und Durst gewonnen wurde, mit den Harnen BQ und BO, die aus den Harnstoffdiuresen stammten, miteinander, so ergeben sich die folgenden Zahlen, die zu einer Korrelationsrechnung dienen.

Es bedeutet:

x_1 = Die Menge des pro kg/Stunde ausgeschiedenen Harnstoffstickstoffs in mg. (Eine Korrektur für Ausschwemmung konnte nicht angebracht werden.)
x_2 = Die Menge der organischen Substanz des Harns, vermindert um Harnstoff und Kreatinin sowie die Kolloidfraktion B.
x_3 = Die Menge des Restschwefels, d. h. neutraler Schwefel minus Rhodanschwefel minus Neutralschwefel der Kolloidfraktion.
x_4 = Die Menge des Gesamtstickstoffs, vermindert um den Harnstoffstickstoff.

Tabelle 55.
Kaninchen.

Harn	x_1	x_2	x_3	x_4
BG	13,45	14,3	0,0175	0,94
BQ	73,54	65,5	0,2226	11,87
BO	191,12	168,2	0,460	19,88

$Mx_1 = 92,7$ $\sigma_1 = \pm 74,0$
$Mx_2 = 82,3$ $\sigma_2 = \pm 65,2$
$Mx_3 = 0,233$ $\sigma_3 = \pm 0,18$
$Mx_4 = 10,9$ $\sigma_4 = \pm 7,8$
$r_{12} = + 0,87 \pm 0,14$ $b_{21} = + 0,77 \pm 0,12$
$r_{13} = + 0,98 \pm 0,02$ $b_{31} = + 0,00238 \pm 0,00005$
$r_{14} = + 0,96 \pm 0,046$ $b_{41} = + 0,101 \pm 0,005$

Das Resultat der Rechnung ist:

Wenn die Menge des ausgeschiedenen Harnstoffstickstoffs um 1 mg pro kg/Stunde zunimmt, wächst die Menge der organischen Substanz um 0,77 ± 0,12 mg. In dieser Substanzmenge sind enthalten 0,101 ± 0,005 mg Stickstoff und 0,00238 ± 0,00005 mg Schwefel, d. h. es handelt sich um eine Substanz, deren Stickstoffgehalt 13,1 ± 2,5% und deren Schwefelgehalt 0,309 ± 0,355% beträgt. Als Assoziation gerechnet würden in 2,15 + 0,77, d. h. in 2,92 mg enthalten sein: 73,6% Harnstoff und 26,4% der Schleppersubstanz. Die Menge Schleppersubstanz pro 1 mg Harnstickstoff ist erheblich geringer, als wir sie für den Menschen fanden. Es ist allerdings wieder zu bedenken, daß bei den starken Harnstoffdiuresen beim Kaninchen eine erhebliche Ausschwemmung von Harnstoff eintreten muß, die nicht berücksichtigt werden konnte. Hätte sie (auf Grund von Harnstoffbestimmungen im Blut) in Rechnung gestellt werden können, so würde die Menge des ausgestoßenen Stickstoffs geringer geworden sein, die Menge der ausgeschiedenen organischen Substanz pro Gewichtseinheit Harnstoff also größer.

Ob beim Kaninchen die Menge Schleppersubstanz auf 1 mg Harnstoffstickstoff, der nicht als solcher zugeführt, sondern aus Eiweißumsatz entstanden ist, von gleicher Größe ist, konnte nicht entschieden werden, da keine Versuche mit stark gesteigerter Eiweißzufuhr vorliegen. Dagegen kann ein Vergleich mit einem Versuch an der Katze durchgeführt werden, in dem der Eiweißumsatz sehr hoch war, der höchste, der bei der Katze erzielt wurde (Versuch BA). Auf 52,03 mg Harnstoffstickstoff, die pro kg/Stunde ausgeschieden wurden, entfielen 36,9 mg organische Restsubstanz, 6,96 mg Reststickstoff und 1,039 mg Restschwefel. Das würde für 1 mg Harnstoffstickstoff 0,709 mg Schleppersubstanz bedeuten mit 0,135 mg Stickstoff und 0,020 mg Schwefel.

Die Menge der Schleppersubstanz ist hier noch geringer als im Falle der Harnstoffdiuresen beim Kaninchen (0,709 gegen 0,77). Der Zusammensetzung nach handelt es sich um eine der Alloxyproteinsäure sehr ähnliche Substanz, denn der Stickstoffgehalt beträgt etwa 19%, der Schwefelgehalt 2,82%. Als Assoziation gerechnet würden 75% der Substanz aus Harnstoff bestehen, 25% aus Alloxyproteinsäure.

Diese vergleichenden Erfahrungen zeigen, daß auch bei Katze und Kaninchen bei Eiweißumsatz wie bei stärkster Harnstoffdiurese zur Ausscheidung des Harnstoffs Schleppersubstanzen benötigt werden, die in ihrer Zusammensetzung ähnlich denen sind, die sich beim Menschen nachweisen lassen. Auf Grund ihres Gehaltes an Schwefel und Stickstoff müssen wir sie wohl zur Gruppe der Proteinsäuren rechnen.

Bei der Katze entfallen auf 1 mg Harnstoffstickstoff 0,71 mg Schleppersubstanz, beim Kaninchen 0,77 $\pm$ 0,12 mg. Stimmen diese beiden Werte recht gut miteinander überein, so weicht die für den Menschen gewonnene Zahl von 1,22 oder 1,4 mg sehr erheblich von beiden ab und es fragt sich, ob darin wirklich ein Unterschied in der Ausbildung der Sekretionsmechanismen zum Ausdruck kommt.

Die rein formale Behandlung dieser Frage stieß auf Schwierigkeiten. Wie später (s. S. 131) gezeigt werden wird, erfordert die Salzausscheidung nicht unerhebliche Mengen von Schleppersubstanz, die nach unserer Berechnung (Tab. 54) gar nicht mehr disponibel sind. Es lag danach nahe, durch eine partielle Korrelationsrechnung zu entscheiden, ob auch eine Beziehung zwischen der Menge der organischen Restsubstanz und der Menge der ausgeschiedenen Salze bestünde, und wie sich die partielle Korrelation zwischen dem ausgestoßenen Harnstoffstickstoff und der organischen Restsubstanz bei konstanter Salzausscheidung gestaltet. Diese Rechnung ergab, daß in den untersuchten Fällen die Korrelation zwischen der Menge der ausgeschiedenen Salze und dem ausgestoßenen Harnstoffstickstoff fast ebenso eng ist, wie die zwischen dem Harnstoffstickstoff und der organischen Restsubstanz. Das bedeutet, daß die Salzausscheidung sich in diesen Fällen eben nur proportional dem Eiweißumsatz geändert hat, und daß infolgedessen die Korrelationsrechnung keine Auskunft darüber geben kann, wie sich die Ausscheidung organischer Restsubstanzen ändern würde, wenn bei konstantem Eiweißumsatz die Salzausscheidung oder bei konstanter Salzausscheidung der Eiweißumsatz sich ändert.

Um diese Frage beantworten zu können, müssen Versuche herangezogen werden, in denen durch Aufnahme von Salzen deren Ausscheidung gesteigert und dadurch die Proportionalität zwischen Eiweißumsatz und ausgeschiedener Salzmenge gestört ist. Solche Versuche stellen die Harne AP und AQ dar.

Tabelle 56.

Mensch.

x_1 = Harnstoffstickstoff ausgestoßen mg pro Stunde.
x_2 = Organische Restsubstanz mg pro Stunde.
x_3 = Summe der mg-Äquivalente von Natrium, Kalium und Ammonium, ausgeschieden pro Stunde.

Harn	x_1	x_2	x_3	
D	227	321	4,94	$Mx_1 = 570 \quad \sigma_1 = \pm 395$
K	276	576	6,51	$Mx_2 = 1039; \quad \sigma_2 = \pm 553$
N	296	533	7,84	$Mx_3 = 18,9; \quad \sigma_3 = \pm 10,9$
M	338	695	9,77	$r_{12} = +0,89; \quad \sigma_{1,23} = \pm 175$
AB	899	1490	29,68	$r_{13} = +0,687; \quad \sigma_{2,13} = \pm 193$
AF	1329	1765	31,66	$r_{23} = +0,845; \quad \sigma_{3,12} = \pm 5,69$
AM	518	1029	18,74	$r_{12.3} = +0,773 \pm 0,115$
AG	1405	2246	31,16	$r_{13.2} = -0,262 \pm 0,278$
AN	458	871	12,47	$r_{23,1} = +0,70 \pm 0,152$
AS	352	532	10,95	$b_{21,3} = +0,853 \pm 0,127$
AP	432	1074	33,51	$b_{23,1} = +23,8 \pm 5,1$
AQ	305	1334	30,07	

Das Ergebnis der Rechnung, die in Tab. 56 durchgeführt ist, gibt eine völlige Klärung der gestellten Frage. Aus dem partiellen

Regressionskoeffizienten $b_{21,3}$ folgt, daß bei konstanter Größe der Salzausscheidung (gemessen durch die Summe der Äquivalente von Natrium, Kalium und Ammonium, s. S. 24 Anm.) auf 1 mg Harnstoffstickstoff nur 0,853 $\pm$ 0,127 mg Schleppersubstanz entfallen. Die zweite Zahl ($b_{23,1}$), die aussagt, daß bei konstanter Harnstoffausscheidung auf 1 mg Äquivalent der Alkalimetalle 23,8 $\pm$ 5,1 mg organische Restsubstanzen kommen, wird uns erst später beschäftigen (s. S. 131), hier ist sie nur ein Nebenresultat.

Die gleiche Rechnung wie für die organische Substanz muß nun auch noch für den Reststickstoff und den Restschwefel durchgeführt werden. Es ergibt sich aus den beiden partiellen Korrelationsrechnungen, daß weder der Reststickstoff noch der Restschwefel eine erkennbare Beziehung zur Ausscheidung der Salze haben. Es kommen also auf 1 mg ausgestoßenen Harnstickstoff 0,853 $\pm$ 0,127 mg einer Substanz, die 0,134 $\pm$ 0,007 mg Stickstoff und 0,0059 $\pm$ 0,0008 mg Schwefel enthält (s. Tabelle 54), d. h. deren Stickstoffgehalt 15,6% und deren Schwefelgehalt 0,69% beträgt.

Als Assoziation gerechnet würde sie zu 71,7% aus Harnstoff bestehen, zu 28,3% aus der N- und S-haltigen Substanz, die wir zu den Proteinsäuren rechnen.

Obgleich der Harnstoff eine so bedeutende Rolle in der Tätigkeit der Niere spielt, sind doch nicht alle Beobachtungen an Tierharnen geeignet, die quantitativen Verhältnisse der Schleppersubstanz des Harnstoffs klar erkennen zu lassen. Wenn — wie es beim Rinde der Fall ist — die Salzausscheidung in allen beobachteten Fällen sehr groß ist, so wird darunter die Genauigkeit leiden, mit der die Stoffmengen bestimmt werden können, die zur Ausscheidung des Harnstoffs in Beziehung stehen.

Beim Elefanten wiederum ergibt die partielle Korrelationsrechnung zwischen der Menge des ausgeschiedenen Harnstoffstickstoffs (x_1,) der Menge der organischen Restsubstanz (x_2) und der Summe der ausgeschiedenen Äquivalente von Natrium, Kalium und Ammonium (x_3), daß eine genau so enge Beziehung zwischen der Menge des ausgeschiedenen Harnstoffs und der organischen Restsubstanz besteht ($r_{12} = + 0,895 \pm 0,089$) wie zwischen der Harnstoffmenge und der Salzmenge ($r_{13} = + 0,90 \pm 0,08$). Wie schon beim Menschen auseinandergesetzt, läßt sich in einem solchen Falle durch die Rechnung nicht trennen, welche Stoffmengen auf die Ausscheidung des Harnstoffstickstoffs entfallen und welche auf die Salze. Man hat ja bei Zunahme der einen Größe stets auch eine proportionale Zunahme der anderen.

So ergibt die Rechnung z. B., daß der Zunahme der Harnstoffstickstoffausscheidung um 1 mg stets eine Zunahme der Salzausscheidung um 0,07 mg Atom entspricht. Wenn wir also errechnen, daß beim Elefanten (s. Tab. 57) auf 1 mg Harnstoffstickstoff 7,35 mg organische Substanz entfallen, so dient diese Menge nicht der Ausscheidung des Harnstoffs allein, sondern daneben der von 0,07 mg Atomen Alkalimetallen.

Tabelle 57.

Elefant.

x_1 = Harnstoffstickstoff pro kg und Stunde in mg.
x_2 = Organische Restsubstanz (nicht kolloidal) pro kg/Stunde in mg.
x_3 = Summe von Natrium, Kalium, Ammonium in mg-Äquivalenten pro kg/Stunde.

Harn	x_1	x_2	x_3	
DE	1,68	3,86	0,022	$M x_1 = 2{,}97$; $\sigma_1 = \pm 1{,}015$
DF	2,35	6,03	0,071	$M x_2 = 10{,}86$; $\sigma_2 = \pm 8{,}34$
DH	4,14	14,70	0,138	$M x_3 = 0{,}116$; $\sigma_3 = \pm 0{,}078$
DG	2,50	4,18	0,082	
DJ	4,20	25,55	0,247	

$r_{12} = +\,0{,}895 \pm 0{,}089$ $b_{12} = +\,0{,}108$ $b_{21} = +\,7{,}35$
$r_{13} = +\,0{,}90 \pm 0{,}080$ $b_{13} = +\,11{,}6$ $b_{31} = +\,0{,}07$
$r_{23} = +\,0{,}96 \pm 0{,}038$ $b_{23} = +\,102$ $b_{32} = +\,0{,}009$

Wenn wir andererseits errechnen, daß auf 1 mg/Atom der Alkalimetalle 102 mg organische Substanz entfallen, so dienen diese nicht der Ausscheidung der Salze allein, sondern außerdem der Ausstoßung von 11,6 mg Harnstoffstickstoff. Man kann natürlich aus diesen Zahlen errechnen, daß auf 1 mg Harnstoffstickstoff allein 1,13 mg Schleppersubstanz entfallen würden, auf 1 mg/Atom der Alkalimetalle dagegen 89 mg, aber der Wert solcher Berechnungen erscheint doch zurzeit zu problematisch, als daß sie quantitativ verwertet werden könnten. Qualitativ geht freilich auch hier aus den Beobachtungen die enge Beziehung zwischen der Harnstoffausscheidung und dem Erscheinen von organischen Restsubstanzen im Harn hervor.

Auch beim Frosch besteht eine deutliche Beziehung zwischen der Menge des ausgestoßenen Harnstoffs und der organischen Substanz des Harns, vermindert um den Harnstoff des Harns. Wir rechnen auf 100 ccm Froschblut im Mittel 5 mg Harnstoffstickstoff und sehen dementsprechend diese Menge als ausgeschwemmt an. Führen wir für alle 5 Harne die Korrelation zwischen ausgestoßenem Harnstoff-N und unbekannter organischer Substanz durch, so erhalten wir die folgenden Zahlen (s. Tab. 58).

Tabelle 58.

Frosch.

x_1 = Harnstoffstickstoff in mg pro kg/Stunde, vermindert um 0,05 mg für je 1 ccm Harn pro kg/Stunde.

x_2 = Organisches im Harn minus Harnstoff im Harn in mg pro kg/Stunde.

Harn	x_1	x_2	
EB	0,84	1,63	$M x_1 = 10{,}13$; $\sigma_1 = \pm\ 6{,}88$
EA	3,73	2,80	$M x_2 = 19{,}64$; $\sigma_2 = \pm\ 17{,}4$
DA	12,38	18,50	$r_{12} = + 0{,}96 \pm 0{,}036$
DC	14,20	26,10	$b_{21} = + 2{,}43 \pm 0{,}091$
DB	19,51	49,20	

Ihr Sinn ist in Worten ausgedrückt: wenn die Menge des ausgestoßenen Harnstoffstickstoffs um 1 mg wächst, nimmt die Menge des Organischen um 2,43 ± 0,09 mg zu. Diese Zahl gibt nur einen Mittelwert. Fassen wir die Versuche zu vier Paaren zusammen, und zwar von dem Versuch mit geringster Harnstoffausstoßung beginnend, so entfallen ganz verschiedene und mit der Temperatur steigende Mengen Organisches auf je 1 mg Harnstoff-N, wie die folgende Zusammenstellung zeigt:

Ausgestoßener Harnstoffstickstoff	Organisches auf 1 mg Harnstoffstickstoff
0,84— 3,73 mg	0,405
3,73—12,38	1,81
12,38—14,20	4,18
14,20—19,51	4,35

Die geringste Menge (0,405) bleibt noch hinter der Menge zurück, die bei der Katze beobachtet wurde (= 0,7; s. S. 108), die größte (4,35) ist über 10mal so groß. Bei steigender Temperatur und dadurch gesteigerter Geschwindigkeit der Harnstoffausstoßung nimmt die Menge der Schleppersubstanz, die pro Masseneinheit erscheint, erheblich zu.

Die Wirkung veränderter Temperatur bedeutet nicht einfach eine Veränderung der Geschwindigkeit des Stoffwechsels, sondern eine Veränderung des Zustandes der Nierenelemente. Nach unseren — allerdings wenig ausgedehnten — Erfahrungen arbeitet die Froschniere bei niederen Temperaturen sehr viel rationeller in bezug auf die Ausstoßung des Harnstoffs als bei hohen.

Wir wollen hier auf die quantitativen Verhältnisse keinen entscheidenden Wert legen, sondern uns nur an die Erfahrung halten, daß auch beim Frosch eine Schleppersubstanz für die Harnstoffausstoßung nachweisbar ist.

Damit gewinnen unsere Erfahrungen an Mensch, Katze, Kaninchen eine wesentlich erweiterte Bedeutung und wir dürfen es als eine allgemeine Eigentümlichkeit des Ausstoßungsmechanismus für Harnstoff ansehen, daß an ihm Schleppersubstanzen beteiligt sind. Ob sie stets zur Gruppe der Proteinsäuren gehören, bleibt erst noch zu erweisen.

Der Nachweis der festen zahlenmäßigen Beziehungen zwischen der ausgestoßenen Harnstoffmenge und der Menge bestimmter organischer Verbindungen, die Stickstoff und Schwefel enthalten, sagt noch nichts über den Mechanismus der Wirkung solcher Schleppersubstanzen aus. Bewiesen ist bis jetzt nur, daß die zahlenmäßige Beziehung auch für die Ausstoßung von fertig aufgenommenem Harnstoff gilt, daß die Schleppersubstanzen also nicht allgemein auftretende Endprodukte des Eiweißumsatzes sind, sondern einer besonderen Leistung bei der Ausstoßung dienen. Wie sie hierzu imstande sind, soll im folgenden erörtert werden.

3. Die Ureine.

Wir haben versuchsweise im vorstehenden mehrfach die Annahme gemacht, daß die Beziehung zwischen dem Harnstoff, soweit er ausgestoßen wird, und den Körpern der Proteinsäuregruppe deshalb so eng sei, weil diese beiden Komponenten zu einer Assoziation vereinigt seien. Die Durchführung dieser Annahme führte uns auf Körper, die zu 71,7—75% aus Harnstoff und im übrigen, also zu 25—28,3%, aus Verbindungen der Proteinsäuregruppe bestehen würden.

Gibt es solche Körper?

Die Möglichkeit, dieser Annahme eine fest begründete Basis zu geben, danke ich dem glücklichen Umstande, daß ich einen Körper untersuchen konnte, den Edlbacher bei seinen Studien über Oxyproteinsäure als solche hergestellt hat und als wohl identisch mit dem Urein Moors[1]) betrachtet.[2]) Wir wollen diese Verbindung im folgenden gleichfalls als ein Urein bezeichnen und von nun an allgemein unter Ureinen Assoziationen des Harnstoffs mit stickstoff- und schwefelhaltigen Verbindungen verstehen, die zum Sekretionsmechanismus des Harnstoffs gehören. Das entspricht nicht ganz der Nomenklatur Moors[1]), scheint aber sachlich gerechtfertigt.

---

[1]) Ztschr. f. Biol., Bd. 45, 1904, S. 420—463.

[2]) Meinem Freunde und Kollegen Edlbacher danke ich herzlichst, daß er mir den ganzen Rest des von ihm dargestellten „Urein“ zur Untersuchung überlassen hat.

Das genannte Urein ist ein höchst bemerkenswerter Körper. EDLBACHER zeigte, daß über 95% des Stickstoffs dieser Verbindung durch Urease als Ammoniak abgespalten werden können, also Harnstoff sind. Meine Analysenzahlen sind: auf 100 mg Urein 41,19 mg Gesamtstickstoff, 39,23 mg Harnstoffstickstoff. Es stammen also 95,24% des Gesamtstickstoffs aus Harnstoff, genau wie EDLBACHER es angegeben hat. Wir können diese Tatsache aber auch etwas anders ausdrücken und sagen: auf 100 mg Urein entfallen 39,23 × 2,143 = 84,09 mg Harnstoff. Der Rest von 15,92% ist weiter aufzuteilen.

Der Glührückstand aus 200 mg Urein betrug 4,2 mg, also 2,1 mg auf 100. Es bleiben demnach 13,82% Organisches. In diesen 13,82 mg sind 41,19 – 39,23 = 1,96 mg Stickstoff enthalten, d. h. diese Substanz enthält 14,18% Stickstoff. Eine Schwefelbestimmung in 100 mg Urein (nephelometrisch ausgeführt) ergab 0,091 mg Schwefel, so daß der Schwefelgehalt der 13,82 mg organischer Substanz 0,658% beträgt.

Eine Substanz mit 0,658% Schwefel und 14,18% Stickstoff ist unter den „Proteinsäuren" nicht bekannt. Die Antoxyproteinsäure enthält 0,61% Schwefel aber 24,4% Stickstoff, die von HARI als Zink-, Silber- oder Cadmiumsalz dargestellte Verbindung unaufgeklärter Konstitution enthält im Zinksalz 15,97% Stickstoff und 0,3—0,62% Schwefel, kommt also der Teilsubstanz des Ureins recht nahe. Schon die Angabe, daß der Schwefelgehalt zwischen 0,3 und 0,62% schwankt, deutet darauf hin, daß es sich wohl kaum um einen chemisch scharf definierten Körper konstanter Zusammensetzung handelt. Uns ist es weniger um die Aufklärung der Konstitution zu tun, die Aufgabe der deskriptiven Biochemie sein wird, als um die physiologische Bedeutung dieser Gruppe von Stoffen, die durch Schwefel- und Stickstoffgehalt ausgezeichnet, eine nahe Beziehung zur Ausscheidung des Harnstoffs haben.

Die Zusammensetzung des Anteils des EDLBACHERschen Ureins, der nicht Harnstoff ist, hat große Ähnlichkeit mit den Substanzen, die wir als Schleppersubstanzen des Harnstoffs bei Mensch und Kaninchen kennengelernt haben, wie die folgende Zusammenstellung zeigt:

	Stickstoff in %	Schwefel in %
Proteinsäure aus Edlbachers Urein . . .	14,18	0,658
Urein aus unverändertem Harn: Mensch	15,6 ± 2,4	0,69 ± 0,09
Kaninchen	13,1 ± 2,5	0,309 ± 0,355

Es ist wohl kaum daran zu zweifeln, daß wir hier, wenn nicht die gleichen, so doch außerordentlich ähnliche Körper vor uns haben.

Wir konnten bisher die folgenden Tatsachen beibringen: In der Kolloidfraktion einer Reihe von Harnen ließ sich ein Körper der

Proteinsäuregruppe nachweisen, der sehr nahe die Zusammensetzung der Alloxyproteinsäure hatte. Dieser Körper ist dadurch ausgezeichnet, daß er — als Kaliumsalz — eine Assoziation mit Harnstoff und Phosphorsäure bildete, in der auf 1 mg Kolloid 0,55—0,69 mg Harnstoff, im Mittel 0,62 ± 0,05 mg entfallen. Die Menge Phosphor, die in Form von Phosphorsäure auf 1 mg Kolloid entfällt, beträgt etwa 0,108 ± 0,008 mg. In dieser Assoziation von 1 mg Alloxyproteinsäure und 0,62 mg Harnstoff sind also 38,2% Harnstoff und 61,8% Alloxyproteinsäure vorhanden. Wesentlich ist dabei, daß die angegebene Menge Harnstoff durch Dialyse nicht von der Alloxyproteinsäure zu trennen war.

Unter den nicht kolloidalen organischen Restsubstanzen des Harns ließ sich eine Verbindung kennzeichnen, die größte Ähnlichkeit mit der einen Komponente des EDLBACHERschen Ureins hatte, und diese Verbindung konnte als Schleppersubstanz für den Harnstoff erwiesen werden.

Rechnen wir den Harnstoff und die zu der Gewichtseinheit Harnstoff gehörige Menge Schleppersubstanz als in einer Assoziation vereinigt, so besteht diese zu 72—75% aus Harnstoff.

Es ist nun von allergrößtem Wert, daß an EDLBACHERS Urein der Nachweis erbracht werden kann, daß es Assoziationen von Harnstoff mit einem Stoff gibt, den wir der Gruppe der Proteinsäuren zurechnen müssen, und daß in einer solchen Assoziation der Harnstoffgehalt sogar bis 84% betragen kann. Unsere Vorstellung, daß der Harnstoff, soweit er ausgestoßen wird, mit Schleppersubstanzen zu einem Urein vereinigt ist, gewinnt hierdurch eine starke Stütze.

An dem EDLBACHERschen Urein ist noch eine weitere wichtige Beobachtung zu machen. Es wurden 300 mg der Substanz 30 Stunden lang gegen fließendes destilliertes Wasser dialysiert unter Benutzung derselben Hülsen, die zur Gewinnung der Kolloidfraktion der Harne gedient hatten. Nach dieser Zeit war bei den Harnen der Inhalt der Hülsen stets chlorfrei.

Es ergab sich nun auf 100 mg Urein eine Menge von 2,52 mg Gesamtstickstoff, die die Dialysehülse nicht passiert hatten. Von diesen 2,52 mg waren 1,12 mg Harnstoffstickstoff. Es ergab sich ferner, daß auf 100 mg Urein 0,090 mg Schwefel die Hülse nicht passiert hatten, d. h. daß der ganze Schwefel der Schleppersubstanz in einer kolloiddispersen Verbindung enthalten war. Von den 1,96 mg Stickstoff in 100 mg Urein, die kein Harnstoffstickstoff sind, fanden sich im Inhalt der Hülse 1,4 mg wieder. Ob dieser Differenz eine Bedeutung zukommt, oder ob sie sich nur aus den Fehlern der Differenzbestimmungen erklärt, bleibe unentschieden. Nur an reichlicherem

Material wäre die Entscheidung möglich. An den 13,82 mg Schleppersubstanz mit 0,658% Schwefel (oder an dem noch etwas geringeren Rest, falls eine stickstoffhaltige Komponente hinausdiffundiert sein sollte) haften 1,12 mg Harnstoffstickstoff entsprechend 2,4 mg Harnstoff. Diese Assoziation von 16,22 mg enthält also 14,8% Harnstoff und 85,2% der Schleppersubstanz aus der Gruppe der Proteinsäuren.

Es ist höchst bemerkenswert, daß das Urein durch Dialyse zum größten Teil in seine Komponenten zerlegt werden kann. Es ist ebenso bemerkenswert, daß es an dem aus Harn isolierten Urein gelingt, zu zeigen, daß ein Bruchteil des Harnstoffs, der die Assoziation mit der Schleppersubstanz bildet, durch Dialyse nicht entfernt werden kann, so daß wir durch Dialyse zu einem ähnlichen Körper gelangen, wie wir ihn in der Kolloidfraktion des Harns nachgewiesen haben (s. S. 114f.). Dort fanden wir auf 1 mg Alloxyproteinsäure 0,62 mg Harnstoff, hier finden wir auf 1 mg der Substanz, die der Harischen Säure ähnlich ist, 0,173 mg Harnstoff. Die der Alloxyproteinsäure ähnliche Substanz hatte 2,57% Schwefel, die der Harischen Säure ähnliche 0,658% Schwefel. Berechnen wir die Harnstoffmenge, die durch Dialyse nicht entfernt werden kann, auf 1 mg Schwefel, so haften an der Alloxyproteinsäure auf 1 mg Schwefel 24,1 mg Harnstoff, an der Proteinsäure aus Edlbachers Urein auf 1 mg Schwefel 26,5 mg Harnstoff. Ob es ein Zufall ist, daß diese beiden Mengen nahezu gleich sind, oder ob in der Tat dem Schwefelgehalt eine entscheidende Bedeutung für die Bindung der Harnstoffmenge zukommt, die durch Dialyse nicht abgetrennt werden kann, müßte erst durch weitere Untersuchungen entschieden werden. Auf 1 mg/Atom Schwefel würden 771 oder 848 mg Harnstoff entfallen, d. h. 12,85—14,01 Millimol. Die letzte Zahl, an dem Edlbacherschen Urein gewonnen, muß als die genauere gelten und sie zeigt ein glattes molekulares Verhältnis von 14 Mol Harnstoff auf 1 Atom Schwefel.

In dem nicht durch Dialyse zerlegten Edlbacherschen Urein kommen auf 1 mg Schwefel 924 mg Harnstoff, auf 1 mg/Atom Schwefel 492,8 Millimol Harnstoff. Es ist also nur $^1/_{35}$ der Harnstoffmenge des Ureins, das nicht durch Dialyse abgetrennt werden kann.

Zur weiteren Kennzeichnung des Edlbacherschen Ureins sei noch erwähnt, daß sich in der Asche aus 100 mg Urein, d. h. auf 13,56 mg organische Substanz, 0,31 mg Phosphor als Phosphorsäure fanden, während in einer Lösung von Urein im Wasser Phosphorsäure nicht einmal qualitativ nachweisbar, geschweige denn bestimmbar war. Es müssen also die 0,31 mg Phosphor in den 13,56 mg organischer Substanz organisch gebunden gewesen sein, was einem

Phosphorgehalt von 2,27% entsprechen würde. Eine Bestimmung des organisch gebundenen Phosphors in der Kolloidfraktion der Harne war nicht durchführbar, doch war (s. S. 58) eine Hindeutung auf die Anwesenheit geringer Mengen derart gebundenen Phosphors zu erkennen. Bei dieser Sachlage können wir auf eine Diskussion dieses Befundes am Urein nicht eingehen. Nur die Seltenheit des Materials rechtfertigt die Mitteilung eines einzelnen Befundes, der als Wegweiser für weitere Untersuchungen dienen kann.

Wir halten es auf Grund dieser Erfahrungen für nicht zu gewagt, wenn wir annehmen, daß der Harnstoff, soweit er durch einen besonderen Sekretionsmechanismus ausgestoßen wird, sich zunächst stets in Assoziation mit einer organischen Schleppersubstanz befindet, die durch ihren Gehalt an Stickstoff und Schwefel als ein Glied der Reihe der Proteinsäuren gekennzeichnet ist. Das bedeutet: es wird gar nicht Harnstoff ausgestoßen, sondern Ureine. Daß diese zum größten Teil schon durch Dialyse zum Zerfall gebracht werden, zeigt wie labil sie sind, und macht es verständlich, daß gröberen chemischen Eingriffen gegenüber sich keine dieser Assoziationen halten kann, so daß bei keiner der üblichen Bestimmungsmethoden des Harnstoffs etwas von ihrem Vorkommen zu bemerken ist. Nur MOOR[1]) ist schon 1903 auf eine solche Assoziation gestoßen, ohne freilich ihre Natur zu erkennen.

---

[1]) Ztschr. f. Biol., Bd. 44, 1903, S. 121—160.

VIII. Die Ausstoßung der Purinkörper.

Die Schwierigkeit der Erforschung des Sekretionsmechanismus der Purinkörper liegt darin, daß bei den Säugetieren ein relativ kleiner Anteil des Stickstoffs in Form von Purinderivaten ausgestoßen wird. Vögel würden voraussichtlich geeignetere Versuchstiere sein.

Immerhin ist es gelungen, eine recht nahe Beziehung zwischen der Ausstoßung des Purinstickstoffs zu einem Teil der „Gesamtkohlenhydrate" zu erkennen, und die folgenden Betrachtungen dürfen

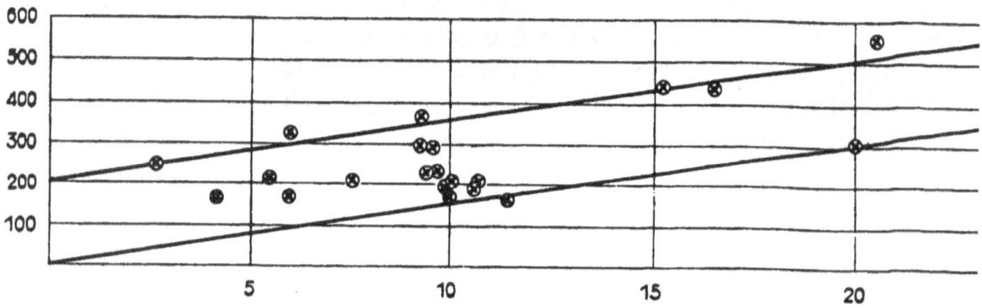

Fig. 11.
Abszisse: Purinstickstoff in mg pro Stunde. Ordinate: Gesamtkohlenhydrate, mg pro Stunde (Mensch).

wohl als hinreichender Wahrscheinlichkeitsbeweis dafür gelten, daß in dieser Beziehung ein wesentlicher Zug des Sekretionsmechanismus der Purine erkannt ist.

Daß wir es bei den sogenannten „Gesamtkohlenhydraten" mit einem Stoffgemisch zu tun haben, das chemisch recht wenig gut definiert ist, wurde schon betont. Es ist demnach gar nicht zu erwarten, daß die ganze Menge dieses Stoffgemisches in Beziehung zu irgendeinem einzelnen harnpflichtigen Stoffe oder einer Stoffgruppe stehen sollte.

Stellen wir, wie es in der Fig. 11 geschehen ist, die stündlich ausgeschiedene Menge des Purinstickstoffs als Abszisse und die — als Traubenzucker gerechnete — Menge der Gesamtkohlenhydrate als Ordinate dar, so ist zwar ohne weiteres zu erkennen, daß der steigenden Ausscheidung von Purinstickstoff eine steigende Ausscheidung an Gesamtkohlenhydraten (Ges.K.H.) entspricht, aber eine Durchrechnung des Materials verspricht keinen Zahlenwert von hinreichender Genauigkeit. Ein anderer Weg führt in diesem Falle weiter. Wir können fragen, welches die geringste Menge Ges.K.H. ist, die auf eine Ausscheidung von 1 mg Purin-N entfällt. Verbinden wir die beiden Werte für die Harne D und AM miteinander, so geht die so bestimmte Linie durch den Koordinatenanfangspunkt und alle anderen Werte liegen oberhalb dieser Linie. Ziehen wir zu dieser Linie in einem Abstande, der 200 mg Ges.K.H. pro Stunde entspricht, eine Parallele, so liegen die relativ höchsten Werte der Ges.K.H. auf dieser Linie. Diese Konstruktion ist zunächst keineswegs zwingend, sie stellt nur eine mögliche Deutung der Beobachtungen dar. In Worten würde die Deutung lauten: Auf je 1 mg Purin-N entfallen 14,5 mg Ges.K.H. Diese Beziehung gilt bei den beiden Harnen D und AM für die ganze beobachtete Menge der Ges.K.H. In allen anderen Harnen hat ein Teil der abgegebenen Ges.K.H. keine Beziehung zur Größe der Purinausscheidung. Die Menge dieses Anteils steigt bis auf 200 mg pro Stunde (2,45 mg pro kg/Stunde).

Tabelle 59.

Mensch.

x_1 = Purinstickstoff, mg pro Stunde.

x_2 = Gesamtkohlenhydrate, mg pro Stunde.

Harn	x_1	x_2	Harn	x_1	x_2
D	11,4	167	AM	20,1	316
X	6,0	175	AB	16,5	446
K	9,7	239	AF	20,5	567
N	10,1	217	AH	9,7	294
M	10,7	220	AG	15,2	452
S	10,6	200	AN	9,4	234
J	10,0	177	CA	1,6	334
R	4,2	199	AP	9,3	372
L	7,6	211	AQ	10,2	262
O	2,4	242	AR	8,7	455
Q	6,0	325	AS	10,3	296

Läge nur diese eine Beobachtung für den Menschen vor, so stünde die Deutung auf sehr schwachen Füßen. Wenn wir aber die Zahlen der folgenden Tab. 60 graphisch darstellen, in denen die entsprechenden Erfahrungen an der Katze, dem Hammel, dem Rind und Elefanten enthalten sind, so ergibt sich eine Übereinstimmung mit den Beziehungen, die sich beim Menschen fanden. Wir tragen daher auch die beiden Menschenharne D und AM, aus denen wir die minimale Menge an Ges.K.H. auf 1 mg Purinstickstoff berechneten, umgerechnet auf kg und Stunde in Fig. 12 ein.

Tabelle 60.

Säugetiere.

x_1 = Purinstickstoff in mg pro kg/Stunde.
x_2 = Gesamtkohlenhydrate in mg pro kg/Stunde.

Harn	x_1	x_2	Harn	x_1	x_2
	a) Katze			c) Hammel	
BB	0,0255	1,404	DL	0,0146	2,90
BA	0,0550	4,95	DO	0,0615	4,12
BK	0,0696	2,88			
BE	0,1060	5,05		d) Elefant	
BD	0,1404	5,35	DE	0,0024	1,10
	b) Rind		DF	0,0115	1,35
DU	0,077	5,40	DH	0,0279	2,24
DP	0,035	4,40	DG	0,0111	1,24
DW	0,096	5,80	DJ	0,0293	4,21
DT	0,115	5,50			
DQ	0,107	9,90			
DR	0,030	4,10			
DS	0,098	3,30			

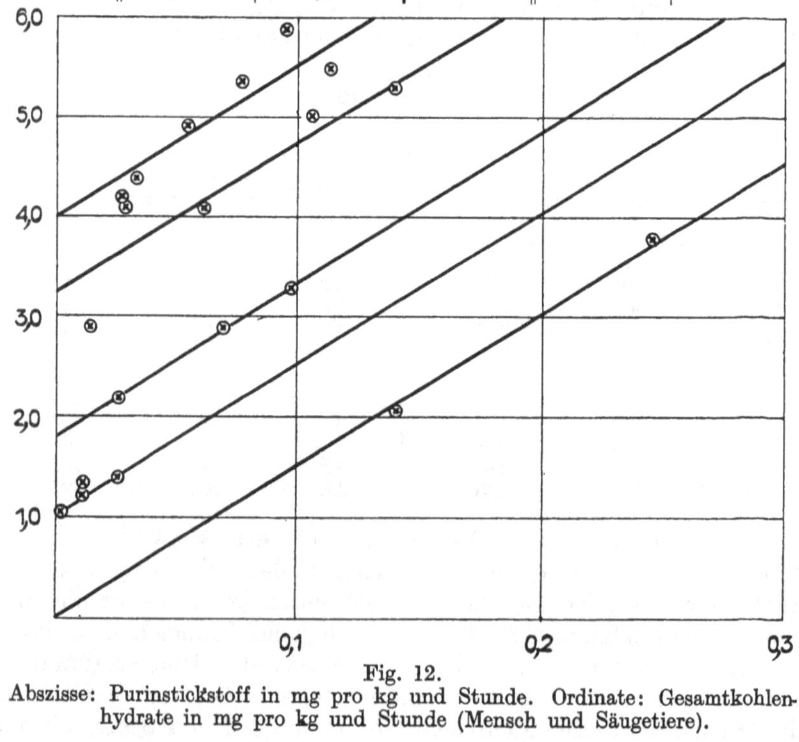

Fig. 12.

Abszisse: Purinstickstoff in mg pro kg und Stunde. Ordinate: Gesamtkohlenhydrate in mg pro kg und Stunde (Mensch und Säugetiere).

Die bildliche Darstellung läßt erkennen, daß wir vier Tierharne (es sind 3 Elefantenharne und der Katzenharn BB) wieder sehr gut durch eine Gerade ausgleichen können, die parallel zu der Geraden geht, die beim Menschen die Werte D und AM verband. Alle weiteren Tierharne liegen oberhalb dieser Linie, genau wie beim Menschen alle oberhalb der Linie D, AM lagen. Wie die weiteren Parallelen in Fig. 12 zeigen, sind noch weitere Gruppen von Harnen vorhanden, in denen immer auf 1 mg Purinstickstoff 14,5 mg Ges.K.H. entfallen. Der Unterschied der Gruppen liegt nur in dem Betrage der Ges.K.H., die in keiner Beziehung zur Purinausscheidung stehen. Ihre Menge ist bei den untersuchten Säugetieren größer als 1,05 mg pro kg/Stunde und kleiner als 4,55 mg pro kg/Stunde, d. h. nicht unerheblich höher als beim Menschen.

Durch diese vergleichenden Erfahrungen gewinnt unser Resultat erheblich an Sicherheit. Die Mengen des Purinstickstoffs, die in ihrer Beziehung zu den Ges.K.H. untersucht wurden, variieren um das 100fache, bezogen auf kg Körpergewicht und Stunde. Es kann wohl kaum ein Zufall sein, daß sich immer wieder eine quantitativ gleiche Beziehung ergibt.

Wenn auf 1 mg Purinstickstoff 14,5 mg Ges.K.H. ausgeschieden werden, so bedeutet das, daß auf den Purinkern mit seinen 4 Stickstoffatomen $56 \times 14{,}5 = 812$ mg eines Stoffes entfallen, der durch die Farbenreaktion mit Resorcin als ein Kohlenhydrat gekennzeichnet ist. Wenn wir als allgemeine Formel der Polysaccharide die empirische Formel $(C_6H_{10}O_5)_n$ annehmen, d. h. $n \times 162$, so entspricht die Menge von 812 mg, als Molekulargewicht betrachtet, $5{,}01 \times 162$, d. h. genau dem Molekulargewicht eines Pentasaccharids. Das wäre also das minimale Molekulargewicht, errechnet unter der Annahme, daß auf 1 Molekül des Purinkörpers auch 1 Molekül der Schleppersubstanz entfiele.

Wenn diese Angaben auch nicht als ein exakter Beweis für die Annahme gelten können, daß zur Ausscheidung der Purinderivate für jeden Purinkern ein Molekül eines Pentasaccharids erforderlich ist, so verlangen doch die Beobachtungen, die zu dieser Auffassung führen, auf alle Fälle eine Erwähnung. Es ist doch wohl kaum ein Zufall, daß für Mensch, Katze, Hammel, Rind und Elefant sich zwanglos eine Beziehung ergibt, die 1 mg Purinstickstoff mit 14,5 mg „Gesamtkohlenhydraten" verknüpft erscheinen läßt, und daß dieses Verhältnis, wie die nachträgliche Umrechnung zeigt, gerade einem glatten molekularen Verhältnis zwischen Purinkern und Polysaccharidmolekül entspricht. Der deskriptiven Biochemie wird die Aufgabe erwachsen, diese errechnete Verbindung darzustellen. Einen

Hinweis auf ihre Existenz gibt die Angabe von FLEURY[1]), daß die Harnsäure im Harn mit einer Substanz X gekoppelt sei, die Kupfer zu binden vermag. Wenn FLEURY vermutungsweise eine Aminosäure als diese gekoppelte Substanz annimmt, so ist in meinem Beobachtungsmaterial dafür keinerlei Anhalt zu finden, ja sie ist sogar als ausgeschlossen abzulehnen, da Harne zur Beobachtung kamen, bei denen zwar Purinderivate, aber keine Aminosäuren bestimmbar waren.

Die vorstehenden Betrachtungen waren abgeschlossen, als sich herausstellte, daß offenbar ein erheblicher Teil der Gesamtkohlenhydrate zu jener Stoffgruppe zu rechnen ist, die in naher Beziehung zur Ausscheidung der Salze der Alkalimetalle steht.

Es lag daher der Versuch nahe, durch eine partielle Korrelationsrechnung, in die als dritte Größe die ausgestoßenen Äquivalente der Alkalimetalle aufgenommen würden, eine festere Begründung der Beziehungen zwischen Ges.K.H. und Purinstickstoff zu geben. Eine solche Rechnung verspricht wenigstens für den Menschen ein einigermaßen brauchbares Resultat, da im Mittel mehr als die Hälfte der Ges.K.H. in Beziehung zur Ausscheidung der Purinkörper steht.

Tabelle 61.

Mensch.

x_1 = Purinstickstoff, ausgeschieden pro Stunde in mg.
x_2 = Gesamtkohlenhydrate pro Stunde in mg.
x_3 = Summe von Natrium, Kalium und Ammonium, ausgestoßen pro Stunde in mg-Äquivalenten.

Harn	x_1	x_2	x_3	
M	10,7	220	9,2	$Mx_1 = 10{,}2;\ \sigma_1 = \pm\ 4{,}755$
S	10,6	200	13,4	$Mx_2 = 303;\ \sigma_2 = \pm\ 117{,}5$
J	10,0	177	14,6	$Mx_3 = 19{,}8;\ \sigma_3 = \pm\ 8{,}3$
R	4,2	199	25,3	$r_{12} = +\ 0{,}794$
L	7,6	211	20,9	$r_{13} = +\ 0{,}336$
O	2,4	242	10,3	$r_{23} = +\ 0{,}725$
Q	6,0	325	12,3	$r_{12,3} = +\ 0{,}85 \pm 0{,}078$
AB	16,5	446	28,9	$r_{13,2} = -\ 0{,}805 \pm 0{,}096$
AF	20,5	567	29,8	$r_{23,1} = +\ 0{,}80 \pm 0{,}10$
AH	9,7	294	17,6	$b_{21} = +\ 16{,}6 \pm 1{,}52$
AG	15,2	452	30,2	$b_{23} = +\ 6{,}7 \pm 0{,}84$
AN	9,4	234	12,1	
AP	9,3	372	32,8	

Wie die Tab. 61 zeigt, bestätigt sich diese Erwartung. Der Regressionskoeffizient $b_{21} = +\ 16{,}6 \pm 1{,}52$ sagt aus, daß bei einer konstanten Ausscheidung an Alkalisalzen auf 1 mg Purinstickstoff

[1]) Journ. de pharmacie et de chim., Bd. 2, 1925, S. 195—203.

16,6 ± 1,52 mg Kohlenhydrate entfallen. Diese Zahl stimmt befriedigend mit der graphisch ermittelten überein.

Eine entsprechende Berechnung, durchgeführt mit allen 7 Harnen vom Rind, verspricht kein gutes Ergebnis, weil in diesem Falle die große Menge der ausgestoßenen Kalisalze mit ihren Schleppersubstanzen ganz das Bild beherrscht (s. Tab. 62). In der Tat ist die Beziehung zwischen Purinkörpern und K.H. nicht einmal als qualitativ gesichert anzusehen. Der partielle Regressionskoeffizient ist $b_{12} = + 12{,}1 \pm 18{,}4$, d. h. mit Rücksicht auf die Streuung bleibt sein Wert völlig zweifelhaft. Bemerkenswert ist, daß sich für Mensch und Rind mit befriedigender Übereinstimmung der gleiche Wert für die Menge der K.H. ergibt, die auf 1 mg Äquivalent der Alkalimetalle kommen. Davon wird weiter unten zu sprechen sein (s. S. 132). Wir werden daran zu denken haben, daß beim Rind die Allantoinausscheidung, deren Größe nicht bestimmt wurde, das Bild vielleicht wesentlich verändern und eine Beziehung der K.H. zu der Summe von Stickstoff aus Harnsäure, Purinbasen und Allantoin vielleicht deutlich hervortreten würde.

Tabelle 62.

Rind.

x_1 bis x_3 wie in Tabelle 61.

Harn	x_1	x_2	x_3	
DU	0,077	5,40	0,45	$Mx_1 = 0{,}078$; $\sigma_1 = \pm 3{,}18$
DP	0,035	4,40	0,63	$Mx_2 = 5{,}49$; $\sigma_2 = \pm 2{,}075$
DW	0,096	5,80	0,54	$Mx_3 = 0{,}62$; $\sigma_3 = \pm 0{,}244$
DT	0,115	5,50	0,67	$r_{12} = + 0{,}56$; $r_{12,3} = + 0{,}23 \pm 0{,}35$
DQ	0,107	9,90	1,14	$r_{13} = + 0{,}58$; $r_{13,2} = + 0{,}29 \pm 0{,}34$
DR	0,030	4,10	0,29	$r_{23} = + 0{,}76$; $r_{23,1} = + 0{,}64 \pm 0{,}224$
DS	0,098	3,30	0,62	$b_{21} = + 12{,}1 \pm 18{,}4$
				$b_{23} = + 5{,}6 \pm 1{,}96$

Zusammenfassend können wir sagen: Es besteht kein Zweifel, daß eine enge sachliche Beziehung zwischen der Menge des ausgestoßenen Purinstickstoffs und einem Anteil der Fraktion der Ges.-K.H. besteht. Wenn wir als wahrscheinlichsten Wert auf 1 mg Purinstickstoff 14,5 mg Kohlenhydrate rechnen, so kann diese Zahl mit einem Fehler von 10—20% behaftet sein, d. h. es könnte auf einen Purinkern ein Polysaccharid mit 5 oder 6 Monosaccharid-Molekülen entfallen.

IX. Die Ausstoßung der Salze.

Der Erforschung des Sekretionsmechanismus der Salze erwächst eine eigentümliche Schwierigkeit daraus, daß nicht einfach auf Grund irgendeiner analytischen Bestimmung gesagt werden kann, wie groß die Menge und welches die Art der Salze ist, die durch einen eigenen Sekretionsmechanismus ausgestoßen werden. Wir haben schon die Mengen der Salze zu bestimmen gesucht, die als ausgeschwemmt zu bezeichnen sind (s. S. 36f.). Da ihre Menge recht gering ist, fällt ein Irrtum in der Bestimmung dieser Größe nicht schwer ins Gewicht, ja selbst, wenn die ganze ausgeschiedene Menge als ausgestoßen betrachtet würde, so könnte das nur bei Harnen mit sehr hohen Stundenmengen einen wesentlichen Fehler in die Betrachtung einführen. Viel schwerwiegender ist die Schwierigkeit, die daraus erwächst, daß an dem Sekretionsmechanismus des Wassers, des Harnstoffs und wohl auch der Harnsäure und des Kreatinins anorganische Elemente beteiligt sind. Das Kalium, das wir mit Chondroitinschwefelsäure verbunden fanden, bedarf keines eigenen Sekretionsmechanismus, ebensowenig das, das an Alloxyproteinsäure gebunden ist. Die phosphorsauren Salze, die in Assoziationen mit Harnkolloiden ausgeschieden werden, scheiden ebenfalls aus, wenn gefragt wird, ob besondere Mechanismen zur Ausstoßung der mineralischen Bestandteile des Harns erforderlich sind. Aminosäuren, Hippursäure und Harnsäure werden auch als Salze ausgeschieden, sie beschlagnahmen also wieder einen Teil der anorganischen Ionen, und es ist fraglich, welcher Anteil dieser Verbindungen den Ausscheidungsmechanismus der Alkalisalze benutzt.

Das sind durchsichtige Einzelfälle. Es ist aber nach diesen Erfahrungen allgemein zu fragen, wie groß die Menge der mineralischen Harnbestandteile ist, die an den Sekretionsmechanismen des Wassers und der verschiedenen Stickstoffverbindungen beteiligt sind. Erst wenn es gelingt, diese Stoffmengen abzutrennen, bleibt der Rest übrig, für den besondere Sekretionsmechanismen zu erwarten sind.

Wenn zunächst nur von den Mengen dieser Stoffe die Rede ist, so muß sogleich betont werden, daß damit das Problem nicht genügend gekennzeichnet ist, denn es fragt sich weiter, welcher Art die Stoffe sind, die für besondere Sekretionsmechanismen übrigbleiben, wobei sowohl an Salze wie an Ionenarten zu denken ist.

Um einen Zugang zur Beantwortung dieser schwierigen Fragen zu finden, wollen wir die Versuche betrachten, in denen die Salzausscheidung durch besondere Maßnahmen gesteigert ist. Als Vergleichsversuche wählen wir normale Tagesharne, bei denen die Stundenmengen sowie die Mengen des ausgeschiedenen Gesamtstickstoffs möglichst gleich sind.

Da wir schon auf Grund anderer Erfahrungen zu der Vorstellung gelangt sind, daß eine Salzdrüse existiert, durch die die Natrium- und Kaliumsalze der Salzsäure und Kohlensäure, dagegen keine Calcium- und Magnesiumsalze ausgestoßen werden, so wählen wir als Maß der Leistung dieser Drüse die Summe Natrium plus Kalium, ausgedrückt in mg Atomen.

Als erstes Material dienen die Harne AV und AS (normale Tagesharne) mit 513 mg Gesamtstickstoffausscheidung und die Harne AP und AQ, von denen AP eine Kochsalzdiurese darstellt, AQ eine Diurese durch Natriumbicarbonat. Die Gesamtstickstoffausscheidung beträgt bei ihnen 525 mg pro Stunde, ist also von den Vergleichsharnen kaum verschieden. Tab. 63 gibt die Zahlen. Es besteht eine enge Beziehung zwischen der Menge der organischen Substanz und der Menge der Salze. Auf 1 Äquivalent der Alkalimetalle entfallen 29,8 $\pm$ 3,1 mg Organisches.

Tabelle 63.

Mensch.

x_1 = Organische Restsubstanz in mg pro Stunde (vgl. Tab. 28).
x_2 = Natrium plus Kalium in mg/Atom pro Stunde.

Harn	x_1	x_2	
AV	613	13,65	$Mx_1 = 897;\quad \sigma_1 = \pm\ 316$
AS	566	9,79	$Mx_2 = 21{,}11;\ \sigma_2 = \pm\ 9{,}62$
AP	1074	32,71	$r_{12} = +\ 0{,}905 \pm 0{,}093$
AQ	1334	28,31	$b_{12} = +\ 29{,}8 \pm 3{,}1$

Bei der Katze sind die Harne BK, BE, BD bei reichlichen Kochsalzgaben gewonnen, BB stellt den Vergleichsharn bei Hunger dar.

Da nicht in allen Fällen die vollständige Aufteilung des Stickstoffs ausgeführt wurde, kann nicht in der Weise wie beim Menschen die Menge der organischen Restsubstanz berechnet werden. Es wurde daher so verfahren, daß von der Gesamtmenge der organischen Substanz die 4 N-Verbindungen: Harnstoff, Harnsäure, Purinbasen, Kreatinin sowie das Kolloidgemisch A subtrahiert wurden. In dem Rest steckt dementsprechend außer den undefinierten Verbindungen auch noch die Menge der Hippursäure und der Aminosäuren. Eine Beeinträchtigung der Genauigkeit würde sich hieraus nur dann ergeben, wenn die Mengen dieser Verbindungen in den einzelnen Versuchen erheblich verschieden wären.

Tabelle 64.

Katze.

x_1 = Organische Substanz, vermindert um Harnstoff, Purinkörper, Kreatinin und Kolloidgemisch A in mg pro kg/Stunde.
x_2 = Natrium plus Kalium in mg/Atomen pro kg/Stunde.

Harn	x_1	x_2	
BB	12,91	0,0899	$M x_1 = 43,55$; $\sigma_1 = \pm 19,35$
BK	43,58	1,3042	$M x_2 = 1,495$; $\sigma_2 = \pm 1,17$
BE	52,00	1,6583	$r_{12} = + 0,843 \pm 0,145$
BD	65,70	2,9293	$b_{12} = 13,9 \pm 2,4$

Wieder ergibt sich eine recht enge Beziehung zwischen der organischen Substanz einerseits und den Äquivalenten der Alkalimetalle andererseits. Auf 1 Äquivalent der Metalle entfallen 13,9 ± 2,4 mg Organisches.

Beim Rind stehen alle Harne unter der — freilich sehr verschieden starken — Wirkung einer Diurese, die durch Kaliumnitrat hervorgerufen worden ist. Es werden dementsprechend sämtliche 7 Harne verwendet (Tab. 65).

Tabelle 65.

Rind.

x_1 = Organische Restsubstanz in mg pro kg/Stunde (vgl. Tab. 29).
x_2 = Natrium plus Kalium in mg/Atom pro kg/Stunde.

Harn	x_1	x_2	
DU	26,0	0,355	$M x_1 = 25,1$; $\sigma_1 = \pm 4,505$
DP	25,6	0,612	$M x_2 = 0,539$; $\sigma_2 = \pm 0,214$
DW	23,7	0,422	
DT	27,4	0,570	
DQ	33,6	0,976	$r_{12} = + 0,79 \pm 0,144$
DR	18,6	0,266	$b_{12} = + 16,7 \pm 3,05$
DS	20,7	0,575	

Auf 1 Äquivalent der Alkalimetalle entfallen 16,7 ± 3,05 mg organische Substanz.

Es ist eine vorläufig noch offene Frage, ob das Ammonium durch die Salzdrüse zur Ausscheidung gelangt, entsprechend seiner nahen Verwandtschaft mit den Alkalimetallen. Um diese Frage zu entscheiden, benutzen wir das gleiche Versuchsmaterial, das eben diskutiert wurde, mit dem einzigen Unterschied, daß wir anstatt der Summe der Äquivalente von Natrium und Kalium die Summe von Natrium, Kalium und Ammonium in Korrelation zu der Menge der organischen Restsubstanz setzen. Diese Summe nennen wir im folgenden x_3.

Für die Versuche am Menschen (Tab. 63) ist x_3:

Harn	x_3	
AV	14,95	$M x_3 = 22{,}37;\ \sigma_3 = \pm 12{,}45$
AS	10,95	
AP	33,51	$r_{13} = + 0{,}987 \pm 0{,}015$
AQ	30,07	$b_{13} = + 25 \pm 1{,}4$

Bei der Katze ergänzen wir die Rechnung der Tab. 64 durch die folgenden Werte von x_3:

Harn	x_3	
BB	0,177	$M x_3 = 1{,}7015;\ \sigma_3 = \pm 1{,}074$
BK	1,550	
BE	1,890	$r_{13} = + 0{,}987 \pm 0{,}015$
BD	3,189	$b_{13} = + 17{,}8 \pm 0{,}3$

Beim Rinde die Tab. 65 durch die folgenden Zahlen:

Harn	x_3	
DU	0,451	$M x_3 = 0{,}606;\ \sigma_3 = \pm 0{,}213$
DP	0,630	
DW	0,544	$r_{13} = + 0{,}85 \pm 0{,}106$
DT	0,670	$b_{13} = + 18{,}0 \pm 2{,}25$
DQ	1,038	
DR	0,292	
DS	0,620	

Alle drei Rechnungen zeigen ganz unzweideutig, daß die Korrelation der Menge der organischen Substanz zur Summe der Äquivalente von Natrium, Kalium und Ammonium wesentlich enger ist, als zu der Summe von Natrium und Kalium allein.

	Korrelationskoeffizienten zwischen der organischen Restsubstanz und	
	Na + K	Na + K + NH_3
Mensch	$+ 0{,}905 \pm 0{,}093$	$+ 0{,}987 \pm 0{,}015$
Katze	$+ 0{,}843 \pm 0{,}145$	$+ 0{,}987 \pm 0{,}015$
Rind	$+ 0{,}79 \pm 0{,}144$	$+ 0{,}85 \pm 0{,}106$

Für Mensch und Katze nähern sich die Korrelationskoeffizienten der Einheit, sie sind 0,987 $\pm$ 0,015.

Wir sind also in der Kennzeichnung der Salzdrüse um einen Schritt weiter gekommen und können jetzt sagen, daß Natrium, Kalium und Ammonium durch sie ausgeschieden werden, mindestens insofern sie an Kohlensäure, Salzsäure oder Salpetersäure gebunden sind.

Früher diskutierte Erfahrungen machten es wahrscheinlich, daß auch Natriumphosphat, wenn es in erheblichen Mengen zugeführt wird, den gleichen Ausscheidungsweg einschlagen kann, doch scheint dieser Ausscheidungsmodus eines Phosphates gegenüber den normalen Mengen von Harnphosphaten nicht in Betracht zu kommen.

Einer besonderen Betrachtung bedürfen noch die Harne, in denen pro Zeiteinheit mehr Chloräquivalente ausgeschieden werden, als der Summe der Äquivalente von Natrium, Kalium und Ammonium entspricht.

Daß Natrium und Kalium einerseits, Chlor andererseits nicht stets in dem gleichen Verhältnis ausgeschieden werden, in dem sie in der Nahrung vorhanden sind, haben wir schon oben (s. S. 24) betont, doch war aus dieser Tatsache nur zu schließen, daß es nicht einfach die exogenen Bedingungen des Angebotes sind, nach denen die Abgabe der Elemente durch die Niere geregelt wird. Hier aber stehen wir vor einem ganz neuen Phänomen, das besonderer Betrachtung bedarf. Solange die Chloräquivalente hinter der Summe der Äquivalente von Natrium, Kalium und Ammonium zurückbleiben, besteht die Möglichkeit, daß das Chlor gemeinsam mit den Alkalimetallen ausgeschieden wird, d. h., daß es den Ausscheidungsmechanismus der Salzdrüse benutzt, den wir jetzt schon nach verschiedenen Richtungen gekennzeichnet haben.

Werden aber mehr Chloräquivalente ausgeschieden, als der Summe der Alkalimetalle entspricht, so muß auf alle Fälle Chlor in anderer — zunächst unbekannter — Bindung in den Harn übertreten.

Unsere Frage ist, ob sich an den organischen Substanzen des Harns ein Hinweis darauf finden läßt, daß die Ausscheidung des Chlors in den angeführten Fällen eines besonderen Aufwandes bedarf. Was das Material anlangt, so können wir nur fünf Harne zur Beantwortung dieser Frage verwenden.

Wie die Tab. 66 zeigt, sind in unserem Material 8 Harne mit Chlorüberschuß vorhanden. Es sei gleich erwähnt, daß unter allen beobachteten Tierharnen nur ein Katzenharn (BE) einen solchen Überschuß zeigt, so daß wir über vergleichendes Material nicht verfügen. Von den 8 Fällen, die beim Menschen beobachtet wurden, scheiden die beiden Nachtharne K und N für die Untersuchung aus, da ja in der Nacht die Bedingungen der Salzausscheidung so stark verändert sind, daß Nachtharne nur unter sich verglichen werden dürften. Für einen solchen Vergleich genügen die beiden Harne um so weniger, als für Harn K der Chlorüberschuß innerhalb der Fehlergrenzen liegt. Der Harn AV scheidet ebenfalls aus, da er aus einem Versuch mit Magnesiumzufuhr stammt, wodurch die Arbeit der Salzdrüse verändert sein dürfte.

Tabelle 66.

Mensch.

x_1 = Natrium plus Kalium plus Ammonium in mg-Äquivalenten pro Stunde.
x_2 = Chlor in mg-Äquivalenten pro Stunde.

Harn	x_1	x_2	Harn	x_1	x_2
D	5,04	4,28	R	26,17	16,59
X	7,25	4,28	G	20,41	20,52 ±
K	6,51	6,58 ±	F	23,57	12,31
B	9,46	6,42	L	20,62	17,56
N	7,84	8,10 +	O	10,18	11,18 +
C	13,37	6,48	E	24,36	34,46 ++
M	9,77	11,73 +	H	17,50	15,51
S	13,92	11,26	Q	20,35	18,89
A	24,20	16,18	AV	14,95	15,86 +
J	15,53	16,00 +			

Betrachten wir die weiteren fünf Harne, so finden wir, daß bei einem, dem Harn E, der Chlorüberschuß ganz gewaltig ist, er beträgt 10,1 mg Äquivalente pro Stunde. Dieser Harn leitet uns auch sofort auf die Spur der organischen Stoffe, nach deren Vorkommen wir fragten. Die Kolloidfraktion des Harns war in diesem Falle so groß, daß zunächst an einen Analysenfehler gedacht wurde, diese Annahme mußte ausscheiden, da nicht nur die Gesamtmenge der Trockensubstanz der Kolloidfraktion, sondern auch die Zahlen für den assoziierten Harnstoff, für die Phosphorsäure und das Kalium der Kolloidfraktion ganz abnorm hohe Werte ergaben. Leider konnte, da das Material aufgebraucht war, weder die Bestimmung der gesamten Trockensubstanz und der Asche des Harns durchgeführt, noch die Kolloidwerte durch Doppelanalyse kontrolliert werden. Wie die folgende Rechnung zeigt, nimmt der Harn aber keine völlig isolierte Stellung ein, sondern verhält sich ganz entsprechend den übrigen Harnen mit Chlorüberschuß.

Welche Bedingungen dazu geführt haben, daß ein Chlorüberschuß in der Ausscheidung auftrat, ist unbekannt. Bei keinem Harn mit

Fleischkost, mit Harnstoffdiurese, Kochsalz- und Natriumbicarbonatdiurese wurde ein solcher Überschuß gefunden. Der Harn E mit dem größten Überschuß entstammt einem Versuch über Wasserdiurese.

Die folgende Tab. 67 gibt eine partielle Korrelationsrechnung zwischen der ganzen Chlormenge, der Menge des Kolloidgemisches B und der Harnmenge.

Tabelle 67.

Mensch.

x_1 = Chlor in mg-Äquivalenten pro Stunde.
x_2 = Kolloidgemisch B in mg pro Stunde.
x_3 = Harnmenge in ccm pro Stunde.

Harn	x_1	x_2	x_3	
M	11,7	115	60	$Mx_1 = 18{,}8;\ \sigma_1 = \pm 8{,}55$
J	16,0	124	104	$Mx_2 = 222;\ \sigma_2 = \pm 170{,}5$
G	20,5	155	221	$Mx_3 = 300;\ \sigma_3 = \pm 217{,}2$
O	11,2	156	538	$r_{12} = + 0{,}93 \pm 0{,}063$
E	34,5	562	577	$r_{13} = + 0{,}89 \pm 0{,}095$
				$r_{23} = + 0{,}69 \pm 0{,}235$

$r_{12.3} = + 0{,}95 \pm 0{,}045$ $\sigma_{1.23} = \pm 1{,}27$ $b_{21.3} = + 27{,}8 \pm 1{,}31$
$r_{13.2} = + 0{,}92 \pm 0{,}07$ $\sigma_{2.13} = \pm 37{,}2$ $b_{31.2} = + 42{,}5 \pm 3{,}25$
$r_{23.1} = - 0{,}815 \pm 0{,}152$ $\sigma_{3.12} = \pm 58{,}5$ $b_{23.1} = - 0{,}52 \pm 0{,}092$

Auf 1 Chloräquivalent entfallen in diesen Harnen mit Chlorüberschuß 27,8 ± 1,3 organische Substanz in kolloidaler Dispersion.

Da im Mittel nur 222 mg Kolloidgemisch B zur Verfügung stehen, so können im Mittel nur 8 mg Äquivalente Chlor in dieser Weise ausgeschieden werden, d. h. 10,8 mg Äquivalente Chlor werden in diesen Harnen im Mittel nicht durch den Mechanismus entfernt, den wir als eine Besonderheit der Harne mit Chlorüberschuß kennenlernen, sondern werden ohne Beziehung zur Menge des Kolloidgemisches B, d. h. doch wohl gebunden an Alkalimetalle, ausgeschieden.

Auf 1 g Chlor, das mit Hilfe dieses Mechanismus ausgestoßen wird, entfallen 0,793 ± 0,037 g Kolloid unbekannter Natur.

Es ist unwahrscheinlich, daß dieser Ausscheidungsmechanismus wirklich nur so selten in Tätigkeit tritt. Ich möchte glauben, daß er vielmehr einen normalen Akt der Ausscheidung darstellt, dessen Sinn wohl zu verstehen ist. Man muß bedenken, daß sicher Kalium, wahrscheinlich aber auch Natrium und Calcium, im Harn gebunden an organische Stoffe vorkommen, die im Stoffwechsel, vielleicht im Sekretstoffwechsel der Niere, entstanden sind. Als Beispiele seien das chondroitinschwefelsaure und alloxyproteinsaure Kalium genannt. Es liegt nahe anzunehmen, daß die entsprechenden Chloräquivalente nicht stets und nicht in vollem Umfange durch Ammoniak abgesättigt werden können, und daß dementsprechend zu ihrer Neutralisation organische Stoffe aufgebraucht werden, die dann als Schleppersubstanzen des Chlors im Harn erscheinen. Nur eine chemische Isolierung des oder der fraglichen Stoffe könnte diese Vorstellung beweisen. Mit der vergleichend-statistischen Methode wird eine Entscheidung unmöglich sein, da nur ein bestimmter, variabler Anteil der Chlorausscheidung diesen Mechanismus benutzt, und seine Spuren vermengt mit anderen Kolloiden gefunden werden.

Es möchte nicht unwahrscheinlich sein, daß dieser Modus der Chlorausscheidung phylogenetisch älter ist, als die Alkalisalzdrüse, die als eine besondere Erwerbung, vielleicht nur der Säugetiere, erscheint. Wir wollen diesen Mechanismus als den Mechanismus der Halogenausscheidung bezeichnen, obgleich er bisher nur für das Chlor erwiesen ist.

Fassen wir die bisherigen Resultate über die Salzausscheidung zusammen, so ergibt sich als grundsätzlich wichtiges Resultat, daß die Ausstoßung der Salze einen Aufwand von organischem Material, von Schleppersubstanzen, seitens der Niere erfordert.

Die Salzdrüse, die wir in Erweiterung früherer Erfahrungen als einen Mechanismus kennzeichnen konnten, der Natrium-, Kalium- und Ammoniumsalze ausstößt, wendet für jedes ausgestoßene mg Äquivalent eine bestimmte Menge organischer Substanz auf.

Wir fanden diese Menge für:

Mensch	$25{,}0 \pm 1{,}4$
Katze	$17{,}8 \pm 0{,}3$
Rind	$18{,}0 \pm 2{,}3$

Es wäre wohl verfehlt, die geringen Unterschiede zwischen Katze und Rind einsereits, dem Menschen andererseits als signifikant zu bewerten. Besser scheint es mir, sie zu einem Mittelwert zusammenzufassen. Die drei Werte ergeben 20 ± 2 mg auf 1 Äquivalent.

Die Bedeutung dieser Zahl wird vielleicht leichter vorstellbar, wenn wir sie für den Fall der Kochsalzausscheidung ausdrücken. Auf 58 mg Kochsalz kommen als Schleppersubstanz $20 + 2$ mg, d. h. auf 1 g Kochsalz $0{,}345 \pm 0{,}034$ g organischer Substanz, Schleppersubstanz.

Aus der früher ausgeführten (s. S. 109f.) partiellen Korrelationsrechnung, in der die Beziehung der organischen Restsubstanz einerseits zur Harnstoffausstoßung, andererseits zur Ausscheidung der Alkalimetalle untersucht wurde, hatte sich ergeben, daß auf 1 mg Atom der Alkalimetalle $23{,}8 \pm 5{,}1$ mg organische Restsubstanz entfallen, ein Wert, der den hier gegebenen Zahlen entspricht, aber mit einer stärkeren Streuung behaftet ist, da das Material, aus dem er abgeleitet wurde, weniger homogen war.

Über die Zusammensetzung dieser Schleppersubstanz läßt sich vorläufig nur wenig sagen. Ziemlich sicher darf sie als schwefelfrei angesehen werden, denn der Gehalt an Restschwefel in nicht kolloiddispersen Verbindungen ist in den Salzharnen AP und AQ nicht größer als in dem Vergleichsharn AS (von AV fehlt die entsprechende Erfahrung). Auch bei den starken Salzdiuresen beim Rind fällt auf, daß die organische Restsubstanz sehr schwefelarm ist. Das gleiche gilt bei der Katze von dem Harn BD (Salzdiurese), bei den übrigen Katzenharnen (BK, BE) ist der Gesamtschwefel nicht bestimmt.

Ein Stickstoffgehalt der Schleppersubstanz scheint möglich, ist aber aus dem vorliegenden Material nicht sicher erweisbar.

Aus der oder aus den Schleppersubstanzen der Alkalisalze läßt sich durch Hydrolyse ein Kohlenhydrat abspalten.

Das geht aus den Rechnungen über die Beziehung der Salzausscheidung zu der Menge der Ges.K.H. hervor, die wir oben bereits durchgeführt haben, als die Frage des Ausscheidungsmechanismus der Purinkörper zur Erörterung stand. Es sei hier auf die Tabb. 61 und 62 verwiesen, aus denen klar hervorgeht, daß eine enge Korrelation zwischen Ges.-K.H. und Salzausscheidung besteht.

Beim Menschen entfallen auf 1 mg Äquivalent der Alkalimetalle 6,7 $\pm$ 0,84 mg Kohlenhydrat, beim Rind 5,6 $\pm$ 1,96. Im Mittel beider also 6,2 $\pm$ 1,5 mg. Das sind 31% der gesamten Stoffmenge, die wir als Schleppersubstanzen der Alkalisalze feststellen konnten.

Sehr deutlich tritt die Beziehung der Gesamtkohlenhydrate zur Salzausscheidung beim Kaninchen hervor. Tab. 68 gibt das Zahlenmaterial. Es wurde eine 0,008-molare Salzlsöung als ausgeschwemmt gerechnet. Die Harne mit Harnstoffdiurese sind fortgelassen. Die Beziehung, gemessen durch $r_{12} = + 0{,}923 \pm 0{,}053$, ist recht eng. Der Regressionskoeffizient $b_{21} = + 16{,}9 \pm 0{,}97$ lehrt, daß auf 1 mg Äquivalent der Alkalimetalle rund 17 $\pm$ 1 mg Kohlenhydrate ausgeschieden werden. Das ist erheblich mehr, als bei Mensch und Rind. Da keine volle Stickstoffaufteilung durchgeführt worden war, kann die Beziehung der organischen Restsubstanz zur Salzausscheidung nicht mit genügender Genauigkeit ausgeführt werden, so daß nicht zu entscheiden ist, ob auch die Gesamtmenge der Schleppersubstanz für die Salze beim Kaninchen über 3mal so groß wie die Menge der Kohlenhydrate ist. Wäre das der Fall, so würde sich der Mechanismus der Salzsekretion beim Kaninchen quantitativ erheblich von dem bei Mensch und Rind unterscheiden. Sollten die Kohlenhydrate dagegen beim Kaninchen die Hauptmenge der ganzen Schleppersubstanz ausmachen, so würde ein Unterschied in der Zusammensetzung der Schleppersubstanzen bestehen.

Tabelle 68.

Kaninchen.

x_1 = Natrium, Kalium und Ammonium, vermindert um 0,008 mg Äquivalente pro 1 ccm Harn, in mg-Äquivalenten pro kg/Stunde.
x_2 = Gesamtkohlenhydrate in mg pro kg/Stunde.

Harn	x_1	x_2	
BG	0,166	4,1	$M x_1 = 1{,}026$; $\sigma_1 = \pm\ 0{,}655$
BH	0,283	7,2	$M x_2 = 22{,}1$; $\sigma_2 = \pm\ 12{,}05$
BF	0,681	24,8	
BJ	1,084	25,5	
BP	1,162	23,0	$r_{12} = +\ 0{,}923 \pm 0{,}053$
BL	0,838	19,8	$b_{21} = +\ 16{,}9 \pm 0{,}97$
BM	1,808	27,0	
BN	2,190	45,9	

Über die Beschaffenheit der kolloidalen Schleppersubstanz für die Chlorausscheidung durch den Halogenmechanismus ist schon oben (s. S. 60) das wenige gesagt, was zu sagen ist.

Als Säuren, die mit den Alkalimetallen verbunden in der Salzdrüse ausgeschieden werden, kommen in Betracht: Salzsäure, Kohlensäure, Schwefelsäure und Phosphorsäure. Die Ausscheidung erfordert äquimolekulare Mengen.

Wie die folgende Zusammenstellung (Tab. 69) zeigt, erreicht in keiner Gruppe der Harne im Mittel die Summe der Chlor- und Kohlensäureäquivalente die der Äquivalente der Alkalimetalle. Da Chlor auch ohne Alkalimetalle ausgeschieden werden kann, ist das Defizit an Säuren sogar noch größer, als aus den Mittelzahlen hervorgeht.

Tabelle 69.

Mensch.

Ausscheidung pro Stunde in mg-Äquivalenten.

x_1 = Summe der Äquivalente von Na, K, NH_3.
x_2 = Summe der Äquivalente von Cl, CO_2.
x_3 = Summe der Äquivalente von Cl, CO_2, S als Sulfat.
x_4 = Summe der Äquivalente von Cl, CO_2, S als Sulfat und P als Phosphat.

Mittelwerte	x_1	x_2	x_3	x_4
6 Nachtharne	8,24	6,75	8,51	9,71
4 Tagharne	15,85	15,59	17,50	18,93
8 Harne bei Fleischkost	22,52	16,64	20,45	22,38
7 Harne bei Wasserdiurese	19,57	20,15	21,79	23,42
2 Harne bei Salzdiurese	31,79	23,88	24,88	26,30
2 Tagesharne unter Magnesiumwirkung	15,82	13,59	14,45	15,63

Bei Tag- und Nachtharnen sowie bei den Harnen mit Wasserdiurese ist die Summe der Äquivalente von Cl, CO_2 und Sulfaten im Mittel stets größer als die der Alkalimetalle, dagegen bleibt sie bei den Harnen mit reiner Fleischkost, den Harnen, die unter Magnesiumwirkung stehen und den Salzharnen hinter der Summe der Alkalimetalle zurück. Werden noch die Äquivalente der Phosphorsäure (als primäre Phosphate gerechnet) hinzugezählt, so ist diese Summe für die Fleischharne und für die Harne unter Magnesiumwirkung (AR und AS) den Alkaliäquivalenten praktisch gleich. Dagegen wird bei den Salzdiuresen noch nicht der Betrag erreicht, der den Alkalimetallen äquivalent wäre. Nur wenn außer $NaHCO_3$ auch Na_2CO_3 ausgeschieden werden würde, könnte die äquivalente Menge aufgebracht werden.

Wie wir wissen, werden gewisse Mengen von Phosphaten, assoziiert mit Harnkolloiden, ausgeschieden und zwar durch die Stickstoffdrüse. Diese Mengen fallen also für die Bewältigung durch die Salzdrüse aus. Die Richtigkeit unserer Betrachtung wird dadurch nicht beeinträchtigt, da ja auch äquivalente Mengen der Alkalien für die Bewältigung durch die Salzdrüse in Fortfall kommen, es sei denn, daß auch Calcium- und Magnesiumphosphat in den kolloiden Assoziationen vorkommt.

Schwerwiegender ist die Tatsache, daß Kalium an Chondroitinschwefelsäure und besonders Alloxyproteinsäure (auch wohl noch andere Körper der Proteinsäuregruppe) gebunden ausgestoßen wird und daß andererseits Chlor ohne Alkalien an Kolloid gebunden ausgestoßen wird. Ziehen wir diese Tatsachen in Betracht, so muß allgemein angenommen werden, daß mindestens ein Teil der Sulfate und meist auch der Phosphate regelmäßig durch die Salzdrüse den Körper verlassen.

Ein Einblick in die Einzelheiten dieser verwickelten Verhältnisse ist zurzeit nicht zu gewinnen, doch drängt sich ein Gedanke auf: Gehen etwa auch die Salze der gepaarten Schwefelsäuren und der Glukuronsäure ganz oder teilweise durch die Salzdrüse? Benutzt vielleicht auch die Hippursäure als Alkalisalz den gleichen Weg (der Anteil der Hippursäure, der nicht in Beziehung zur Wasserausstoßung steht!)?

Wir wissen schon aus anderen Erfahrungen, daß für die Sulfate und Phosphate ein doppelter Ausscheidungsweg vorhanden ist.[1]) Hier erkennen wir die Notwendigkeit, daß ein Teil, ja unter Umständen wohl fast die ganze Menge der Sulfate und Phosphate durch die Salz-

---

[1]) Dreidrüsentheorie, S. 129—133.

drüse geht. Es ist auf Grund unseres Materials nicht möglich zu entscheiden, welcher Bruchteil der Sulfate und Phosphate im einzelnen Falle den einen und den anderen Weg einschlägt. Es ist daher auch nicht möglich, die Sekretionsmechanismen zu kennzeichnen, die etwa für die Ausscheidung von Phosphaten und Sulfaten vorhanden sind, abgesehen von dem Mechanismus der Salzdrüse, der ja die Magnesium- und Calciumsalze nicht zu bewältigen vermag.

Eine Betrachtung würde wohl zweckmäßig nicht an die Säurekomponente anknüpfen, sondern an die Menge der Erdalkalien; da aber die ausgeschiedenen Mengen dieser Stoffe nur gering sind und in unseren Versuchen nicht erheblich variieren, findet die statistische Methode keine Handhabe zur Erkenntnis eines solchen Mechanismus.

Eine nähere Betrachtung der Ausscheidungsverhältnisse von Natrium und Kalium führt auf recht bemerkenswerte Erscheinungen.

Fassen wir die normalen Tagesharne M, S, J, R ins Auge und stellen die Beziehung zwischen den ausgeschiedenen Stundenmengen an Kalium und Natrium fest, so erhalten wir das folgende Ergebnis (s. Tab. 70).

Tabelle 70.

Mensch.

x_1 = Natrium in mg-Atom pro Stunde.
x_2 = Kalium in mg-Atom pro Stunde.

Harn	x_1	x_2	
M	5,64	3,02	$Mx_1 = 10,26;\ \sigma_1 = \pm 4,47$
S	7,98	4,93	$Mx_2 = 5,10;\ \sigma_2 = \pm 1,71$
J	9,86	4,68	$r_{12} = +0,965 \pm 0,035$
R	17,55	7,78	$b_{12} = +2,52 \pm 0,092$
			$b_{21} = +0,37 \pm 0,0115$

Die Ausscheidung beider Alkalimetalle steigt gleichsinnig.

Welcher der beiden Regressionskoeffizienten (b_{12} oder b_{21}) in diesem Falle verwendet werden darf, soll erst erörtert werden, wenn wir alle übrigen Tagesharne bei Fleischkost, bei Harnstoffdiuresen, bei Kochsalzdiurese (AP), bei Diurese durch Natriumbicarbonat (A und AQ) und bei Einführung von Magnesiumoxyd (AS, AV, AR, AT) untersucht haben. Wie die folgende Tab. 71 zeigt, besteht auch bei ihnen eine positive Korrelation zwischen den ausgeschiedenen Natrium- und Kaliumäquivalenten.

Tabelle 71.

Mensch.

Bezeichnungen wie in Tabelle 70.

Harn	x_1	x_2	
A	19,15	4,41	$Mx_1 = 17{,}42$; $\sigma_1 = \pm\, 5{,}4$
AD	11,20	3,09	$Mx_2' = 3{,}91$; $\sigma_2 = \pm\, 0{,}99$
AM	14,00	3,35	
AE	16,39	3,88	$r_{12} = +\, 0{,}935 \pm 0{,}034$
AB	22,66	5,05	$b_{12} = +\, 5{,}1 \pm 0{,}186$
AF	23,83	5,03	$b_{21} = +\, 0{,}182 \pm 0{,}0066$
CA	18,80	3,94	
CB	20,79	4,44	
CC	13,66	3,46	
AP	27,09	5,62	
AQ	23,07	5,24	
AS	7,36	2,43	
AV	11,34	2,31	
AR	15,63	3,11	
AT	16,41	3,27	

In beiden Fällen ist die Korrelation sehr eng, aber die Regressionskoeffizienten sind stark voneinander verschieden, wie aus der Fig. 13 ohne weiteres erkennbar.

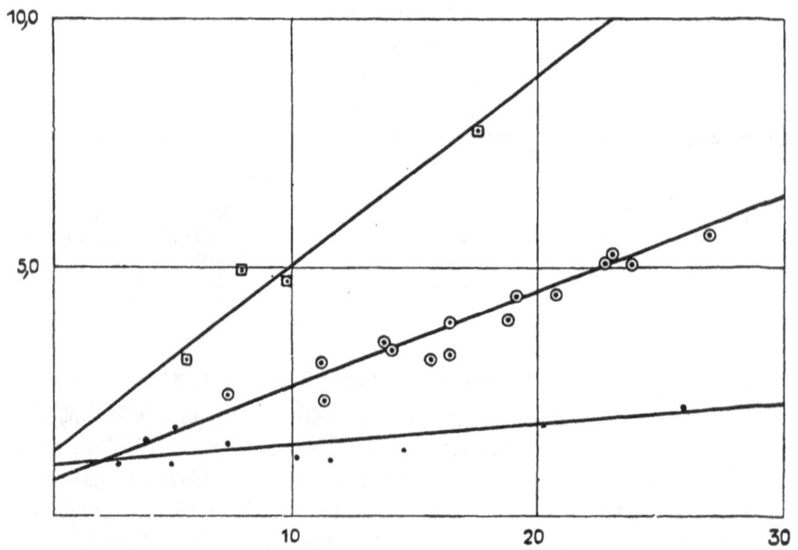

Fig. 13.

Abszisse: Natrium pro Stunde in mg-Atomen. Ordinate: Kalium pro Stunde in mg/Atomen (Mensch). • = Nachtharne. □ = Tagharne M, S, J, R. ⊙ = Tagesharne.

Beginnen wir mit dem Resultat der Tab. 71. Hier ist klar, welcher der beiden Regressionskoeffizienten als sachliches Resultat anzusehen ist, es ist $b_{21} = + 0{,}182 \pm 0{,}0066$. Seine Bedeutung in Worten ist: Wenn die Natriumausscheidung um 1 mg/Atom pro Stunde steigt, steigt die Kaliumausscheidung um $0{,}182 \pm 0{,}0066$ mg-Atom. Der andere Regressionskoeffizient $b_{12} = + 5{,}1 \pm 0{,}186$ würde bedeuten: wenn die Kaliumausscheidung um 1 mg/Atom steigt, steigt die Natriumausscheidung um $5{,}1 \pm 0{,}186$ mg/Atom. Die Frage ist, welche Größe als unabhängige Variable anzusehen ist, welche als abhängige. Formal ist das nicht zu entscheiden. Sachlich macht es natürlich einen ganz wesentlichen Unterschied, ob man fragt, wie sich die Kaliumausscheidung ändert, wenn durch äußere oder wenigstens extrarenale Bedingungen die Ausscheidung des Natriums gesteigert wird, d. h. wenn man das Natrium als die unabhängige Variable betrachtet, oder ob man umgekehrt wissen will, wie sich bei exogen variierter Kaliumausscheidung die des Natriums ändert. In unserem Falle der Tab. 71 wissen wir, welche Größe die unabhängige Variable ist, denn die Versuche AP und AQ stellen Diureseversuche mit Natriumsalzen dar und auch für den Tagesharn A ist bekannt, daß er die starke Natriumausscheidung dem Genuß von Natriumbicarbonat verdankt.

Die vier normalen Tagesharne, die in Tab. 70 zusammengefaßt sind, zeigen im Vergleich zur Natriumausscheidung erheblich vermehrte Kaliumausscheidung. Sie stimmen in ihrem Verhalten weitgehend miteinander überein und es zeigt sich, daß, wenn wir das Kalium als die unabhängige Variable betrachten, das Resultat lautet: Wenn die Kaliumausscheidung um 1 mg/Atom wächst, nimmt die Natriumausscheidung um $2{,}52 \pm 0{,}09$ mg/Atom zu. Ein strikter Beweis dafür, daß diese Auffassung die richtige ist, kann nicht erbracht werden, doch eröffnet sie ein Verständnis für die ganz verschiedenen Resultate der beiden Harngruppen. Fig. 13 läßt erkennen, daß in der Nacht eine Steigerung der Natriumausscheidung nur von einer ganz geringen Steigerung der Kaliumausscheidung begleitet ist. Die Veränderung des Funktionszustandes der Alkalidrüse durch den Schlaf der Niere tritt auch hierin hervor (s. auch S. 150).

Wie die Figg. 14 und 15 zeigen, besteht auch bei Tieren eine Proportionalität zwischen den Mengen der ausgeschiedenen Alkalimetalle. In Fig. 14 sind die Zahlen (mg/Atom pro kg/Stunde) für das Kaninchen dargestellt. Der Anstieg der Kaliumausscheidung mit steigender Natriumausscheidung ist deutlich, doch fallen verschiedene Harne stark aus der Reihe heraus, die durch die Ausgleichslinie angedeutet ist. In Fig. 15 sind die Zahlen für den Elefanten und für die Tagesharne beim Hammel zusammengestellt. Es ergeben sich zwei Gruppen von Harnen, die eine bestehend aus den drei Elefantenharnen DG, DF, DH, die andere aus den beiden Elefantenharnen DE, DJ und den drei Hammelharnen.

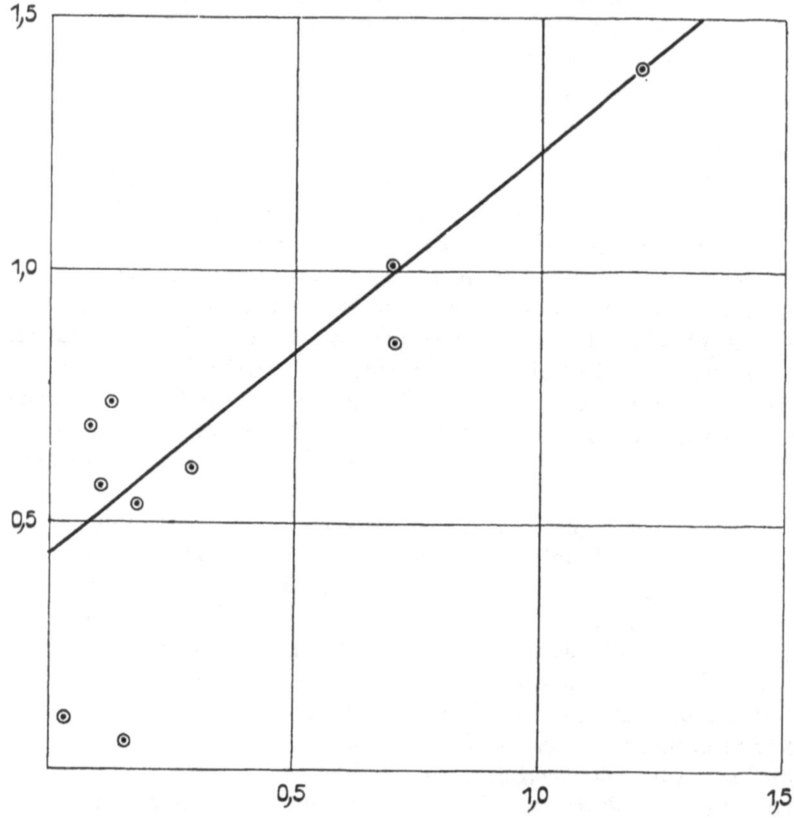

Fig. 14.
Abszisse: Natrium pro kg/Stunde in mg Atomen. Ordinate: Kalium pro kg/Stunde in mg/Atomen (Kaninchen).

Aus beiden Gruppen ist eine Proportionalität zwischen Natrium- und Kaliumausscheidung zu ersehen, in beiden Gruppen ist auch der Proportionalitätsfaktor gleich, indem auf die Zunahme der Natriumausscheidung um 1 mg/Atom die Kaliumausscheidung um 2 mg-Atome wächst. Sehr verschieden ist dagegen der (extrapolierte) Wert der Kaliumausscheidung für die Natriumausscheidung Null. Während in der ersten Gruppe beide Werte gleichzeitig Null werden (die Ausgleichslinie geht durch den Koordinatenanfangspunkt), bleibt in der zweiten Gruppe eine Kaliumausscheidung von 0,13 mg/Atom pro kg/Stunde als Rest, der unabhängig von der Natriumausscheidung ist. Eine Deutung für dieses Verhalten vermag ich nicht zu geben.

Die bisher mitgeteilten Erfahrungen liegen in der gleichen Linie, wie das Ergebnis eines bemerkenswerten Versuches, durch den Bunge seinerzeit zeigte, daß eine Zufuhr von Kalisalzen bei konstanter Kost nicht nur eine vermehrte Kaliumausscheidung bewirkt, sondern auch die Natriumausscheidung in die Höhe treibt. Es gibt aber von dieser Regel sehr bemerkenswerte Ausnahmen, die uns jetzt beschäftigen müssen.

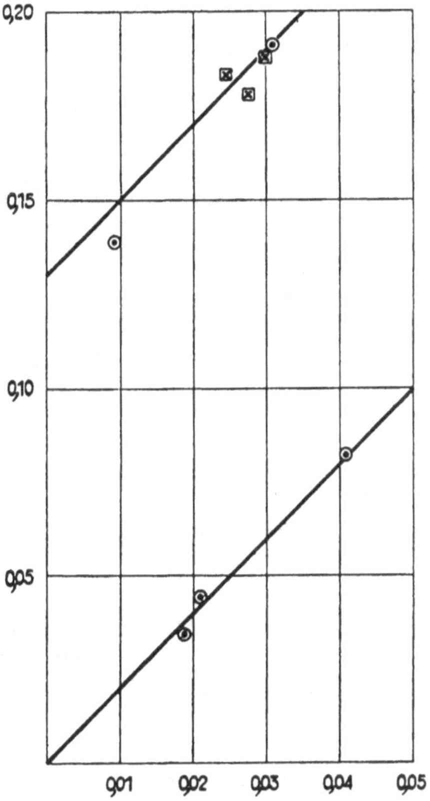

Fig. 15.
Abszisse: Natrium pro kg/Stunde in mg-Atomen. Ordinate: Kalium pro kg/Stunde in mg/Atomen.
⊙ = Elefant. ⊠ = Hammel.

Da sind an erster Stelle die Beobachtungen über die Kaliumdiurese am Rinde zu erwähnen. Alle beobachteten Stundenwerte der Kaliumausscheidung sind beim Rinde sehr hoch. Unter den Tagesharnen ist kein Stundenwert pro kg Körpergewicht kleiner als 0,3536 mg-Atom (Harn DU), das Maximum wird mit 0,951 mg/Atom pro kg/Stunde erreicht (Harn DQ). Zum Vergleich mögen die Werte für den Hammel angeführt werden, der pro kg/Stunde am Tage 0,178—0,1898 mg/Atom Kalium ausscheidet, bei einer Nahrung, die in bezug auf den Kaliumgehalt der des Rindes nahesteht. Das Verhältnis der Körpergewichte ist 60 kg (Hammel) zu 360 kg (Rind), so daß bei ähnlichen Stoffwechselintensitäten beim Rind etwa 0,1 mg/Atom Kalium pro kg/Stunde zu erwarten wären. Die Kaliausscheidung ist also durch Kalisalzgaben bis auf das neunfache gesteigert. Bei diesen starken Kaliumausscheidungen ist nun die Menge des Natriums im Harn so stark vermindert, daß von einer Ausstoßung der Natriumsalze durch die Salzdrüse überhaupt keine Rede mehr sein kann, daß vielmehr Natriumsalze nur noch als ausgeschwemmt im Harn erscheinen. Das erkennt man am besten, wenn man in diesem Falle nicht die Stundenmengen, sondern die Konzentrationen betrachtet. Die folgende Tab. 72 gibt das Beobachtungsmaterial.

Tabelle 72.

Rind.

x_1 = Kaliumausscheidung in mg/Atomen pro kg/Stunde.
x_2 = Kalium, mg/Atome in 100 ccm Harn.
x_3 = Natrium, mg/Atome in 100 ccm Harn.
x_4 = Ammonium, mg/Atome in 100 ccm Harn.

Harn	x_1	x_2	x_3	x_4
DU	0,3536	51,03	0,205	13,8
DP	0,608	31,60	0,209	9,5
DW	0,417	16,17	0,205	4,7
DQ	0,951	7,66	0,200	0,5
DR[1])	0,264	39,49	0,27	3,9
DT	0,468	9,79	2,13	2,1
DS[1])	0,463	30,26	7,30	2,95

In den ersten vier Harnen ist die Konzentration des Natriums praktisch konstant und auf den Wert einer 0,002-molaren Lösung gesunken. Das Natrium ist vollständig von der Ausscheidung durch die Salzdrüse verdrängt, während die Konzentration der Kalisalze einer 0,51-molaren Lösung entspricht, die Gesamtkonzentration der Alkalimetalle auf 0,65-molar steigt.

Diese Beobachtungen werden verständlich, wenn wir an die Erfahrungen über die Grenzkonzentrationen des Harns in bezug auf Salze denken, die Haldane[2]) und seine Mitarbeiter bei Salzdiuresen am Menschen gemacht haben. Sie fanden, daß die Harne eine bestimmte Konzentration an Chloriden plus Carbonaten erreichen, die sie auf 0,33—0,338-molar angeben. Wie wir jetzt wissen, ist die Summe der Chloride plus Carbonate kein vollwertiger Ausdruck für die Grenzkonzentration, bis zu der die Salzdrüse sezernieren kann. Sie muß ersetzt werden durch die Konzentration von Natrium, Kalium und Ammonium. Als höchste Salzkonzentration, berechnet aus Chloriden und Carbonaten, ergab sich in unsern Versuchen 0,351-molar, d. h. fast der gleiche Wert, den Haldane angibt. In

[1]) Nachtharne.

[2]) Davies, Haldane und Peskett, Journ. of physiol., Bd. 56, 1922, S. 269ff.

diesem Falle entsprach aber die Gesamtkonzentration der Alkalimetalle einer 0,436-molaren Lösung. Beim Rind steigt dieser Wert unter den Bedingungen einer ganz extremen Diurese durch Kaliumnitrat auf 0,65-molar.

Überblicken wir noch einmal die Resultate unserer Untersuchungen über die Ausstoßung der Salze, so ergibt sich als wichtigstes der Nachweis, daß auch die Salzausscheidung einen Aufwand an organischem Material seitens der Niere erfordert, d. h. daß auch in der Salzdrüse Schleppersubstanzen erzeugt werden.

Wie diese Substanzen ihre Leistung bei der Ausstoßung der Salze vollbringen, bleibt unaufgeklärt.

Die Beobachtungen über gegenseitige Steigerung der Ausscheidung bei Natrium und Kalium sowie andererseits über die Verdrängung des einen Elementes durch das andere, wenn bestimmte Grenzkonzentrationen erreicht werden, sind nur als erste Hinweise auf Verhältnisse zu werten, deren genauere Erforschung das Bild von den Sekretionsmechanismen der Alkalidrüse wesentlich vertiefen wird.

Ganz neu und unerwartet ist die Einsicht, daß ein Mechanismus für Halogenausscheidung besteht, an dem gleichfalls die Rolle von Schleppersubstanzen aufgezeigt werden konnte. Sie gehören in diesem Falle zu den Kolloiden des Harns.

X. Nachtharn und Tagharn.
(Der Schlaf der Niere.)

Bei einer Vergleichung der Nierentätigkeit am Tage und in der Nacht ist die wesentliche Frage die, ob die Unterschiede in dem Umfang und der Art der Harnbereitung exogen bedingt sind, oder ob sie auf endogene Zustandsänderungen der tätigen Elemente zurückzuführen sind, die etwa in Analogie zu den Hemmungserscheinungen der Ganglienzellen im Schlaf gestellt werden können.

Das Material, an dem diese Untersuchung ausgeführt wird, besteht aus den 7 Tagesharnen M, S, A, J, R, AR und AS, die zusammen den Harn von 253,5 Tagesstunden darstellen, und 6 Nachtharnen, D, X, K, B, N, C, die die Harnmenge von 522,8 Nachtstunden enthalten. Es werden die mittleren Stundenwerte der einzelnen Größen verglichen, die als gute Mittelwerte unter den Bedingungen einer recht gleichmäßigen Lebensweise angesehen werden dürfen.

Die erste Vergleichung kann an den Zahlen der Tab. 73 durchgeführt werden. In ihr sind die Mittelwerte für je eine Tagesstunde und eine Nachtstunde aufgeführt und im letzten Stabe die Ausscheidungsgröße der Nachtstunde in Prozenten jener der Tagesstunde.

Wenn wir in längeren Perioden die Gesamtstickstoffausfuhr und Gesamtschwefelausfuhr bestimmen, so können — bei konstanter Nahrung — beide gleich gut als Maß für die Größe des Eiweißumsatzes dienen. Soll dagegen der Eiweißumsatz in kürzeren Perioden bestimmt werden, so halten wir uns stets an die Größe der Stickstoffausscheidung, da sie viel rascher einem variablen Angebot folgt.

An der Größe der Gesamt-N-Ausscheidung gemessen beträgt der Eiweißumsatz in einer Nachtstunde 75,5% des Umsatzes einer Tagesstunde. Der Gesamtenergieumsatz erreicht während des Nachtschlafes fast den Wert des Grundumsatzes (genauer 1,05), während er am Tage das 1,6—1,8fache dieses Wertes beträgt. Der Energie-

Tabelle 73.

Mensch.

Vergleich der Tag- und Nachtharne.

Tag: M, S, A, J, R, AR, AS 253,5 Stunden.

Nacht: D, X, K, B, N, C 522, 8 Stunden.

	Tag	Nacht	Nachtwerte in Prozenten der Tageswerte
Harnmenge	76 ccm	34 ccm	44,7
Gesamtstickstoff	488 mg	369 mg	75,5
Gesamtschwefel	31,8	32,7	103,0
Organisches	1864,0	1285	69,0
Asche	770	459	59,6
Gesamtkohlenhydrate	269	200	74,5
Neutralschwefel	7,19	4,51	63,0
Rhodanschwefel	1,15	1,00	87,0
Restschwefel	6,04	3,51	58,0
Organ. im Kolloid	85,5	41,3	48,2
Harnstoff „ „	13,1	5,0	38,2
Reststickstoff „ „	8,2	3,84	47,0
Esterschwefel „ „	0,233	0,121	52,0
Neutralschwefel „ „	0,843	0,442	52,1
Phosphat „ „	2,959	1,301	44,0
Kalium „ „	0,991	0,140	14,1
Ammoniak-N, mg pro Std.	13,4	13,8	103,0
Harnstoff-N „ „ „	387,0	275	71,0
Harnsäure-N „ „ „	6,43	6,25	97,0
Purinbasen-N „ „ „	2,65	3,01	114,0
Kreatinin-N „ „ „	32,4	27,8	86,0
Hippursäure-N „ „ „	4,45 (2,79)	1,46	32,8 (52,2)
Aminosäuren-N „ „ „	8,15	7,91	97,1
mg-Atome pro Stunde:			
Natrium	11,88	5,94	50,0
Kalium	4,34	1,32	30,4
Calcium	0,101	0,074	73,1
Magnesium	0,312	0,30	96,0
CO_2	1,58	0,992	62,8
P als Phosphat (gesamt)	1,43	1,21	84,9
P als Phosphat nicht-kolloidal	1,20	1,18	92,6%
S als Sulfat	0,803	0,801	100,0
Chlor	13,57	6,02	44,5
S als Esterschwefelsäure	0,0848	0,0793	94,0
S als Gesamtschwefelsäure	0,914	0,929	102,0

umsatz einer Nachtstunde ist demnach auf 58—65% des Umsatzes einer Tagesstunde zu veranschlagen. Das Eiweiß nimmt also in der Nacht einen relativ größeren Anteil am Gesamtumsatz als am Tage, was aus stoffwechselphysiologischen Erfahrungen leicht verständlich ist.

Für die Leistungen der Niere ist in erster Linie die Größe des Eiweißumsatzes maßgebend, weshalb wir ihn — wenigstens für die

Stickstoffdrüse — als Maß der exogenen Ausscheidungsfaktoren annehmen.

Die Harnstoffausscheidung sinkt in der Nacht etwas stärker als der Gesamtstickstoffumsatz, nämlich auf 71% des Tageswertes. Zieht man in Betracht, daß in der größeren täglichen Stundenharnmenge mehr Harnstoff ausgeschwemmt wird (14,3 mg pro Stunde), so beträgt die Menge des ausgestoßenen Harnstoffs in einer Nachtstunde 73% des in einer Tagesstunde ausgestoßenen.

Die Ammoniakausscheidung ist in einer Nachtstunde 103% des Wertes der Tagesstunde. In der Nacht macht der Ammoniakstickstoff 3,75% des Gesamt-N aus, am Tage nur 2,75%. Diese relative oder sogar absolute Zunahme der NH_3-Ausscheidung in der Nacht ist ja bekannt und wird auf extrarenale Bedingungen zurückgeführt. Bemerkenswert ist, daß die ausgestoßene Menge des Harnstoff- und Ammoniakstickstoffs zusammen in der Nachtstunde 74% des Wertes der Tagesstunde ausmacht und damit schon sehr nahe dem Wert für den Gesamtstickstoffumsatz entspricht.

Weniger stark als der Gesamtumsatz ist die Kreatininausscheidung verringert, sie beträgt in der Nacht 86% des Tageswertes.

Die Purinderivate endlich verhalten sich ganz eigenartig. Von Purinbasen werden in einer Nachtstunde 114% des Wertes der Tagesstunde ausgeschieden, von Harnsäure 97%. Die Ausscheidung des gesamten Purinstickstoffs beträgt in der Nacht 101,9% des Tageswertes, d. h. beide Werte sind praktisch gleich.

Auch die Ausscheidung der Aminosäuren ist in der Nacht nur wenig verringert, es werden 97,1% des Tageswertes abgegeben.

Sehr stark vermindert erscheint die Hippursäure, die in der Nachtstunde nur 32,8% des Tageswertes ausmacht. Das kommt aber nur daher, daß ein Tagesharn (AR) eine ganz ungewöhnlich hohe Hippursäureausscheidung zeigt, lassen wir ihn bei der Mittelwertbildung fort, so beträgt die Hippursäureausscheidung pro Nachtstunde 52,2% des Wertes der Tagesstunde. Immerhin ist auch dieser Wert viel kleiner, als der allgemeinen Verringerung des Stickstoffumsatzes entspricht.

Die Gesamtschwefelausscheidung ist in der Nacht eher erhöht als erniedrigt, sie beträgt 103%, ja die Ausscheidung an Sulfatschwefel steigt in der Nacht gar auf 110% des Tageswertes, während der Schwefel der Gesamtschwefelsäure 102% ausmacht. Wenn der Schwefel der Esterschwefelsäuren in der Nachtstunde nur 94% des Tageswertes erreicht, so liegt das daran, daß die Chondroitinschwefelsäure in der Nacht erheblich vermindert ist. Die Menge des Schwefels der Esterschwefelsäuren der Kolloidfraktion, der ihre Menge mißt, sinkt in der Nacht auf 52% des Tageswertes. Dagegen werden die Esterschwefelsäuren, die nicht in kolloidaler Form ausgeschieden werden (also Indol-, Skatol-, Phenol-, Kresolschwefelsäuren), in der Nacht in einer Menge ausgeschieden, die 97,5% des Tageswertes beträgt. Der Rhodanschwefel ist in der Nacht auf 87% der Tagesstundenmenge verringert.

Besondere Beachtung verdient die Tatsache, daß die Schwefelverbindungen, die wir als „neutralen" Schwefel oder nach Abzug der Rhodanverbindungen als „Restschwefel" bezeichnen, in der Nacht stark vermindert sind. So beträgt die Nachtmenge des neutralen Schwefels 63% der Tagesmenge, die des Restschwefels nur 58%. Noch etwas stärker ist die Menge des neutralen Schwefels der Kolloidfraktion herabgesetzt, nämlich auf 52,1%, d. h. ebenso stark wie die Menge des Schwefels der Chondroitinschwefelsäure.

Für diese Verringerung ganz bestimmter Fraktionen des Schwefels können die allgemeinen Bedingungen des Eiweißumsatzes schwerlich verantwortlich gemacht werden. Gerade die Tatsache, daß sich der gesamte Schwefelumsatz in einer Weise vollzieht, die eine Tagesperiode nicht erkennen läßt, drängt zu der Auffassung, daß die starken Veränderungen in der Größe der Ausscheidung bestimmter S-Verbindungen beim Wechsel von Tag und Nacht ein Hinweis darauf sein müssen, daß diese Verbindungen eine besondere Rolle in der Funktion der Niere spielen. In der Darstellung der Sekretionsmechanismen des Wassers und des Harnstoffs hat diese Vermutung, die wir hier aus dem Vergleich von Tag- und Nachtharn ableiten, schon eine weitgehende Bestätigung gefunden (s. S. 72f. u. 98f.).

Sehr erheblich ist, wie allgemein bekannt, die Verringerung der Harnmenge pro Stunde in der Nacht. In meinen Versuchen beträgt die nächtliche Stundenmenge 44,7% jener des Tages.

Daß diese Verringerung nicht dadurch erklärt werden kann, daß die Wasserzufuhr in der Nacht sistiert, geht schon daraus hervor, daß am folgenden Tage die typische Tagesperiode der Harnmengen mit einem Maximum gegen 14 Uhr auch dann hervortritt, wenn keinerlei Nahrung oder Flüssigkeit aufgenommen wird.[1]) Die Verringerung der stündlichen Harnmenge in der Nacht darf als Ausdruck einer Änderung des funktionellen Zustandes der Niere angesehen werden und zwar als eine Hemmung der Leistung des Mechanismus der Wassersekretion.

Eine solche Minderung der Funktion der Wasserdrüse führt naturgemäß zu einer entsprechenden Verringerung der aus-

[1]) Dreidrüsentheorie, S. 159.

geschwemmten Harnbestandteile, doch spielt diese keine nennenswerte Rolle, da ja die ausgeschwemmten Stoffmengen nur recht gering sind. Wir müssen es also als eine Erscheinung besonderer Art betrachten, daß die Salzausscheidung in der Nacht stark verringert ist.

Die gesamte Aschenmenge, die pro Stunde aus dem Harn zu gewinnen ist, verringert sich in der Nacht auf 59,6% des Tageswertes, sie ist also nicht so stark verringert wie die Harnmenge. Diese Zahl läßt aber die Eigentümlichkeiten der nächtlichen Salzausscheidung nicht hervortreten. Betrachten wir die Ausscheidung der einzelnen Elemente getrennt, so zeigt sich, daß sie sich sehr verschieden verhalten. In Prozenten der Tagesstundenmengen werden in der Nachtstunde ausgeschieden von:

Magnesium	97 %
Calcium	73,1
Natrium	50,0
Kalium	30,4
Phosphor als Phosphat	84,9
Chlor	44,5
CO_2	62,8

Während die Magnesiumausscheidung kaum verringert ist, die Calciumausscheidung etwa in dem Verhältnis wie der Eiweißumsatz abnimmt, wird die Natriumausscheidung stärker reduziert, als dem Eiweißumsatz entspricht, vor allem aber die Kaliumausscheidung ganz beträchtlich verringert.

Die Vorstellung, daß diese letzte Eigentümlichkeit des Nachtharns in Zusammenhang gebracht werden könnte mit der bekannten Beziehung von Vagus und Kalium einerseits und der Anschauung, daß der Vagus der sekretionsfördernde Nerv der Niere sei andererseits, steht wohl zurzeit noch auf zu schwachen Füßen, um sie weiter auszuführen, doch wird bei künftigen Untersuchungen daran zu denken sein.

Die bisher durchgeführte Art der Vergleichung ist nur zu einer ersten Orientierung geeignet; will man in das Wesen der Unterschiede von Tag- und Nachtharn tiefer eindringen, so müssen feinere Zeichen der Übereinstimmung oder des Unterschiedes gesucht werden.

Wir führen diese Betrachtung an einigen Beispielen durch.

Es war stillschweigend die Voraussetzung gemacht, daß bei einer Verringerung des Gesamtstickstoffumsatzes auf 75,5% eine entsprechende Reduktion aller Einzelwerte der Stickstoffausscheidung zu erwarten wäre. Das ist aber nicht der Fall. Der extremste Fall liegt für die Kreatininausscheidung vor. Wir wissen, daß ihre Größe in weitestem Umfange unabhängig von der Größe des Eiweißumsatzes und ebenfalls von der stündlichen Harnmenge ist. Nach den Erfahrungen an Tagesharnen müssen wir also erwarten, daß eine Verminderung des Eiweißumsatzes auf 75,5% und eine solche der Harnmenge auf 44,7% ohne jeden Einfluß auf die Größe der Kreatininausscheidung ist. Wenn wir trotzdem die Stundenmenge dieses Stoffes auf 86% der Tagesstundenmenge sinken sehen, so können dafür nicht die allgemeinen Bedingungen des Eiweißumsatzes verantwortlich gemacht werden.

Beim Ammoniak fanden wir, daß am Tage stündlich 3,9 mg Ammoniakstickstoff ausgeschieden werden, die keine Beziehung zur Gesamt-N-Menge haben, und daß für je 1 mg Gesamt-N außerdem 0,021 mg Ammoniak-N ausgeschieden werden. Bei einem Gesamt-N-Umsatz von 369 mg, wie er für die Nachtstunden gilt, wären also am Tage 11,65 mg zu erwarten, gefunden wurden in der Nacht 13,8, d. h. 118% des zu erwartenden Wertes. Die Bedingungen der Ammoniakbildung bewirken also in der Nacht eine Steigerung der Ausscheidung um 18%.

Für die Harnsäure besteht eine Beziehung zum Gesamtstickstoffumsatz nur für die Menge, die über die endogene Harnsäureausscheidung hinausgeht. Die endogene Ausscheidung beträgt in einer Tagesstunde 4,4 mg Harnsäurestickstoff, auf je 1 mg Gesamt-N kommt außerdem 0,0061 mg Harnsäure-N, also auf 369 mg 2,25 + 4,4 = 6,65 mg. Ausgeschieden werden in der Nacht pro Stunde 6,43 mg, d. h. 96,7% des Wertes, der nach der Größe des Eiweißumsatzes zu erwarten wäre.

Eine spezifische Verminderung der Harnsäureausscheidung ist hiernach nicht erweisbar.

Ganz ähnlich liegen die Dinge für den Harnstoff. Das Verhältnis zwischen Harnstoff-N und Gesamt-N ist in den Tag- und Nachtstunden etwas verschieden. Wir teilen das Material, das oben s. S. 12) gemeinsam verarbeitet wurde, in die beiden folgenden Gruppen auf und erhalten die Tabb. 74 und 75. Es bedeutet x_1 die Menge der Gesamt-N-Ausscheidung in mg pro Stunde, x_2 die des Harnstoff-N in mg pro Stunde. In Worten ausgedrückt lauten die Beziehungen: Am Tage nimmt die Menge des Harnstoff-N um $0{,}865 \pm 0{,}014$ mg zu, wenn der gesamte N-Umsatz um 1 mg ansteigt. Diese Beziehung gilt nicht für die ganze Menge des Gesamt-N, sondern nur für die Menge, die über 41 mg hinausgeht. In der Nacht nimmt die Menge des Harnstoff-N um $0{,}83 \pm 0{,}006$ mg zu, wenn die Menge des Gesamt-N um 1 mg zunimmt. Die Beziehung gilt für die Stickstoffmengen, die über 30 mg hinausgehen.

Tabelle 74.
Tagharne, Mensch.

Harn	x_1	x_2	
M	474	358	$Mx_1 = 736;\ \sigma_1 = \pm 350$
S	442	328	$Mx_2 = 600;\ \sigma_2 = \pm 311$
A	443	374	
J	541	394	
R	583	520	
AB	1157	932	$r_{12} = + 0{,}974 \pm 0{,}015$
AD	985	773	
AF	1611	1365	$b_{21} = + 0{,}865 \pm 0{,}014$
AE	961	826	
AM	650	537	
AR	537	421	
AS	455	367	

Tabelle 75.
Nachtharne, Mensch.

Harn	x_1	x_2	
D	316	234	$Mx_1 = 650;\ \sigma_1 = \pm 492$
X	362	261	$Mx_2 = 518;\ \sigma_2 = \pm 414$
K	382	287	
B	337	239	
N	393	310	$r_{12} = + 0{,}988 \pm 0{,}008$
C	426	329	$b_{21} = + 0{,}830 \pm 0{,}006$
AG	1769	1443	
AH	1280	1089	
AN	585	473	

Aus diesen Zahlen berechnen wir die Harnstoffmengen, die einer Gesamt-N-Ausscheidung von 488 mg pro Stunde (Tageswert) und 369 mg (Nachtwert) entsprechen.

Für den Tag sind zu erwarten (488 — 41) · 0,865 = 387 mg, für 369 mg Gesamt-N am Tage: (369 — 41) · 0,865 = 284 mg, in der Nacht (369 — 30) · 0,83 = 280 mg, also kaum ein Unterschied. Die Unterschiede, die sich in dem Verhältnis des Harnstoff-N zum Gesamt-N in der Nacht zeigen, sind wohl extrarenal bedingt, denn ihre Bedeutung wird ohne weiteres verständlich, wenn man bedenkt, daß in der Nacht die Ammoniakbildung vermehrt ist. Das muß sich in einer Minderung des Harnstoffs zeigen und dementsprechend werden am Tage 86,5%, in der Nacht nur 83% des Gesamt-N zu Harnstoff.

Für unsere Betrachtung ergibt sich, daß die Harnstoffausscheidung in der Nacht nicht spezifisch verringert ist, sondern daß sie ziemlich genau den Wert hat, der dem verringerten und veränderten Eiweißumsatz der Nacht entspricht. Für die Hauptmenge der Stickstoffverbindungen läßt sich also keine Herabsetzung der Funktion in der Nacht erweisen.

Die Aminosäuren werden in der Nacht in fast unveränderter Menge ausgeschieden (97,1%), da aber ihre Beziehung zum Gesamt-N-Umsatz nicht deutlich ist, kann dieser Befund für die Beurteilung des funktionellen Zustandes der Niere nicht verwendet werden.

Die Magnesiumausscheidung hat höchstens eine ganz geringe Beziehung zur Größe des Eiweißumsatzes und keine zur Größe der Wasserausscheidung. In der Nacht werden 97% der Tagesstundenmenge ausgeschieden, ja vielleicht sogar 110%, wenn man die beiden Harne AR und AS fortläßt, deren Magnesiumausscheidung erhöht ist, da sie aus einer Beobachtungsreihe stammen, in der Magnesiumoxyd zugeführt wurde. In der Magnesiumausscheidung ist also kein funktioneller Unterschied der Niere bei Nacht gegenüber der Niere bei Tage zu erkennen.

Die Calciumausscheidung steht in Beziehung zur Größe des Eiweißumsatzes. Nach einer graphischen Darstellung beurteilt, entspricht die Verminderung der Calciumausscheidung in der Nacht gerade der Verminderung des Eiweißumsatzes. Für die Frage nach der funktionellen Veränderung der Niere in der Nacht ist die Calciumausscheidung daher nicht verwertbar, da sie im wesentlichen als Parallelerscheinung der Stickstoffausscheidung erscheint. Vielleicht ist ein kleiner Anteil der Calciumabgabe im Harn unabhängig vom Stickstoffumsatz, doch reicht das vorliegende Material zur Entscheidung dieser Frage nicht aus.

Sehr deutlich tritt der funktionelle Unterschied der Niere bei Tag und Nacht in bezug auf die Kaliumausscheidung hervor. Die Korrelationsrechnungen für Tag- und Nachtharne ergeben eine Beziehung der Kaliumausscheidung zum Gesamt-N-Umsatz und einen Rest, der keine Beziehung zum Stickstoffumsatz hat.

In den folgenden Tabb. 76 und 77 bedeutet x_1 die Gesamt-N-Ausscheidung in mg pro Stunde, x_2 die Kaliumausscheidung in mg-Atom pro Stunde.

Tabelle 76.

Tagesharne, Mensch.

Harn	x_1	x_2	
M	474	3,02	$Mx_1 = 841$; $\sigma_1 = \pm 376$
AD	885	3,09	$Mx_2 = 3{,}74$; $\sigma_2 = \pm 0{,}912$
AM	650	3,35	
AE	961	3,88	
AB	1157	5,05	$r_{12} = + 0{,}883 \pm 0{,}078$
AF	1611	5,03	$b_{12} = + 365 \pm 32$
AR	537	3,11	
AS	455	2,43	

Tabelle 77.

Nachtharne, Mensch.

Harn	x_1	x_2	
D	316	1,05	$Mx_1 = 646;\quad \sigma_1 = \pm 472$
X	362	1,01	$Mx_2 = 1,41;\ \sigma_2 = \pm 0,364$
K	382	1,50	
B	337	1,46	
N	393	1,74	$r_{12} = + 0,695 \pm 0,172$
C	426	1,16	$b_{12} = + 900 \pm 221$
AH	1250	1,34	
AG	1769	2,23	
AN	585	1,20	

Der Sinn dieser Zahlen in Worten ausgedrückt ist: Am Tage werden pro Stunde 1,43 mg/Atom Kalium ausgeschieden, die keine Beziehung zur Stickstoffausscheidung haben. Für die Kaliumausscheidung, die über diesen Betrag hinausgeht, besteht eine Beziehung zur Stickstoffausscheidung derart, daß auf ein Plus von 365 ± 32 mg Stickstoff pro Stunde 1 mg/Atom Kalium mehr ausgeschieden wird. In der Nacht ist die Ausscheidung von 0,695 mg-Atom Kalium ohne Beziehung zur Stickstoffausscheidung, die Kaliummengen, die über diesen Betrag hinaus abgegeben werden, stehen in Beziehung zur Gesamtstickstoffausscheidung derart, daß einer Zunahme der Stickstoffausscheidung um 900 ± 221 mg pro Stunde eine Zunahme von 1 mg/Atom Kalium entspricht.

In bezug auf den Anteil des Kaliums, der in Beziehung zur Stickstoffausscheidung steht, gilt natürlich das gleiche wie für die Gesamtstickstoffausscheidung selbst. Eine spezifische Verminderung dieses Anteils in der Nacht ist nicht erweisbar. Eine Deutung des Befundes, daß am Tage schon auf 365 ± 32 mg Stickstoff 1 mg/Atom Kalium entfällt, in der Nacht erst auf 900 ± 221 mg, kann vorläufig nicht gegeben werden. Vielleicht könnte man an die Beziehung von Vaguswirkung und Kaliumausscheidung denken. Die Kaliummenge, die keine Beziehung zum Stickstoffumsatz hat, ist in der Nacht auf 48,5% des Tageswertes vermindert. Für diese Verminderung kann nicht die Herabsetzung des Gesamtumsatzes oder des Eiweißumsatzes verantwortlich gemacht werden, sondern in ihr tritt eine spezifische Leistungsminderung des Mechanismus hervor, der der Kaliumausstoßung dient.

Wir wissen, daß dieser Mechanismus der gleiche ist, durch den auch die Natriumsalze ausgestoßen werden (s. oben S. 125f.). Ist das der Fall, so muß auch die Natriumausscheidung entsprechend vermindert sein. Wir fanden, daß sie in der Nacht nur 50% des Tageswertes ausmacht, konnten aber bisher nicht entscheiden, ob diese Funktionsminderung spezifisch ist. Nachdem wir nun gezeigt haben, daß die Kaliumausscheidung, soweit sie unabhängig von der Stickstoffausscheidung ist, in der Nacht auf 48,5%, d. h. etwa auf die Hälfte vermindert wird, und da wir für die Natriumausscheidung keine Beziehung zur Stickstoffausscheidung erkennen können, sie aber auch auf die Hälfte vermindert fanden, werden wir in dieser Übereinstimmung ein neues Argument dafür sehen, daß beide durch den gleichen Mechanismus ausgestoßen werden und daß dieser Mechanismus in der Nacht in spezifischer Weise in seiner Funktion gemindert ist.

Die Menge des Phosphors, der in Form von Phosphorsäure ausgeschieden wird, läßt sich in die beiden Fraktionen teilen, von denen die eine an den Kolloiden haftet, die andere nicht. Dieser letztere, größere Anteil enthält eine Menge von 0,645 $\pm$ 0,040 mg/Atom pro Stunde, die konstant bei Tag und Nacht abgegeben wird, während der Rest in naher Beziehung zur Ausscheidung des Gesamt-N steht in der Weise, daß auf 1 mg Gesamt-N 0,0011 $\pm$ 0,000048 mg/Atom Phosphor als Phosphorsäure entfallen. Den Beleg für diese Sätze liefert die früher gegebene Tabelle 12.

Der minimalen Stickstoffausscheidung von etwa 100 mg pro Stunde entspricht also eine minimale Phosphorausscheidung von 0,645 + 0,11 = 0,755 mg/Atom pro Stunde. Ist es ein Zufall, daß die Kreatininausscheidung in der Nacht 0,66, am Tage 0,77, im Mittel 0,72 mg/Molekül pro Stunde beträgt oder darf diese Tatsache in dem Sinne gedeutet werden, daß im Harn eine Kreatininphosphorsäure zur Ausscheidung kommt? Die Entscheidung muß der deskriptiven Biochemie überlassen bleiben. Wir werden aber auf die mögliche Bedeutung dieser Beziehung noch zurückkommen (s. S. 181).

Einer Gesamt-N-Ausscheidung von 488 mg (Mittel einer Tagesstunde) entsprechen 1,18 mg/Atom Phosphor als Phosphate in nicht kolloidaler Bindung, der Nachtmenge von 369 mg entsprechen 1,15 mg/Atom. Gefunden wurden pro Tagstunde 1,20, pro Nachtstunde 1,11 mg/Atom. Die Phosphorsäureausscheidung (soweit es sich nicht um kolloidal gebundene Phosphorsäure handelt), zeigt also keine spezifische Verminderung in der Nacht, sie ist vielmehr in dem Verhältnis verringert, wie es der verringerte Eiweißumsatz erwarten läßt unter Berücksichtigung der konstanten vom N-Umsatz unabhängigen Menge, die fast genau äquimolekular der gleichfalls fast konstanten Kreatininmenge ist.

Daß die Menge der ausgeschiedenen Schwefelsäure bei Tag und Nacht gleich ist, wurde schon betont.

Die Chlor- und Kohlensäureausscheidung sind in der Nacht auf 44,5 oder 62,8% verringert. Die Summe beider weist eine Verminderung auf 45,6% für die Nachtstunde auf, d. h. eine fast ebenso starke Verminderung, wie die Ausscheidung von Natrium und Kalium zusammen, soweit das Kalium nicht in Beziehung zur Stickstoffausscheidung steht.

Es werden in der Tagesstunde ausgeschieden: 11,88 mg/Atom Natrium und 1,43 mg/Atom Kalium (ohne Beziehung zum Stickstoff), in der Nachtstunde 5,94 mg/Atom Natrium und 0,70 mg/Atom Kalium, also 13,31 Na + K am Tage, 6,64 Na + K in der Nacht, d. h. in der Nacht 48,6% der Tagesmenge.

Betrachten wir die Ausscheidung der Säuren und Basen zusammenfassend, so heben sich zwei deutlich unterschiedene Gruppen heraus. Einerseits: Magnesium, Calcium, Phosphorsäure (nicht an Kolloide gebunden) und Schwefelsäure, andererseits: Kalium, Natrium, Salzsäure und Kohlensäure.

Für die Ausscheidung der ersten Gruppe ist keine spezifische Minderung in der Nacht zu erkennen, für die zweite Gruppe eine sehr beträchtliche.

Es ist hieraus wieder zu schließen, daß die Carbonate und Chloride des Natriums und Kaliums durch den gleichen Ausstoßungsmechanismus eliminiert werden, durch jenen Mechanismus, den wir als die Salzdrüse bezeichnen. Während früher die Frage offen gelassen werden mußte, ob auch Magnesium und Calcium durch die Salzdrüse zur Ausscheidung gelangen, ist aus dem Vergleich von Tag- und Nachtharn zu schließen, daß dem nicht so ist.

Soweit die Niere die Endprodukte des Eiweißumsatzes zu eliminieren hat, wird sie in der Nacht in unverändertem Umfange beansprucht zur Entfernung der Sulfate, die aus dem Eiweißumsatz stammen. Der Grund hierfür ist darin zu sehen, daß die Bildung der Endprodukte des Schwefelstoffwechsels mehr Zeit erfordert, als die der Endprodukte des Stickstoffstoffwechsels, so daß sich die Tagesperiode des Schwefelumsatzes verwischt. Nach dem Stickstoffumsatz beurteilt sinkt der Eiweißumsatz und damit die Beanspruchung der Niere in bezug auf Stickstoffausscheidung in der Nacht auf 75,5% des Tageswertes. Die Niere genügt diesen verminderten Ansprüchen vollständig, so daß nicht festzustellen ist, ob eine spezifische Funktionsminderung eintritt. Für Harnstoff, Ammoniak, Harnsäure und Purinbasen und auch für die Aminosäuren ist sie jedenfalls nicht erkennbar. Die Stoffe, die in Beziehung zur Stickstoffausscheidung stehen, können für die Frage nach der funktionellen Zustandsänderung der Niere in der Nacht nicht herangezogen werden. Zu diesen Stoffen gehört das Calcium anscheinend ganz oder doch fast ganz, das Kalium nur zum Teil, der Schwefel aus Schwefelsäure ganz, der Phosphor aus Phosphorsäure (soweit sie nicht an Kolloide gebunden ist) nur zum Teil.

Das Magnesium hat keine Beziehung zur Stickstoffausscheidung und zeigt keine Minderung der Ausscheidung in der Nacht, ebensowenig der Teil der Phosphorsäure, der keine Beziehung zur Stickstoffausscheidung zeigt.

Auf die Hälfte der Tagesleistung ist die der Salzdrüse in der Nacht herabgemindert, wie an der Ausscheidung von Chlor- und Kohlensäure einerseits, und Natrium plus dem Teil des Kaliums, der keine Beziehung zur Stickstoffausscheidung hat, andererseits gezeigt werden kann. Die Funktionsminderung ist als eine spezifische anzusehen, sie stellt den einen bedeutsamen Zug im Bilde der Nierenleistung bei Nacht dar.

Der andere ist die Funktionsminderung der Wasserdrüse. Wir finden die Harnmenge auf 44,7% gemindert, obgleich die Leistung der Stickstoffdrüse höchstens im Verhältnis des Eiweißumsatzes herabgesetzt sein kann, d. h. auf 75,5%, die der Salzdrüse auf 46 bis 49%. Von den Substanzen, die zur Wasserausscheidung gehören, finden wir die Menge der Chondroitinschwefelsäure auf 52% herabgesetzt, die der Hippursäure ebenso auf 52,2%.

Es fehlt in diesem Vergleich gerade die Erscheinung, die als augenfälligster Unterschied von Tag- und Nachtharn imponiert: die Ausscheidung der Farbstoffe. Es ist ja bekannt, daß der Nachtharn auch dann noch dunkler als der Tagharn erscheint, wenn er auf das gleiche Volumen mit ihm gebracht wird. Danach würde die Farbstoffausscheidung in der Nacht spezifisch erhöht sein. Da unsere Untersuchungen das schwierige Problem der Harnfarbstoffe nicht berührt haben, kann dieser Gegenstand nicht näher erörtert werden.

Wenn wir die Frage jetzt beantworten, die wir an den Anfang des Vergleichs vom Tag- und Nachtharn stellten, so ist zu sagen, daß die spezifische Funktionsminderung der Salzdrüse und Wasserdrüse ihre Erklärung nicht in exogenen Bedingungen finden kann, daß in ihr vielmehr eine funktionelle Änderung des Zustandes bestimmter Nierenelemente zum Ausdruck kommt, die als endogen bedingt anzusehen ist und daher wohl in Analogie zu den Erscheinungen des Schlafes zu stellen ist. Damit ist nicht entschieden, ob diese endogene Funktionsminderung als primär aufzufassen ist, oder nur als sekundärer Ausdruck einer Tätigkeitsabnahme nervöser Elemente, die regelnd in die Geschwindigkeit der spezifischen Nierenleistungen eingreifen.

XI. Die Vollständigkeit der Untersuchungen über die Sekretionsmechanismen.

Unsere Untersuchungen haben das Vorhandensein von fünf voneinander unabhängigen Sekretionsmechanismen aufgezeigt.

An erster Stelle nennen wir den Mechanismus der Ausstoßung von Purinkörpern, da er wohl als der phylogenetisch älteste zu betrachten ist, finden sich doch Purinderivate weit über den Stamm der Wirbeltiere hinaus als typische Exkretstoffe. Es kann freilich nicht behauptet werden, daß der Mechanismus, der bei den Säugetieren gefunden ist, sich auch außerhalb des Stammes der Wirbeltiere in gleicher Beschaffenheit finden müsse.

Wenn wir fanden, daß auf 1 mg Purinstickstoff 14,5 mg jener Stoffe ausgeschieden werden, die in der Fraktion der Gesamtkohlenhydrate bestimmt wurden, so bedeutet das, daß auf 1 g ausgestoßene Harnsäure 4,82 g Schleppersubstanz entfallen. Von der Summe der Harnsäure plus Schleppersubstanz sind nur 17,2% harnpflichtige Endprodukte des Stoffwechsels, dagegen bestehen 82,8% aus einer Verbindung, die die Niere bildet, um die Harnsäure auszustoßen. Es ist also ein sehr beträchtlicher Stoffaufwand, mit dem sich der Körper dieses Stoffwechselendproduktes entledigt.

Als zweiter Sekretionsmechanismus ist der für die Wirbeltiere allein charakteristische Mechanismus für die Ausstoßung des Harnstoffs zu nennen.

Hier fanden wir auf 1 mg Harnstoffstickstoff 0,853 $\pm$ 0,127 mg Schleppersubstanz, die auf Grund ihres Gehaltes an Stickstoff und Schwefel als zur Gruppe der Proteinsäuren gehörig erscheint. Auf 1 g ausgestoßenen Harnstoff entfallen demnach 0,397 oder rund 0,4 g Schleppersubstanz. Dieser Ausstoßungsmechanismus arbeitet also viel sparsamer, als der Mechanismus, durch den die Purinkörper entfernt werden.

Die beiden genannten Mechanismen sind in dem gleichen Abschnitt der Niere, in den Hauptstücken oder Tubulis contortis I. Ordnung lokalisiert, und es wird die Vorstellung unabweisbar sein, daß in derselben Zelle nebeneinander zwei verschiedene Ausstoßungsmechanismen vorhanden sein können oder besser gesagt auch bei den Säugetieren noch vorhanden sind, denn die generelle Möglichkeit solcher doppelten Leistungen geht aus vergleichenden Erfahrungen klar hervor.

Wenn wir erst an dritter Stelle den Mechanismus der Wasserausscheidung nennen, so geschieht es deshalb, weil er als räumlich gesonderter Mechanismus, der an die Ausbildung der Glomeruli gebunden ist, nicht allen Wirbeltieren zukommt, wie der Mechanismus der Harnstoffausstoßung, sondern bei einigen Fischen fehlt. Es ist freilich höchst wahrscheinlich, daß er bei diesen Tieren noch räumlich vereinigt mit den beiden erstgenannten Mechanismen vorkommt und daher morphologisch nicht erkannt wird. Erst besondere Untersuchungen könnten diese Frage klären.

Der Mechanismus der Wasserausscheidung ist gekennzeichnet durch Chondroitinschwefelsäure und Hippursäure, wobei auf 100 ccm des unveränderten Sekretes der Wasserdrüse rund 10 mg Chondroitinschwefelsäure und rund 40 mg Hippursäure entfallen. Höchstwahrscheinlich ist diese Kennzeichnung der stofflichen Eigentümlichkeiten des Mechanismus der Wasserabscheidung noch unvollständig, denn es scheint, daß pro 100 ccm Wasser noch etwa 10 mg einer schwefelhaltigen Verbindung entfallen.

Als vierten Ausstoßungsmechanismus erkannten wir den Mechanismus zur Ausscheidung der Salze der Alkalimetalle. Es ließ sich zeigen, daß die Natrium-, Kalium- und Ammoniumverbindungen durch diesen Mechanismus ausgestoßen werden. Anzunehmen ist, daß auch Lithiumsalze den gleichen Weg gehen, doch stützt sich diese Vermutung zunächst nur auf Deutungen von Befunden bei der Ausscheidung von Lithiumkarmin, die hier nicht näher diskutiert werden sollen, da eine solche Erörterung tief in die Fragen einer Histophysiologie der Niere hineinführen würde.

Die Calcium- und Magnesiumsalze benutzen diesen Mechanismus nicht.

Wie schon an anderer Stelle[1]) ausgeführt, dürfte der Besitz dieser Art Salzdrüse eine spätere Erwerbung im Stamme der Wirbeltiere sein, die den Fischen und Amphibien noch fehlt. Unsere Beobachtungen am Frosch lassen nichts vom Vorhandensein einer Drüse für die Salze der Alkalimetalle erkennen.

Auf 1 g Äquivalent der ausgeschiedenen Salze entfallen 20 ± 2 g Schleppersubstanz, von der mit ziemlicher Sicherheit anzugeben ist, daß sie frei von Schwefel ist. Ob sie Stickstoff enthält, ist unent-

---

[1]) Dreidrüsentheorie, S. 88—90.

schieden. Fast ein Drittel der Stoffmenge gibt nach Hydrolyse die Farbenreaktion der Kohlenhydrate.

Der fünfte Ausstoßungsmechanismus wurde an den Harnen gefunden, in denen die ausgeschiedenen Chloräquivalente die Summe der Natrium- und Kaliumäquivalente übertrafen. Es zeigte sich, daß ein Mechanismus für Chlorausstoßung besteht, insofern diese nicht in Form der Chloride der Alkalimetalle erfolgt. Er ist dadurch gekennzeichnet, daß auf 1 mg/Atom Chlor 27,8 ± 1,3 mg eines Kolloids entfallen, das 5,1 ± 0,7% Stickstoff enthält und vielleicht mit Salkowskis komplexem stickstoffhaltigen Kohlenhydrat identisch ist.

Um eine einfache Bezeichnung für diesen Mechanismus zu haben, wollen wir von dem Sekretionsmechanismus für Halogene, von einer Halogendrüse sprechen, obgleich der Nachweis aussteht, daß auch Brom und Jod durch diesen Mechanismus ausgestoßen werden können. Daß bei Einführung von Jodnatrium und Jodkalium die Jodausscheidung zeitlich anders verläuft als die von Natrium oder Kalium, ist bekannt. Die Existenz einer eigenen Halogendrüse würde diese Beobachtung erklären, wird aber durch sie nicht bewiesen. Über die Lokalisation des Halogenmechanismus fehlt jede Kenntnis.

Die Frage, ob mit diesen fünf Ausstoßungsmechanismen die Gesamtheit derartiger Mechanismen der Niere erfaßt ist, kann auf verschiedene Weise behandelt werden.

Wir wollen zunächst eine allgemeine Aufrechnung machen, in der wir feststellen, welche Stoffmengen durch die angeführten Mechanismen erklärt werden und wie groß der Rest unaufgeteilter Substanzen wohl noch sein kann.

Wir fanden im Mittel der untersuchten Harne beim Menschen in 100 ccm 1,29 ± 0,13 g organische Restsubstanz (nicht kolloidal). Bei einer Harnmenge von 1600 ccm pro Tag sind das pro Tag 20,64 ± 2,1 g Restsubstanz in nicht kolloidalem Zustande. An Kolloiden fanden wir im Mittel aus 22 Harnen (die Harne mit Wasserdiurese fortgelassen) 102 mg in 100 ccm. Im Mittel der normalen Tag- und Nachtharne sowie der Harne mit Salzdiurese (14 Harne) 107 mg in 100 ccm. Im Mittel der 8 Harne bei Fleischkost 94 mg in 100 ccm. In 1600 ccm Harn also 1,6 ± 0,1 g Kolloid. Die Gesamtmenge der Substanzen, die nach unserer Auffassung im wesentlichen als Schleppersubstanzen zu deuten sind, beträgt also für einen mittleren Tagesharn 22,2 ± 2,2 g.

Durch unsere Einzeluntersuchungen haben wir für die wichtigsten Harnbestandteile festgestellt, welche Mengen von Schleppersubstanz zu ihrer Ausstoßung erforderlich sind. Wir wollen jetzt versuchen, uns ein Bild von der Vollständigkeit der Aufteilung dieser Substanzen zu machen, indem wir auf Grund der Mittelwerte für die Ausscheidung der einzelnen harnpflichtigen Stoffe die Mengen Schleppersubstanz berechnen, die für sie pro Tag erforderlich sind.

Wir nehmen einen Harn von 1600 ccm pro Tag an, in dem nach den Mittelwerten unserer Beobachtungen enthalten sind:

Gesamtstickstoff . . .	14,1 g	
Harnstoffstickstoff . .	11,2 g	
Harnsäure	0,5 g	mit zusammen 290 mg Purinstickstoff
Purinbasen	0,05 g	
Kochsalz	15 g	= 0,258 g-Atome Natrium
Kalium	2,74 g	= 0,070 „ Kalium
Ammonium	0,8 g	≐ 0,050 Moleküle Ammonium

also zusammen 0,378 g Äquivalente Alkalimetalle.

Zur Ausstoßung sind die folgenden Mengen Schleppersubstanz erforderlich:

1. Purinkörper: die 290 mg Purinstickstoff erfordern $290 \times 14{,}5 = 4{,}2$ g eines Polysaccharides.

2. Harnstoff: Die Ausscheidung von 11,2 g Harnstoffstickstoff vollzieht sich in der Weise, daß in einer Nachtstunde 71% der Menge ausgeschieden wird, wie in einer Tagesstunde. Es werden am Tage pro Stunde in 89 ccm Harn 540 mg Harnstoff-N ausgeschieden, in der Nacht in 45 ccm Wasser 390 mg.

Ausgeschwemmt werden in 100 ccm 34 mg Harnstoff-N, so daß als ausgestoßen verbleiben:

für eine Tagesstunde	510 mg
für eine Nachtstunde	375 mg.

Auf 1 mg Harnstoff-N entfallen $0{,}853 \pm 0{,}127$ mg Schleppersubstanz, d. h.

auf eine Tagesstunde	$0{,}435 \pm 0{,}065$
auf eine Nachtstunde	$0{,}320 \pm 0{,}048$.

In 24 Stunden werden also $9{,}06 \pm 1{,}35$ g Schleppersubstanz ausgeschieden. Diese Substanzen sind nicht kolloid-dispers. Dann kommen noch für die Mengen von Harnstoff-N, die den Wert von 300 mg pro Stunde überschreiten, auf 1 mg Stickstoff $0{,}075 \pm 0{,}005$ mg kolloidale Substanz (Alloxyproteinsäure). In den 12 Tagesstunden also pro Stunde $135 \times 0{,}075 = 10{,}1 \pm 1{,}5$ oder in 12 Stunden 121 ± 18 mg. In den Nachtstunden $20 \times 0{,}075 = 1{,}5 \pm 0{,}2$ oder in 12 Stunden $18 \pm 2{,}7$ mg, also pro Tag $0{,}139 \pm 0{,}02$ g.

3. Wasser: Von den 1600 ccm der Tagesharnmenge sind etwa 800 ccm als Sekret der Wasserdrüse anzusehen (s. S. 72f.). In ihnen sind auf je 100 ccm 10,4 mg Chondroitinschwefelsäure enthalten, also in 800 ccm 0,083 g als Kolloid und 39 mg Hippursäure in 100 ccm, also in 800 ccm 0,315 g Hippursäure.

4. Alkalisalze: von den 0,378 g Äquivalenten der Alkalisalze werden 0,364 als ausgestoßen zu betrachten sein, wenn wir als ausgeschwemmt pro 1 ccm 0,009 mg Äquivalente betrachten. Sie erfordern auf 1 g Äquivalent 20 ± 2 g Schleppersubstanz, also pro Tag 7,28 ± 0,73 g.

Die Aufrechnung ergibt also:

	Schleppersubstanzen	
	kolloidal	nicht kolloidal
Purinkörper	—	4,20 ± 0,40 g
Harnstoff	0,139 ± 0,02 g	9,06 ± 1,35 g
Wasser	0,083 ± 0,001 g	0,31 ± 0,02 g
Alkalimetalle	—	7,28 ± 0,73 g
Summe	0,222 ± 0,021 g	20,85 ± 2,50 g

Wir fanden im Mittel an organischen Restsubstanzen pro Tag 20,6 ± 2,1 g in nicht kolloidaler Verteilung. Unsere Aufrechnung ergibt 20,85 ± 2,5 g. Die beiden Werte sind praktisch gleich. Dagegen ist erst ein geringer Teil der Kolloide aufgeteilt. Von den 1,6 g sind nur 0,22 ± 0,02, also nur 13,8% untergebracht. Es bleiben etwa 1,4 g Kolloid zu erklären.

Wir konnten bei der Berechnung der Mittelwerte keine Zahl für jene Form der Chlorausscheidung einsetzen, die nicht als Alkalichlorid erfolgt. Für 1 g/Äquivalent Chlor, das in dieser Weise ausgestoßen wird, sind 27,8 ± 1,3 g Kolloid erforderlich. Würden also im Mittel 0,05 g/Äquivalente Chlor in dieser Art ausgestoßen, so wären dazu 1,39 g Kolloid nötig, d. h. die Kolloidmenge wäre erklärt. Diese Annahme setzt voraus, daß 13,6% der Menge Chlor (oder richtiger Chlor plus Kohlensäure), die als Alkalisalze ausgestoßen werden, die Halogendrüse benutzen. Irgendein Anhalt dafür, ob diese Annahme zutrifft, ist nicht gegeben und so ist es natürlich auch möglich, daß noch ganz andere Sekretionsmechanismen, die bisher nicht erkannt sind, ihre Spur in der Menge der Kolloide hinterlassen.

Diese Ausführungen über die Vollständigkeit der Untersuchung dürfen nicht etwa so verstanden werden, als könnten nun weitere Sekretionsmechanismen, an denen sich nicht-kolloidale Schleppersubstanzen beteiligen, überhaupt nicht mehr aufgefunden werden. Da die Fehler der Methode etwa 10% betragen, so können gut 2 g nicht-kolloidaler Substanzen pro Tag ausgeschieden werden, von denen unsere Untersuchung keine Rechenschaft gibt und über deren Bedeutung nichts ausgesagt werden kann.

Unsere Erfahrungen über Verbindungen, die normalerweise im Harn vorkommen, zeigen uns eine Menge von Stoffen, von denen wir nicht wissen, welche Bedeutung sie haben. Um welche Mengen es sich dabei handelt, davon mag die folgende Zusammenstellung eine Vorstellung geben:

Stoffart	Stoffmenge	
	mg in 100 ccm	g pro Tag
Zucker	10—15	0,160 bis 0,240
Urochrom	12—13	0,190 „ 0,210
Urobilin	1—2	0,016 „ 0,032
Glykuronsäure	4—7	0,068 „ 0,112
Phenole und Kresole	12—16	0,190 „ 0,256
Eiweiß	2—8	0,032 „ 0,128
Inosit	7—8	0,112 „ 0,128
Flüchtige Fettsäuren (als Essigsäure gerechnet)	3—4	0,048 „ 0,064
Nichtflüchtige Fettsäuren	1,6—2,5	0,026 „ 0,040
Oxysäuren (meist Oxyphenylessigsäure)	1—2	0,016 „ 0,032
Oxalsäure	1	0,016 „ 0,016
Nucleinsäure	5	0,080 „ 0,080
Kutschersche Basen	2—3	0,032 „ 0,048
	Summe:	0,986 bis 1,386

Diese (unvollständige) Aufrechnung zeigt, daß mindestens 1,0 bis 1,5 g organische Substanzen täglich ausgeschieden werden, von denen wir nicht sagen können, wieviele und welche von ihnen harnpflichtige Stoffwechselendprodukte sind, welche als Schleppersubstanzen angesehen werden müssen und welche ausgeschwemmt sind. Hier haben weitere Untersuchungen einzusetzen.

Von einer quantitativen Vollständigkeit in der Erkenntnis der Sekretionsmechanismen der Niere kann also, wie diese Aufrechnungen zeigen, nicht gesprochen werden. Es bleiben die Verhältnisse von etwa 10% der ausgeschiedenen Restsubstanzen ungeklärt.

Wir können die Vollständigkeit der Untersuchung über die Sekretionsmechanismen auch so prüfen, daß wir fragen: für welche im Harn erscheinenden Stoffe haben wir einen Einblick in den Mechanismus der Ausscheidung gewonnen, für welche nicht?

Beginnen wir mit den Stickstoffverbindungen. Da stehen im Mittelpunkt Harnstoff und Harnsäure (plus Purinbasen) als die beiden Endprodukte, die durch die „Stickstoffdrüse" ausgestoßen werden. Den gleichen Weg gehen auch die Mengen Stickstoff, die in den Schleppersubstanzen des Harnstoffs, in den Proteinsäuren, enthalten sind.

Dagegen benutzen andere Stickstoffverbindungen die Stickstoffdrüse nicht. So geht das Ammoniak (ganz?) bei den Säugetieren durch die Alkalidrüse (Salzdrüse). Ist diese erst ein später Erwerb im Stamme der Wirbeltiere, die beim Frosch fehlt, so wird zu fragen sein, welchen Weg das Ammoniak bei Tieren ohne Alkalidrüse einschlägt. Hierüber ist nichts bekannt.

Die Hippursäure gehört zum Teil zum Sekretionsmechanismus des Wassers, geht also zu diesem Teil durch die Wasserdrüse. Wie der Teil der Hippursäure ausgestoßen wird, der nicht zum Sekretionsmechanismus des Wassers gehört, ist unbekannt, vielleicht geht er durch die Alkalidrüse.

Welchen Weg das Kreatinin einschlägt, ist unbekannt. Seine zahlenmäßige Beziehung zu einem Teil der Phosphorsäure legt den Gedanken nahe, das Problem der Ausscheidung dieser beiden Stoffe einheitlich aufzufassen.

Eine ganz besondere Schwierigkeit bieten der Auffassung die Aminosäuren des Harns. Es ist nicht möglich, sie als ausgeschwemmt aufzufassen und damit als einen unwesentlichen Harnbestandteil, wie das für die Spuren von Traubenzucker möglich ist, die sich als regelmäßiger Harnbestandteil nachweisen lassen. Die Unmöglichkeit der Ausschwemmung ergibt sich daraus, daß sich in 100 ccm Blut nur 6—7 mg Aminosäurenstickstoff finden, im Harn meist 14—15 mg, eine Menge, die nach meinen Beobachtungen bis auf 36,3 mg steigen kann (Harn D).

Als harnpflichtig wird man Aminosäuren niemals betrachten können. Es liegt gerade bei diesen Stoffen besonders nahe, sie als Schleppersubstanzen für harnpflichtige Stoffe anzusehen, aber dafür ist aus den Beobachtungen kein Anhaltspunkt zu entnehmen. So läßt sich über Bedeutung und Mechanismus der Ausscheidung dieser Stoffe nichts sagen.

Die Beobachtung, daß bei starker Wasserdiurese, entsprechend der Beteiligung der Hippursäure am Sekretionsmechanismus des Wassers, die Aminosäuren praktisch völlig aus dem Harn verschwinden, könnte dahin gedeutet werden, daß sie an dem gleichen Ort in den Harn übertreten, an dem auch die Wassersekretion erfolgt, doch ist auch dieser Schluß auf das Wo der Ausscheidung nicht zwingend.

Können wir für den größten Teil der Stickstoffverbindungen die Mechanismen bezeichnen, durch die sie die Niere verlassen, so geraten wir beim Schwefel sofort in Verlegenheit, wenn wir den Mechanismus bezeichnen sollen, durch den die Schwefelsäure, die über $^4/_5$ der Gesamtmenge des Schwefels ausmacht, ausgestoßen wird. Wohl besteht die Möglichkeit, daß die Sulfate als Alkalisalze durch die Alkalidrüse gehen, wie groß aber der Teil ist, der normalerweise diesen Weg einschlägt, ist unbekannt. Aus anderen Beobachtungen[1]) wurde geschlossen, daß in den Hauptstücken ein Sekretionsmechanismus für Sulfate vorhanden ist. Unsere Beobachtungen haben kein Material zu seiner Kennzeichnung geliefert.

Von dem „neutralen" Schwefel ist ein Teil als Rhodanschwefel gekennzeichnet. Über seinen Ausscheidungsmechanismus ist nichts ermittelt worden. Der Restschwefel ist, wenigstens größtenteils, in den Schleppersubstanzen des Harnstoffs, in den Ureinen, enthalten, ein Teil scheint in Beziehung zum Mechanismus der Wassersekretion zu stehen.

Die beiden Sekretionsmechanismen, die als Alkalimetall- und als Halogenmechanismus gekennzeichnet werden konnten, reichen für Natrium, Kalium und Ammonium als Chloride und Carbonate aus, sowie für Halogene, die nicht durch Alkalimetalle gebunden sind. Auch Nitrate, Sulfate und Phosphate können durch diesen Mechanismus ausgestoßen werden.

Für Calcium und Magnesium ist der Weg durch die Alkalidrüse nicht gangbar. Ein Teil der Phosphate muß gleichfalls einen anderen Weg benutzen.[2]) Ob besondere Mechanismen für die Calcium- und Magnesiumausscheidung erforderlich sind, bleibt zweifelhaft. Es ist möglich, daß sie ganz oder wenigstens größtenteils an den Stoffen haften, die zu anderen Sekretionsmechanismen gehören. Ob die oben angedeutete (s. S. 27) Beziehung zum Rhodan in diesem Zusammenhange von Bedeutung ist, ob sie für einen Teil der Ausscheidung des Calciums in Betracht kommt, bleibt ungewiß. Für den Teil der Phosphate, deren Ausscheidung proportional dem Stickstoffumsatz steigt, braucht vielleicht gleichfalls kein besonderer Ausstoßungsmechanismus gesucht zu werden; für den konstanten Rest deutet die Beziehung zum Kreatinin auf einen besonderen Mechanismus hin, der aber nicht näher bezeichnet werden kann.

---

[1]) Siehe Dreidrüsentheorie, S. 58 u. 132.

[2]) Siehe Dreidrüsentheorie, S. 129—132.

XII. Filtration und Rückresorption.
(Eine abschließende Kritik.)

Es bedarf wohl keiner weitläufigen Auseinandersetzung, daß die Vorstellung von einer Filtration (oder Ultrafiltration), die im Glomerulus angeblich einen „provisorischen" Harn bildet, und einer Rückresorption im Verlauf der Nierenkanälchen, die aus ihm den endgültigen Harn bereitet, einen Erklärungswert nur dann hat, d. h. eine vereinfachte Darstellung der Beobachtungstatsachen nur dann ist, wenn die beiden Vorgänge, die angenommen werden, in irgendeinem Sinne *einfach* sind. Wenn die Rückresorption nichts anderes sein soll als eine Sekretion mit umgekehrtem Vorzeichen, die aller der unübersehbaren Variationen fähig ist, wie sie bisher für Sekretionen fast definitionsmäßig war, so hat ihre Annahme keinen Erklärungswert gegenüber der entgegengesetzten, der Sekretion mit positivem Vorzeichen.

Das hat Cushny sehr wohl erkannt und dementsprechend seiner Hypothese eine Form gegeben, die wenigstens der Behauptung nach eine Vereinfachung der Beobachtungsdaten darzustellen scheint.

Die Filtration, als rein physikalische Erscheinung gedacht, ist ja ein einfacherer Vorgang als eine Sekretion, in der physikalisches und chemisches Geschehen aufs innigste verflochten zu denken ist.

Die Rückresorption ist unter keinen Umständen als ein in diesem Sinne einfacher Vorgang aufzufassen, denn physikalische Bedingungen, die sie verständlich machen könnten, lassen sich nicht aufzeigen. Immerhin ist eine Annahme möglich, die wenigstens in dem Sinne eine Vereinfachung bedeutet, daß dieser Prozeß der Rückresorption als nur quantitativ nicht qualitativ variabel gedacht wird. Diese Annahme bildet in der Tat den Eckstein der Cushnyschen Auffassung. Nach ihr wird in den Tubulis eine Flüssigkeit rückresorbiert, die *unter allen Umständen die gleiche Zusammensetzung hat*. Verschieden ist nur die Geschwindigkeit der Resorption, wobei wir allerdings schon nicht erfahren, wie diese Variationen der Geschwindigkeit zustandekommen. Mit den Geschwindigkeiten der ablaufenden Vorgänge befaßt sich Cushny in diesem Zusammenhang überhaupt nicht, erwähnt also auch nicht die Unentbehrlichkeit der Annahme einer Rückresorption variabler Geschwindigkeit.

Ich lege den größten Wert darauf, daß kein Mißverständnis über die Grundlagen von Cushnys Auffassung aufkommt, und gebe deshalb wörtlich seinen entscheidenden Satz:

„The formation of the glomerular filtrate is due to a blind physical force, the absorption in the tubules is equally independent of any discrimination, for the fluid absorbed is always the same, whatever the needs of the organism at the moment."

Die blinde physikalische Kraft, die die Filtration im Glomerulus bewirken soll, ist der Filtrationsdruck, d. h. die Differenz zwischen Blutdruck und osmotischem Druck der Plasmakolloide. Wir wollen sogleich eine Konsequenz ziehen, die weder Cushny noch ein anderer Vertreter der Filtrationshypothese bisher geprüft hat. Die treibende Kraft der Filtration ist in erster Annäherung konstant, da bei gesunden Individuen der osmotische Druck der Plasmakolloide praktisch konstant ist, und auch die Schwankungen des Blutdrucks sich in sehr engen Grenzen bewegen. Die Stundenmenge des Filtrates der Glomeruli muß dementsprechend nahezu konstant sein, was ja auch in den Rechnungen über die Größe der Filtration angenommen wird. Will die Filtrationshypothese dieser Konsequenz entgehen, so muß sie schon zu einer ihr fremden Annahme greifen, nämlich zu der einer Verschiedenheit im Zustande der Glomeruli, die im Rahmen dieser Gedankengänge nur eine Verschiedenheit der Durchblutung sein kann. Daß solche Verschiedenheiten tatsächlich vorkommen, hat F. Krause[1]) gezeigt, aber in der Filtrationstheorie wird anscheinend ganz allgemein die Annahme von der dauernden funktionellen Gleichheit aller Harnkanälchen vertreten. Wie ich weiter unten zeigen werde, variiert die Menge des Glomerulusfiltrates, berechnet nach dem Rechenschema Cushnys, in den durchgerechneten Beispielen um mehr als das Vierfache.

Die Geschichte der Lehre von der Filtration und Rückresorption ist reich an psychologischen Rätseln! Auf eines der sonderbarsten wollen wir jetzt eingehen.

Cushny stellt die Behauptung auf, daß die rückresorbierte Flüssigkeit unter allen Umständen die gleiche Zusammensetzung habe. Das ist eine Fundamentalbehauptung seiner Theorie, und dementsprechend erwartet man natürlich irgendeinen Beweis. Statt dessen folgt der Behauptung nur die Durchrechnung eines Beispielsfalles,

---

[1]) Ztschr. f. Biol., Bd. 86, 1927, S. 99—107.

an dem erläutert wird, welche Zusammensetzung die rückresorbierte Flüssigkeit haben müßte, wenn 1 Liter eines Harnes gebildet wird (in welcher Zeit?), der die mittlere Zusammensetzung eines Tagesmischharnes hat. Hier müßte unbedingt eine größere Anzahl von Harnen durchgerechnet werden, die sich in bezug auf Stundenmenge, Harnstoffgehalt, Salzgehalt usw. unterscheiden, und es müßte an ihnen gezeigt werden, daß in der Tat die rückresorbierte Flüssigkeit immer die gleiche Zusammensetzung hat. Wie war es möglich, daß bisher noch kein Vertreter der Rückresorptionshypothese diese Rechnungen ausgeführt hat? Das ist mir ein psychologisches Rätsel! Wir wollen an unserem reichen Material diese Proben durchführen und werden uns dadurch leicht überzeugen, daß die grundlegende Behauptung der Rückresorptionstheorie in der Fassung CUSHNYS falsch ist.

Das Rechenschema, nach dem CUSHNY ermittelt, von wieviel Plasma das kolloidfreie Glomerulusfiltrat abgepreßt sein muß, um eine gewisse Menge Harn zu bilden, ist äußerst einfach. Er geht von der Grundannahme aus, daß die Sulfate des Harns nicht wieder rückresorbiert werden, eine Annahme übrigens, für die gleichfalls keinerlei Beweis, sondern nur eine entfernte Analogie angeführt wird. Alles weitere ergibt sich dann von selbst, wie das Beispiel zeigt, in dem CUSHNY ausrechnet, daß bei Produktion von 1 Liter Harn 82 Liter Flüssigkeit, aus 90 Litern Plasma stammend, rückresorbiert werden müssen, und in dem er auch angibt, wie diese resorbierte Flüssigkeit beschaffen sein soll.

Bekannt sein müssen zur Durchführung der Rechnung die Werte für die Konzentration der einzelnen Stoffe des Plasmas, die im Harn erscheinen. Wir verwenden für unsere Probe die folgenden Zahlen:

In 100 ccm Plasma sind enthalten:

Wasser	92 g
Kolloide	7,5 g
Harnstoffstickstoff	20 mg
Kreatininstickstoff	1,5 mg
Sulfatschwefel	0,7 mg

Der Wert für den Harnstoffstickstoff weicht von jenem ab, den CUSHNY seiner Rechnung zum Grunde legt. Er nimmt 30 mg Harnstoff an entsprechend 14 mg Harnstoffstickstoff. Die Sulfatmenge, die ja nach CUSHNYS Rechenschema den bedeutungsvollsten Wert darstellt, ist seinen Angaben entsprechend angenommen. Da die Angaben meines Beobachtungsmaterials stets auf die Elemente bezogen sind, wähle ich auch hier diese Art der Angabe, also S aus SO_4 statt SO_4.

Es ist nicht die Absicht, die Rückresorptionshypothese in der Fassung CUSHNYS unbedingt zu widerlegen, vielmehr ist der Anlaß zu dieser eingehenden Kritik der Wunsch, zu voller Klarheit über den Gegenstand zu kommen. Ich wähle daher die Werte so, daß sie so günstig für die Resorptionsannahme sind, wie nur möglich. Hätte ich als Wert des Harnstoff-N in 100 ccm Plasma 14 mg gewählt, der Annahme von CUSHNY folgend, so würden bei Harn Q in den 3725 ccm Glomerulusfiltrat, die die pro Stunde ausgeschiedenen 26,08 mg Schwefel aus Schwefelsäure enthalten, 522 mg Harnstoffstickstoff enthalten sein. Ausgeschieden wurden 523 mg Harnstoffstickstoff, es wäre also gar kein Harnstoff rückresorbiert worden. Bei dem Harn H würden in 3460 ccm Glomerulusfiltrat nur 484 mg Harnstoffstickstoff enthalten sein, ausgeschieden wurden aber 577 mg, die erst in 4120 ccm Glomerulusfiltrat enthalten wären. In diesen sind dann aber 32,8 mg Sulfatschwefel enthalten. Es müßten also 8,6 mg Sulfatschwefel, entsprechend 26,4% der Sulfate, die im Glomerulusfiltrat enthalten wären, wieder rückresorbiert werden.

Mit dieser Annahme bräche aber die Grundvoraussetzung von der Unresorbierbarkeit der Sulfate zusammen. Durch die Annahme von 20 mg Harnstoff-N im Plasma, die ich auch sachlich für besser halte, entgehen wir dieser Klippe, aber die Unmöglichkeit der CUSHNYschen Annahme tritt nicht minder schlagend hervor.

Die Zahlen der Tabb. 78 und 79 dürfen wohl als die endgültige Widerlegung dieser Form der Resorptionshypothese angesehen werden. In Tab. 78 gibt die Zahlenreihe x_1 die Flüssigkeitsmenge, die pro Stunde durch die Fläche der Glomeruli hindurchfiltriert werden müßte. Mit der Tatsache, daß nur unter Annahme ganz verschiedener stündlicher Filtratmengen die Durchführung der Anschauung von der Filtration und Rückresorption möglich ist, könnte sich die Theorie allenfalls abfinden, wenn sie annimmt, daß in dem Falle des Harnes O, der einen Harn von 538 ccm pro Stunde darstellt, d. h. mit sehr großer Geschwindigkeit sezerniert wurde, nur 23% aller Glomeruli durchblutet gewesen seien, im Falle des Harnes AG aber, der nur 116 ccm pro Stunde betrug, also nur $^1/_{4,6}$ der Geschwindigkeit von Harn O, alle Glomeruli durchblutet gewesen seien. Diese Annahme ist gewiß nicht sehr wahrscheinlich, ihre Umkehrung dürfte viel größere Wahrscheinlichkeit beanspruchen, aber sie ist nicht absolut unmöglich.

Vernichtend für die Lehre von der Rückresorption einer Flüssigkeit konstanter Zusammensetzung ist die Zahlenreihe x_7.

Nach der Annahme CUSHNYS sollten die Werte dieser Reihe konstant sein. Wir finden Unterschiede von 14,0 mg Harnstoff-N in 100 ccm des Rückresorbierten bis 4,49 mg, Unterschiede wie 1 : 3,1! Ein Blick auf Fig. 16, in der die Werte des Harnstoffstickstoffs in 100 ccm des Rückresorbierten als Funktion der stündlich ausgeschiedenen Menge des Harnstoffstickstoffs dargestellt sind, zeigt besser als viele Worte, daß hier von einer Konstanz keine Rede sein kann.

Für die Kreatininausscheidung bringt Tab. 79 den gleichen Nachweis. Die Mengen Kreatininstickstoff in 100 ccm der angeblich rück-

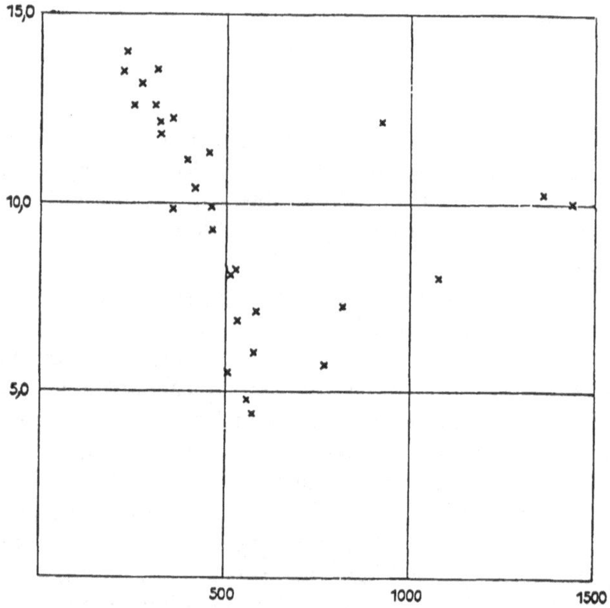

Fig. 16.
Abszisse: Harnstoffstickstoff, ausgeschieden in mg pro Stunde. Ordinate: Harnstoffstickstoff, mg in 100 ccm des angeblich Rückresorbierten. — Nach CUSHNYS Behauptung sollten die Punkte auf einer zur Abszisse parallelen Linie liegen.

resorbierten Flüssigkeitsmenge variieren von 0,51 mg bis 1,33 mg, d. h. wie 1 : 2,6. Der Kreatiningehalt ist also ebensowenig konstant wie der an Harnstoff.

Durch den Beweis, daß die CUSHNYsche Anschauung über die Art der Rückresorption unmöglich ist, ist zunächst nur sie widerlegt, nicht jede mögliche Form, die eine Theorie der Harnbereitung aus kolloidfreiem Plasma durch Rückresorption annehmen könnte. Zweierlei ist für die besondere Art der Fassung CUSHNYS wesentlich. Erstens die Forderung, daß eine Flüssigkeit konstanter Zu-

Tabelle 78.

Mensch.

x_1 = Menge des angeblichen Glomerulusfiltrates in ccm pro Stunde.
x_2 = Harnmenge in ccm pro Stunde.
x_3 = Angeblich rückresorbierte Flüssigkeitsmenge = $x_1 - x_2$.
x_4 = Harnstoffstickstoff, enthalten in x_1 (20 mg in 100).
x_5 = Harnstoffstickstoff, ausgeschieden in mg pro Stunde.
x_6 = Angeblich rückresobierte Menge Harnstoffstickstoff = $x_4 - x_5$.
x_7 = Harnstoffstickstoff, mg auf 100 ccm der angeblich rückresorbierten Flüssigk.

Harn	x_1	x_2	x_3	x_4	x_5	x_6	x_7
D	3530	22	3508	706	234	472	13,5
X	3500	27	3473	700	261	439	12,6
K	4200	31	4169	840	287	553	13,2
B	3900	34	3866	780	239	541	14,0
N	4140	41	4099	828	310	518	12,6
C	4880	50	4830	976	320	656	13,6
M	4550	60	4490	910	358	552	12,3
S	4090	61	4029	818	328	490	12,2
R	4560	104	4456	912	466	446	10,0
J	4410	104	4306	882	398	484	11,2
AR	4300	86	4214	860	421	439	10,4
AS	3600	42	3558	720	366	354	9,9
G	4490	221	4269	898	591	307	7,19
Q	3725	925	2800	750	523	227	8,10
H	3460	896	2564	692	577	115	4,49
F	3940	291	3649	788	542	246	6,93
L	3590	383	3207	718	563	155	4,83
O	3300	538	2772	660	505	155	5,60
E	3920	577	3343	784	582	202	6,04
AD	5400	56	5344	1080	773	307	5,71
AM	4560	58	4502	912	537	375	8,30
AE	6450	73	6377	1290	826	464	7,30
AB	11700	96	11604	2340	932	1408	12,18
AF	14000	106	13894	2800	1365	1435	10,30
AN	4400	45	4355	880	473	407	9,30
AH	9000	70	8930	1800	1089	711	8,00
AG	14400	116	14284	2880	1443	1437	10,00
AP	5200	80	5120	1040	459	581	11,40
AQ	3980	69	3911	796	329	467	11,90

sammensetzung rückresorbiert wird und zweitens die Annahme, daß es nur eine derartige Flüssigkeit gäbe. Von diesen beiden Annahmen kann man die zweite ohne weiteres fallen lassen, ohne den Sinn der ganzen Betrachtung aufzugeben, und kann an ihre Stelle die Vorstellung setzen, daß in den morphologisch verschiedenen Teilen der Harnkanälchen verschiedene Flüssigkeiten rückresorbiert würden, in jedem eine andere, die zwar stets in jedem einzelnen Abschnitt die gleiche Zusammensetzung haben, aber von Abschnitt zu Abschnitt variieren.

Tabelle 79.

x_1 = Kreatininstickstoff in mg pro Stunde in dem angeblichen Glomerulusfiltrat (1,5 in 100 ccm).
x_2 = Kreatininstickstoff ausgeschieden in mg pro Stunde.
x_3 = Kreatininstickstoff, angeblich rückresorbiert, d. h. $x_1 - x_2$.
x_4 = Kreatininstickstoff, mg in 100 ccm der angeblich rückresorbierten Flüssigkeit.

Harn	x_1	x_2	x_3	x_4
D	53,0	26,6	26,4	0,75
X	52,5	22,8	29,7	0,86
K	63,0	33,6	29,4	0,70
B	58,5	25,0	33,5	0,87
N	62,1	30,1	32,0	0,78
C	73,2	28,7	44,5	0,92
M	68,2	37,9	30,3	0,68
S	61,4	40,8	20,6	0,51
R	68,1	26,3	41,8	0,94
J	66,2	32,4	33,8	0,78
AR	64,5	30,3	34,2	0,81
AS	54,0	21,2	32,8	0,92
G	67,3	36,5	30,8	0,72
Q	55,3	26,1	29,2	1,04
H	51,9	32,7	19,2	0,75
F	59,1	32,4	26,7	0,73
L	53,8	30,6	23,2	0,72
O	49,5	35,9	13,6	0,49
E	58,8	33,2	25,6	0,77
AD	81,0	19,7	61,3	1,15
AM	68,4	25,5	42,9	0,95
AE	96,8	21,2	75,6	1,19
AB	175,5	22,9	152,6	1,32
AF	210,0	25,0	185,0	1,33
AN	66,0	23,7	42,3	0,97
AH	135,0	22,5	112,5	1,26
AG	216,0	26,6	189,4	1,32
AP	78,0	32,6	45,4	0,88
AQ	59,7	26,3	33,4	0,85

So gut wie eine Drüsentheorie der Harnbereitung von der Annahme einer Anzahl verschiedener Elementarsekrete ausgeht, kann auch eine Rückresorptionstheorie das gleiche tun. Wesentlich für beide ist nur die Annahme, daß das einzelne Elementarsekret bzw. Elementarresorbat stets gleich zusammengesetzt ist. In meiner Drüsentheorie tritt diese Forderung in der allgemein-physiologischen Vorstellung auf, daß für die Tätigkeit der Drüsenzellen das Gesetz vom Alles und Nichts gilt. Bei Cushny ist nicht ausgesprochen, daß seine Forderung der konstanten Zusammensetzung der resorbierten Flüssigkeit ganz das gleiche für den Vorgang der Rückresorption bedeutet, tatsächlich ist dem aber so.

Wir können der Sache eine noch allgemeinere Wendung ins Methodische geben und folgendes feststellen: Wenn die Vertreter der Lehre von der Rückresorption als Grundvorgang der Bereitung von Harn aus kolloidfreiem Plasma den Vertretern einer Drüsentheorie den Vorwurf machten, die Drüsentheorie, die alles aus den Lebenseigenschaften der Zelle erklären wolle, erkläre gar nichts, da sie jede Variation der Zelleistungen zulasse, so war das so lange nicht ganz unberechtigt, wie die Drüsentheorie nicht in eine Form gebracht worden war, die ganz bestimmte Forderungen über die Art der Drüsentätigkeit stellt und damit der methodischen Grundforderung genügte, daß in jeder Theorie etwas „Einfaches" angenommen werden muß, etwas in irgendeiner Richtung Konstantes. Durch die Annahme der Gültigkeit des Gesetzes vom Alles oder Nichts für die Drüsenzelle ist dieser Vorwurf hinfällig geworden.

Der Versuch äußerster Vereinfachung der Grundvorstellung, die in der Annahme einer einzigen Flüssigkeit konstanter Zusammensetzung liegt, ist für die Resorptionsvorstellung gescheitert, für die Drüsentheorie ist er nie gemacht worden und wäre ebenso unmöglich.

Wenn es möglich ist, den Harn als das Gemisch einer geringen Anzahl von Elementarsekreten konstanter Zusammensetzung aufzufassen, dürfte es formal auch möglich sein, seine Zusammensetzung als das Ergebnis einer gleichen Anzahl von verschiedenartigen Resorptionsvorgängen darzustellen, denn beide Annahmen unterscheiden sich zunächst nur durch die Richtung, durch das Vorzeichen, der angenommenen Vorgänge.

Die Theorie der Rückresorption in der allgemeinen Form, die wir als die einzige erkannten, die wenigstens formal möglich sein könnte, ist im wesentlichen eine Umkehrung der Drüsentheorie.

Nur in einem wichtigen Punkte hat sie allerdings einen schwerwiegenden Nachteil gegenüber der Drüsentheorie. Es ist das die Annahme über die Ultrafiltration in den Glomerulis.

Das Material für die Arbeit jeder Drüse wird mit dem Blut den aktiven Elementen zugeführt. Die Drüsentheorie der Harnbereitung fordert für die Niere auch in dieser Hinsicht keinerlei Sonderstellung. Die Rückresorptionshypothese muß dagegen erst erklären, wie in die Kanälchen der Niere eine Flüssigkeit hineinkommt, die ihrer Zusammensetzung nach ein kolloidfreies Blutplasma sein soll. Die Annahme der Filtration oder Ultrafiltration im Glomerulus ist ad hoc für die Niere gemacht, denn wir kennen nirgends in der belebten Natur einen analogen Vorgang.

Selbst wenn wir von den positiven Erfahrungen absehen, die eine Filtration oder Ultrafiltration im Glomerulus zur Unmöglichkeit machen, genügt schon die Notwendigkeit einer solchen unwahrscheinlichen Hypothese, um die Vorstellung von der Kombination: Filtration—Rückresorption methodisch stark zu diskreditieren.

Wir wollen die Frage der Harnbereitung aber noch von einer anderen, gleichfalls methodischen, Seite betrachten.

Wenn wir ganz unbefangen an die Aufgabe herantreten, die in einer Deutung der Vorgänge der Harnbereitung besteht, so werden wir zunächst fragen müssen, welches denn die Fundamentalwerte sind, durch die die Leistungen der Mechanismen der Niere gekennzeichnet werden können. Man muß sich darüber klar werden, daß die Konzentrationen der einzelnen Harnbestandteile solche Fundamentalwerte nicht sein können. Ihre Wahl als Grundwerte geht aus einer ganz speziellen Fragestellung hervor, nämlich aus der, um wieviel der Harn in bezug auf die einzelnen Stoffe konzentrierter sei als das Blut. Das ist aber nicht die Grundfrage. Ihre besondere Bedeutung gewinnt sie erst im Rahmen einer bestimmten Vorstellung über die Leistungen der Niere.

Ein Grundwert, der zur Kennzeichnung der Nierentätigkeit in irgendeiner Richtung dienen soll, muß auf die Zeit bezogen sein, denn bezeichnend für Tätigkeiten sind Größen von der Dimension der Leistung, d. h. Arbeit pro Zeiteinheit.

Die Grundwerte, von denen jede Deutung ausgehen muß, sind demnach die Mengen der einzelnen Stoffe, die pro Zeiteinheit im Harn erscheinen, d. h. die Stundenmengen.

Findet sich nun, daß bei dieser Art der Kennzeichnung der Nierenleistung einzelne Leistungen als konstant oder doch als unabhängig von anderen erscheinen, so ist damit ein Grundphänomen, eine Fundamentalbeobachtung gegeben, über die sich keine Theorie der Harnbereitung stillschweigend hinwegsetzen darf.

Es gibt nun normale Harnbestandteile, deren Ausscheidung in der eben gekennzeichneten Weise erfolgt.

Wie findet sich eine Filtrations-Rückresorptionsvorstellung mit der Tatsache ab, daß die pro Stunde ausgeschiedene Kreatininmenge völlig unabhängig von der gleichzeitig ausgeschiedenen Flüssigkeitsmenge ist, und daß gleichzeitig auch für den Rhodanschwefel und die Purinbasen nahezu das gleiche gilt?

Sie hat auf diese Tatsache bisher überhaupt keine Rücksicht genommen.

Wir müssen von einer Theorie der Harnbereitung verlangen, daß sie solche unmittelbar gegebenen Konstanten nicht verwischt. Betrachten wir die Tab. 79, so ergibt sich nach Cushnys Rechenschema, daß die rückresorbierte Flüssigkeit sehr wechselnde Kreatininkonzentrationen enthalten müßte, und daß dementsprechend die Konstanz der stündlich ausgeschiedenen Kreatininmenge auf dem Umwege zustande käme, daß aus stark wechselnden Ultrafiltratmengen durch Resorption einer Flüssigkeit mit wechselndem Kreatiningehalt schließlich immer so viel Kreatinin rückresorbiert wird, daß der übrigbleibende Rest pro Stunde konstant ist, unabhängig von der pro Stunde gelieferten Harnmenge und der Größe des Stickstoffumsatzes. Wie Tab. 79 erkennen läßt, müssen Kreatininmengen rückresorbiert werden (Tab. 79 x_3), die pro Stunde zwischen 13,6 und 189,4 mg variieren (als Kreatininstickstoff gerechnet). Die Konzentrationen schwanken zwischen 0,51 und 1,33 mg Kreatininstickstoff pro 100 ccm. Die stündliche Ausscheidung an Kreatininstickstoff aber ist, wie bekannt, nahezu konstant und beträgt im Mittel 28,6 mg pro Stunde.

Die Drüsentheorie bewertet solche Konstanten als Grunderscheinungen und sieht in ihnen den Ausdruck der Tätigkeit besonderer Sekretionsmechanismen, deren Stundenleistung deshalb konstant ist, weil das extrarenal geregelte Angebot nur minimalen Schwankungen unterliegt.

Auch eine erweiterte Rückresorptionstheorie könnte die unmittelbar gegebene Konstanz nur auf Umwegen erklären.

Die Schwierigkeiten für eine Rückresorptionstheorie wachsen aber weiter bis zum völligen Versagen ihrer Möglichkeiten, wenn nicht nur erklärt werden soll, daß bestimmte Harnbestandteile in konstanten Stundenmengen ausgeschieden werden, sondern gleichzeitig andere in Mengen, die der Harnmenge proportional sind.

Wenn vollends ein Stoff in kolloid-disperser Form ausgeschieden wird und seine Menge proportional der ausgeschiedenen Harnmenge ist, so ist das ein Tatbestand, mit dem sich die Filtrations-Rückresorptionshypothese in keiner Form abfinden kann. Dieser Fall liegt aber bei der Chondroitinschwefelsäure vor. Daß sie im Blut nicht vorhanden ist, spielt hier eigentlich keine Rolle, denn da es sich um einen kolloid-dispersen Körper oder besser um eine kolloid-disperse Assoziation von Körpern handelt, könnten sie ja der Filtrationstheorie nach überhaupt nicht durch die Glomeruli in den Harn gelangen. Tatsächlich tritt aber die Chondroitinschwefelsäure in Mengen auf, die konstant sind für jeden ccm Harn, der pro Stunde mehr abgesondert wird. In 100 ccm der Harne bei Wasserdiurese finden sich beim Menschen 10,4 mg Chondroitinschwefelsäure. Gibt es eine Modifikation der Filtrations-Rückresorptionshypothese, die sich mit dieser Beobachtung abfinden kann?

Mir ist es unmöglich gewesen, eine solche zu ersinnen, und ich würde von der Überzeugung der Unmöglichkeit nur durch eine positive Darlegung abzubringen sein.

Will man aber trotzdem die Sage von der Filtration—Rückresorption weiter tradieren, so könnte das nur noch in abgeänderter, abgeschwächter Form geschehen, in einer Form, die ein Kompromiß mit der Drüsentheorie bedeuten würde.

Ist es möglich, auf dem Wege zur Drüsentheorie Halt zu machen, ohne ihren Standpunkt selbst zu erreichen?

Wäre es z. B. möglich, sich in bezug auf die Kreatininausscheidung so zu helfen, daß man für sie in der Tat eine Sekretion annähme? Diese Konzession kann die Filtrations-Rückresorptionshypothese nur gewaltsam machen, denn sie müßte dann behaupten, daß die angebliche Filtermembran der Glomeruli gerade für diesen Stoff undurchlässig sei, daß er, obgleich nicht in kolloid-disperser Form im Plasma vorhanden, das Filter nicht passieren könnte. Dann wäre aber nicht einzusehen, warum nicht auch andere im Plasma gelöste Stoffe durch diese Filtermembran sollten zurückgehalten werden können, und man käme damit zwangsläufig auf eine Kennzeichnung der Membran der Bowmanschen Kapsel, wie sie für lebende Gebilde etwas durchaus Bekanntes ist, wie sie aber nicht für ein Gebilde paßt, das ja gerade seiner angeblich einfachen Eigenschaft als Ultrafilter die Bedeutung für die Harnbereitung verdanken soll.

Die Drüsentheorie negiert keineswegs das Vorkommen irgendwelcher Rückresorption, nur erscheint ihr die Bedeutung dieses Vorganges quantitativ gering. Sie erscheint gebunden an den dünnen Schenkel der Henleschen Schleife, der beim Frosch nur minimal entwickelt ist und auch innerhalb der Klasse der Säugetiere (z. B. bei Echidna) noch so schwach ausgebildet sein kann, daß ihm eine größere funktionelle Bedeutung schon rein aus quantitativen Gründen nicht zugemessen werden darf. Für die Flüssigkeit, die im dünnen Schleifenschenkel resorbiert wird, muß die Drüsentheorie konsequenterweise genau die gleiche Annahme machen, wie Cushny für die gesamte hypothetische Rückresorption, die Annahme, daß ihre Zusammensetzung konstant sei und nur die Menge pro Zeiteinheit variieren könne; mit anderen Worten die Annahme der Gültigkeit des Gesetzes vom Alles oder Nichts.

Ein Rechenschema, nach dem Art und Menge des Rückresorbierten bestimmt werden könnte, entsprechend der Cushnyschen Anweisung, läßt sich aus der Drüsentheorie nicht ableiten. Wollen wir eine derartige Rechnung überhaupt versuchen, so müssen auch wir ihr eine unbewiesene Annahme zugrunde legen, die gleichfalls auf einem Analogieschluß aufgebaut ist. Wir machen die Annahme, daß Chondroitinschwefelsäure, die einmal in das Innere der Harnkanälchen hineingelangt ist, nicht wieder rückresorbiert wird. Als Analogie denken wir an das Schicksal der organischen Bestandteile der Verdauungssekrete, die gleichfalls nicht rückresorbiert werden, sondern die wesentliche stoffliche Grundlage für die Bildung des Hungerkots sowie des Kotes bei völlig aufgeschlossener Kost bilden, im Kot bei unaufgeschlossener Kost natürlich auch mit enthalten sind.

Die Harne bei Wasserdiurese enthalten auf 100 ccm nur 10,4 mg Chondroitinschwefelsäure (Versuchsperson A. P.); das ist die geringste Menge, die vorkommt, und sie wird unter Bedingungen beobachtet, unter denen die Annahme einer merklichen Rückresorption sehr fernliegend ist, besteht doch die Leistung der Niere bei den Wasserdiuresen ganz wesentlich in der Entfernung des Wasserüberschusses, d. h. in einer Leistung, der eine Rückresorption gerade entgegenwirken würde.

Unsere Annahme zur Berechnung des Umfanges der Rückresorption muß diese geringste Konzentration der Chondroitinschwefelsäure als die betrachten, die dem unveränderten Elementarsekret zukommt. Werden pro 100 ccm mehr als 10,4 mg gefunden, so soll das dadurch erklärt werden, daß eine Flüssigkeit rückresorbiert wird, in der keine Chondroitinschwefelsäure enthalten ist.

Wir können zwei gut und ein weniger gut fundiertes Beispiel für den Menschen durchrechnen. Im Mittel liefern die normalen Tag- und Nachtharne D, X, K, N, M, S, AV, wie oben (s. S. 79) gezeigt, pro Stunde 43,2 ccm Harn. Von diesen stehen 23,2 in enger Korrelation zur Chondroitinschwefelsäure und zwar derart, daß auf 100 ccm 17,8 $\pm$ 0,9 mg der Säure entfallen. Der Rest von 20 ccm pro Stunde stellt das Sekret der Salzdrüse dar (s. S. 199, 200). Den 23,2 ccm Harn mit einem Gehalt von 17,8 $\pm$ 0,9 mg $^0/_0$ Chondroitinschwefelsäure entsprechen 40 $\pm$ 2 ccm eines Sekretes, das 10,4 mg Chondroitinschwefelsäure in 100 ccm enthält. Es wären also 16,8 bis 18,8 ccm Wasser pro Stunde rückresorbiert worden, d. h. fast genau so viel, wie das Volumen des Sekrets der Salzdrüse ausmacht.

In den fünf Tagesharnen bei reiner Fleischkost AD, AM, AE, AB, AF (s. S. 80) werden pro Stunde 77,6 ccm Harn abgegeben. Von diesen stammen 44,6 ccm nicht aus der Wasserdrüse, der Rest von 33 ccm steht in strenger Korrelation zur Chondroitinschwefelsäure und zwar derart, daß auf 100 ccm 24,5 $\pm$ 1,4 mg von ihr entfallen. Die 8,1 $\pm$ 0,5 mg, die sich in den 33 ccm finden, sind in 78 ccm des ursprünglichen Elementarsekretes verteilt, das 10,4 mg pro 100 ccm enthält. Es wären demnach pro Stunde 45 ccm rückresorbiert worden, d. h. wiederum eine Menge, die gleich ist dem Volumen des Sekrets der Salzdrüse. Dieser Vergleich soll nur die Größenordnung des Vorganges kennzeichnen.

Das dritte Beispiel bezieht sich auf die Nachtharne bei Fleischkost (AH, AG, AN). Sie liefern im Mittel pro Stunde 76,8 ccm Harn. Von diesen stehen 41,5 ccm in enger Beziehung zur Chondroitinschwefelsäure, derart, daß auf 100 ccm 38,6 $\pm$ 1,8 mg Chondroitinschwefelsäure entfallen. Der Rest von 35,3 ccm stellt das Sekret der Salzdrüse dar. In den 41,5 ccm sind 16 mg Chondroitinschwefelsäure enthalten, entsprechend einer Menge primären Wassersekretes von 154 ccm, von denen 112,5 ccm zurückresorbiert worden wären.

Nur einen weiteren Fall können wir noch durchrechnen, der sich auf den Elefanten bezieht. Die beiden untersuchten Tiere unterschieden sich auffällig in ihren Harnmengen. Der Elefant L (Löcky), der doppelt so viel wog wie der Elefant R (Roma), hatte eine tägliche Harnmenge, die kaum halb so groß war. Der Stickstoffumsatz war bei beiden gleich groß, im Vergleich zu ihm erschien die Harnmenge von L nur halb so groß, wie zu erwarten. Nun zeigt gerade dieses Tier eine ganz ungewöhnlich hohe Menge von Chondroitinschwefelsäure in 100 ccm, nämlich 55 mg, während der andere Elefant mit 25,6 $\pm$ 0,4 fast die gleiche Menge wie der Hammel hatte.

Nehmen wir an, daß diese hohe Konzentration der Chondroitinschwefelsäure durch Rückresorption von Wasser entstanden sei, so erhalten wir folgendes Resultat: In 840 ccm Harn waren 364 mg Chondroitinschwefelsäure enthalten, die auf 660 ccm Sekret der Wasserdrüse entfallen, während 180 ccm als Restsekret übrigbleiben. Bei einem Chondroitinschwefelsäuregehalt von 25,6 in 100 würden die 364 mg eine Menge von 1360 ccm primäres Sekret der Wasserdrüse bedeuten, 700 ccm wären rückresorbiert, d. h. 51—52% der primär sezernierten Wassermenge.

Die tägliche Harnmenge betrug 31 Liter, davon entfallen 0,18 $\times$ 24 = 4,3 Liter nicht auf das Sekret der Wasserdrüse. Der Rest von 26,7 Litern stellt ein durch Rückresorption eingedicktes Sekret der Wasserdrüse dar, das primär 45,7 Liter betragen hätte, so daß die mit dem anderen Elefanten vergleichbare Tagesharnmenge 50 Liter sein würde.

Es sei nochmals betont, daß diesen Berechnungen ein entscheidender Wert n i c h t beigemessen werden kann, da sie auf einer Annahme aus Analogie aufgebaut sind, die sehr wohl unrichtig sein kann.

Die Annahme einer Rückresorption in dem eben erläuterten Sinne gehört zu den Vorstellungen der Drüsentheorie. Es handelt sich dabei um einen grundsätzlich anderen Vorgang als den, den die Rückresorptionstheorie für die Entstehung des normalen Harns aus einem angeblichen kolloidfreien Plasmafiltrat verantwortlich macht. Der unüberbrückbare Gegensatz beider Anschauungen besteht in der Stellung zu der Annahme einer Filtration im Glomerulus. Es ist nicht angängig, diesen Gegensatz in bezug auf die Vorgänge im Epithel der BOWMANschen Kapsel als unbeträchtlich hinzustellen, wie dies neuerdings versucht worden ist.

Der Gedanke, daß ein rein physikalischer Vorgang das Material (den provisorischen Harn) schafft, aus dem dann durch Rückresorption der endgültige Harn würde, findet in keiner Erfahrung an gesunden Nieren eine Stütze.

Dagegen lehnt auch die Drüsentheorie die Beteiligung rein physikalischer Vorgänge an der Harnbereitung nicht ab. Es ist eine ganz wesentliche Forderung der Drüsentheorie, zunächst die Stoffarten und Mengen festzustellen, die durch „Ausschwemmung" in den Harn gelangen, um dann den Bedingungen der Ausstoßung der Stoffe nachgehen zu können, die nicht ausgeschwemmt sind. Wie oben (s. S. 93) dargelegt, sind es relativ recht geringe Stoffmengen, die durch Ausschwemmung in den Harn gelangen, nur bei sehr reichlicher Wasserausscheidung kommen sie im Vergleich zu den ausgestoßenen Stoffmengen in Betracht. Als treibende Kraft für den Übertritt dieser Stoffe kommt nicht der Blutdruck, sondern das Konzentrationsgefälle des einzelnen Stoffes in Betracht, soweit überhaupt eine Permeabilität der Nierenepithelien für sie besteht.

XIII. Zur allgemeinen Physiologie der Drüsen.

Die folgenden Erörterungen über Grundfragen einer allgemeinen Physiologie der Drüsen sind zwar fast ausschließlich aus Untersuchungen an jenem Drüsenkomplex abgeleitet, den wir „Niere" nennen, doch glaube ich die Bedeutung dieser Erfahrungen nicht zu überschätzen, wenn ich sie als paradigmatisch für die Gesamtheit der Drüsen betrachte. Bisher galten die Speicheldrüsen als die klassischen Repräsentanten der Drüsen mit äußerer Sekretion. Zwischen der Art ihrer Leistungen und denen der Niere schienen so tiefgreifende Unterschiede zu bestehen, daß Bedenken auftauchen konnten, ob die Niere überhaupt als Drüse zu betrachten sei, ob ihre Leistungen in Parallele zu denen der Speicheldrüsen gestellt werden könnten. Auf Grund unserer Erfahrungen über die Sekretionsmechanismen der Niere erscheinen die Unterschiede viel geringer, die Übereinstimmungen aber so weitgehend, daß einer gemeinsamen Betrachtung keine Hindernisse mehr entgegenstehen.

Allen Drüsen gemeinsam ist es, daß in ihnen Vorgänge ablaufen, zu deren Durchführung ein Energieaufwand, eine Arbeitsleistung des Organismus unerläßlich ist. Ein Ausdruck dieser Vorgänge ist die Bildung besonderer, für die einzelne Drüsenart bezeichnender chemischer Verbindungen. Es ist eine Grundfrage der allgemeinen Physiologie der Drüsen, ob der gesamte spezifische Energieumsatz in den Drüsenzellen dieser Leistung des Aufbaues zellspezifischer — organspezifischer — Stoffe dient, oder ob in dem, was wir als Drüsenarbeit oder Sekretionsarbeit bezeichnen, außerdem noch eine Komponente enthalten ist, die etwa dem gerichteten Transport dieser organspezifischen Stoffe dient. Unsere Betrachtungen an der Niere geben Material zu einer ersten Erörterung dieser Frage.

Von grundsätzlicher Bedeutung ist weiter die Frage, ob es möglich ist, für den Sekretionsvorgang in den Drüsenzellen die Gültigkeit des Gesetzes vom Alles oder Nichts anzunehmen, d. h. ob es möglich ist, die Leistungen der Drüsenzellen als diskontinuierlich und zusammengesetzt aus unveränderlichen elementaren Auslösungsvorgängen zu betrachten. Die Beantwortung dieser Frage ist nicht nur für eine allgemeine Physiologie der Drüsen von entscheidendem Wert, sondern gewinnt ein besonderes Gewicht im Hinblick auf die Einsicht der außerordentlich weiten Verbreitung dieser Form der Tätigkeit bei erregbaren lebenden Systemen.

1. Schleppersubstanzen.

Im Mittelpunkt der vorliegenden Untersuchungen über die Sekretionsmechanismen der Niere steht die Erforschung der Schleppersubstanzen, mit deren Hilfe die Niere harnpflichtige Stoffe in harnfähige Assoziationen umwandelt, die dann die Nierenzellen verlassen und in den Inhalt der Harnkanälchen übertreten.

Einer allgemeinen Physiologie der Drüsen erwächst die Aufgabe, zu entscheiden, ob Schleppersubstanzen in allen Drüsen produziert werden, d. h. ob wir die Erfahrungen an der Niere für alle Drüsen verallgemeinern dürfen.

Suchen wir den Begriff der Schleppersubstanzen in allgemeiner Form herauszustellen, so werden wir von folgender Überlegung ausgehen können: Jede Drüse hat die Funktion, bestimmte Stoffe auszuscheiden. Die Funktion der Niere ist es, einerseits Stoffwechselendprodukte abzugeben, andererseits Stoffe (Salze und Wasser) auszuscheiden, die (meist mit der Nahrung) aufgenommen werden, zum Teil lebensnotwendig sind, aber — da sie nicht verbraucht werden — durch ihre Anhäufung den spezifischen Stoffbestand des Körpers verändern würden. Bei den Schweißdrüsen ist das Wasser der funktionell bedeutungsvolle Stoff, der ausgeschieden wird, bei den Fermentdrüsen sind es die Profermente oder Fermente, zum Teil auch die Kinasen. In keinem der genannten Sekrete finden wir nur diese funktionell bedeutungsvollen Stoffe, sondern daneben Verbindungen, die nicht aus der funktionellen Bedeutung des Sekretes oder Exkretes heraus verstanden werden können, die nicht Zweck, sondern Mittel der Funktion sind. Solche Stoffe wollen wir allgemein Schleppersubstanzen nennen.

Das wäre der theoretische Begriff. Die praktisch wichtige Frage ist nun, woran man solche Schleppersubstanzen erkennen kann.

Ohne besondere Untersuchungen, wie sie hier für die Niere durchgeführt sind, kann nicht entschieden werden, welche Bestandteile eines Sekrets Funktionszweck und welche Funktionsmittel sind. Ja auch bei speziell auf diese Frage gerichteten Untersuchungen können Zweifel bestehen bleiben, wohin ein bestimmter Bestandteil eines Sekretes zu rechnen sei, wie wir weiter unten noch zeigen werden. Genug, daß aus den Untersuchungen an der Niere wenigstens in einigen Fällen der Nachweis zu erbringen ist, daß es wirklich Schleppersubstanzen in dem definierten Sinne gibt.

Für die Sekrete, die noch nicht nach diesen Gesichtspunkten untersucht sind, können nur einige allgemeine Erwägungen über die Möglichkeit der Auffassung bestimmter Sekretanteile als Schleppersubstanzen gegeben werden.

Denken wir — als Beispiel für die Fermentdrüsen — an das äußere Sekret des Pankreas. Dem Funktionszweck dienen in diesem Falle die Fermente und Profermente. Ihre Menge ist, wie wir wissen, unwägbar gering. Das Sekret des Pankreas aber enthält 0,55—0,70% organische Substanzen. Was bedeuten sie?

Es heißt sich die Beantwortung dieser Frage doch wohl etwas zu leicht machen, wenn man sie einfach als „unwesentliche Bestandteile" bezeichnet.[1]) Es handelt sich um ein Gemisch von Albuminen, Globulinen, Albumosen, Peptonen, Spuren von Nucleoproteiden, aus Fett, Seife, Lecithin, Cholesterin. Sollten sie wirklich alle „unwesentlich" sein? Liegt nicht die Annahme näher, daß sie alle oder doch ein guter Teil von ihnen zu den Funktionsmitteln der Pankreasdrüse gehören, mit deren Hilfe die Drüse die unwägbaren Fermentmengen ausstößt?

Man kann freilich die Sache auch noch anders auffassen und sagen: Fermente kommen überhaupt niemals „rein" vor, sie müssen stets an spezifischen Adsorbentien haften und daher bedeutet eine Fermentausscheidung stets die Abgabe solcher Adsorbentien. Da sie untrennbar — d. h. für die Mittel der lebenden Elemente untrennbar — mit den Profermenten und Fermenten vereinigt sind, muß ihre Ausscheidung als Funktionszweck angesehen werden, und es bleibt dann die Frage zu beantworten, ob außerdem überhaupt Funktionsmittel, Schleppersubstanzen, nachweisbar sind.

Eigenartig liegen die Verhältnisse bei der Salzsäuresekretion der Fundusdrüsen. Nach Zimmermann[2]) stoßen diese Drüsen einen Stoff des Magens aus, den er als Acidogen bezeichnet, d. h. eine Vorstufe für die Salzsäurebildung, in der das Bildungsmaterial für die Salzsäure an einer organischen Substanz haftet, von der die Salzsäure erst extrazellular durch ein Ferment [eine Acidogenase[3])] abgespalten wird. Der Funktionszweck ist hier an die freie Salzsäure geknüpft, als Funktions-

---

[1]) S. Rosenberg in Oppenheimers Handbuch der Biochemie, Bd. 3, 1, S. 124.

[2]) Ergebnisse der Physiologie, Bd. 24, 1925, S. 299.

[3]) Zimmermann schreibt „Acidase", nach den Nomenklaturregeln dürfte „Acidogenase" richtiger sein.

mittel dient die organische Substanz, aus der die Säure abgespalten werden kann, und weiter ein Ferment, das natürlich seinerseits wieder an einem Adsorbens haftend (und zwar von anderen Zellen) ausgestoßen wird. Das Eigenartige des Falles liegt darin, daß die ausgestoßene Assoziation des Acidogens extrazellular durch einen fermentativen Vorgang zerlegt wird. Wir werden zu der Vorstellung gelangen, daß eine solche Zerlegung wohl ein typischer Schritt der Sekretion ist, der sich aber meist intrazellular vollzieht. Es scheint, daß uns die besonderen Verhältnisse der Säuresekretion Einblick in ein Geschehen gewähren, das meist nur indirekt erschlossen werden kann.

Daß dieser Fall nicht ganz isoliert ist, dafür sprechen die Beobachtungen an den Säuredrüsen der großen Meeresschnecken (Dolium, Tritonium), bei denen die starken Säuren (Schwefelsäure, Asparaginsäure) auch erst während der Ausstoßung des Sekretes frei werden. Eine genauere Untersuchung verspricht wohl grundsätzlich wichtige Ergebnisse.

Noch etwas anders stellt sich die Sache bei den Speicheldrüsen und Schleimdrüsen. Ein Ferment kann im Speichel ganz fehlen und jedenfalls ist es nicht wesentlich für die mechanische Funktion, die er als Schmiermittel oder Gleitmittel der Bissen spielt. Bei den Schleimzellen liegt die Sache noch klarer, da sie überhaupt keine Fermente abgeben. Der Schleim, sei es Mucin oder ein anderer Körper, der die physikalischen Eigenschaften eines Schleimes hat, ist der Stoff, durch den der Funktionszweck erreicht wird. Was bleibt als Funktionsmittel übrig? Liegt es in diesem Falle überhaupt nahe, nach Schleppersubstanzen zu fragen oder zu suchen?

Um zu einer allgemein brauchbaren Auffassung zu gelangen, wird man der ganzen Frage eine etwas andere Wendung geben müssen. Es handelt sich doch in allen angeführten Fällen um das Problem: wie muß ein Körper beschaffen sein, damit er eine Drüsenzelle in der Richtung der normalen Ausscheidung verlassen kann? Da die ausgestoßenen Verbindungen oder Assoziationen als solche in den Zellen entstehen, können vom Blut aus nur die Bausteine für ihre Herstellung aufgenommen werden. Da die ausgestoßenen Verbindungen oder Assoziationen die Zellen durch die Außenwand (distale Wand) verlassen, muß diese — dauernd oder zeitweilig — für sie durchlässig sein. Da sie die Innenwand nicht passieren, muß diese für sie undurchlässig sein.

Damit haben wir eine allgemeine Bedingung für die ausstoßungsfähigen Stoffe gefunden: Sie müssen so beschaffen sein, daß die Innenwand der Drüsenzelle für sie undurchlässig ist, die Außenwand dagegen (wenigstens zeitweise!) durchlässig.

Entsteht in einer Zelle ein Stoff, der Träger eines bestimmten Funktionszweckes ist, z. B. Mucin, so muß er diese Beschaffenheit aufweisen, braucht aber nicht eine Assoziation zweier Stoffe darzustellen, deren einer zwar Träger des Funktionszweckes ist, aber nicht der eben formulierten Ausstoßungsbedingung genügt und erst durch Assoziation mit einer Schleppersubstanz ausstoßungsfähig wird.

Gehört es dagegen zum Funktionszweck, daß ein Stoff ausgeschieden wird, der im Blut vorhanden ist und für den die Innenwand der Drüsenzelle durchlässig ist, so kann die Ausstoßungsbedingung nur dadurch erfüllt werden, daß dieser Stoff (Exkretstoff) in der Zelle mit einer Schleppersubstanz derart assoziiert wird, daß die entstehende Assoziation der Ausstoßungsbedingung genügt.

Die allgemeine Lehre der Drüsenphysiologie ist also: es können nur Stoffe ausgeschieden werden, die ganz bestimmte physikalische Eigenschaften haben. Erfordert der Funktionszweck die Abgabe von Stoffen, denen diese Eigenschaften fehlen, so ist er nur erreichbar durch Bildung von Verbindungen oder Assoziationen, die die geforderten Eigenschaften haben. Wird eine — leicht trennbare — Assoziation gebildet, so ist ein Teil davon mehr oder weniger leicht als Träger des Funktionszweckes zu erkennen, der andere als Funktionsmittel, als Schleppersubstanz. Handelt es sich dagegen um echte chemische Verbindungen, so bleibt es unentschieden, ob gerade diese Verbindung um des Funktionszweckes willen hat gebildet werden müssen oder ob der Zweck auch durch eine Vorstufe oder einen Baustein der Verbindung hätte erfüllt werden können, die aber der Ausstoßungsbedingung nicht genügt, so daß also in der ausgestoßenen Verbindung eine Komponente enthalten wäre, die als Analogon der Schleppersubstanz angesehen werden könnte, da erst ihre Vereinigung mit dem Träger der Funktion die Ausstoßungsbedingung erfüllt.

Wenden wir uns nach diesen allgemeinen Erörterungen den besonderen Verhältnissen der Niere zu, so finden wir neben klaren Fällen, in denen der Träger der Funktion und das Funktionsmittel sicher zu bezeichnen sind, auch schwerer zu deutende Verhältnisse, die nicht als völlig geklärt angesehen werden können.

Von vergleichend-physiologischen Erfahrungen sei hier nur die „physiologische Albuminurie“ des Octopus (Tintenfisch) erwähnt. Zuerst von Leon Frédéricq beobachtet, ist sie von Otto v. Fürth[1]) näher untersucht worden. Er fand Eiweiß in Mengen von 100 bis 120 mg in 100 ccm Harn als nie fehlenden normalen Harnbestand-

[1]) O. v. Fürth, Vergleichende chemische Physiologie der niederen Tiere, Jena 1903, S. 283.

teil. Es liegt heute sehr nahe, in diesem Eiweiß eine Schleppersubstanz für irgendwelche ausscheidungspflichtigen Stoffe zu sehen, doch bleibt die Deutung natürlich zweifelhaft, solange nicht besondere Untersuchungen in dieser Richtung durchgeführt worden sind.

Daß die Ausscheidung von Harnstoff und Harnsäure (allgemeiner: Purinkörpern) Funktionszweck ist, bedarf wohl keiner Begründung; dagegen ist nicht ohne weiteres klar, daß die Körper der Proteinsäuregruppe als Funktionsmittel zu deuten sind. Erst der Nachweis, daß sie auch bei Zufuhr von Harnstoff in gleichen Mengen pro Gewichtseinheit des Harnstoffs ausgeschieden werden, wie bei einer durch Eiweißzufuhr gesteigerten Harnstoffbildung, zeigt, daß sie nicht als harnpflichtige Endprodukte des Eiweißumsatzes aufgefaßt werden können, sondern als Funktionsmittel für die Harnstoffausstoßung.

Für das proportional der Menge der Purinkörper ausgeschiedene Kohlenhydrat ist der besondere Nachweis seiner Natur als Funktionsmittel nicht erbracht, nach Lage der Dinge aber kaum zu bezweifeln.

Das gleiche gilt für die Schleppersubstanzen der Alkalisalze, für das Kolloid des Halogenmechanismus und für die Chondroitinschwefelsäure, die zu den Schleppersubstanzen für das Wasser gehört.

Als was aber ist das ausgestoßene Kreatinin anzusehen? Wir fanden, daß es in einer Menge im Harn auftritt, die äquimolekular mit dem konstanten Anteil der Phosphorsäureausscheidung ist, und vermuteten danach, daß diese beiden Stoffe in sachlicher Beziehung zueinander stehen. Welcher der beiden Stoffe ist in diesem Falle Träger des Funktionszweckes, welcher ist Funktionsmittel?

Mir ist es wahrscheinlich, daß das Kreatinin Funktionsmittel, Schleppersubstanz für Phosphorsäure ist, und zwar für den Anteil der Gesamtphosphorsäure, der nicht in Beziehung zur Stickstoffausscheidung steht. Daß ein Teil der Phosphorsäure mit Schleppersubstanzen für den Harnstoff in der Kolloidfraktion assoziiert gefunden wurde, gibt einen Hinweis darauf, wie der Teil der Phosphorsäure ausgestoßen werden kann, dessen Menge proportional der Stickstoffausscheidung steigt. Für den konstanten Rest, der keine Beziehung zum Eiweißumsatz hat, dürfte das Kreatinin der Schlepper sein. Diese Auffassung würde eine höchst auffällige Beobachtung verständlich machen können, die Beobachtung, daß bei großem Eiweißumsatz die ausgeschiedene Menge des Kreatinins vermindert ist. Bei der sonst so großen Konstanz der Kreatininausscheidung ist dieser Befund sehr bemerkenswert. Er ist schwer zu verstehen, wenn man die Kreatininausscheidung als Funktionszweck ansieht. Da aber bei stark gesteigertem Eiweißumsatz auch jene Phosphorsäuremenge vermehrt sein muß, die proportional dem Eiweißumsatz ausgestoßen wird, wäre es verständlich, wenn der Rest, der keine Beziehung zum Eiweißumsatz hat, vermindert wäre und dementsprechend auch die Menge der Schleppersubstanz, die zur Ausscheidung dieses Anteils dient. Diese Deutung sei ausdrücklich als solche bezeichnet. Ein bündiger Beweis für ihre Richtigkeit liegt zurzeit nicht vor. Eine Entscheidung wäre durch entsprechende Versuche wohl unschwer zu erbringen.

Kann die Ausscheidung einer bestimmten Substanz nur entweder Funktionszweck oder Funktionsmittel sein?

Es scheint, daß wir eine solche grundsätzliche Trennung nicht allgemein durchführen können. Die Verhältnisse der Hippursäureausscheidung mögen das erläutern. Wir fanden bei starker Wasserdiurese enge Beziehung zwischen der Menge der ausgeschiedenen Hippursäure und der Wassermenge und rechneten daher die Hippursäure zu den Funktionsmitteln der Wasserausscheidung. Es wurde aber schon betont, daß außerdem noch ein Mechanismus für Hippursäureausstoßung vorhanden sein muß, der vor allem dann in Tätigkeit treten dürfte, wenn die Hippursäurebildung durch Aufnahme von Benzoesäure erhöht ist. Die Ausstoßung von Hippursäure durch diesen Mechanismus ist zweifellos Funktionszweck. Welches ist die Schleppersubstanz für sie? Unsere Untersuchungen haben hierüber nichts ergeben können, da wir keine Versuche in dieser Richtung gemacht haben. Möglich erscheint es, daß die Hippursäure als Natrium- oder Kaliumsalz den Weg durch die Alkalidrüse einschlägt. Es würden dann für sie die Schleppersubstanzen dieser Drüse dienen. Oder ist vielleicht für die Hippursäure, die ja durch Paarung von Benzoesäure und Glykokoll erst in der Niere entsteht, gar keine Schleppersubstanz nötig? erfüllt sie vielleicht selbst schon die Ausstoßungsbedingung, und liegt dann der Fall so, daß die Paarung mit dem Glykokoll nicht nur eine Entgiftung bedeutet, sondern ein Beispiel für die oben erwähnte Möglichkeit liefert, daß eine intrazellular entstehende Substanz direkt ausstoßungsfähig ist? Wäre der Fall so aufzufassen, dann würde gewissermaßen das Glykokoll die Schleppersubstanz sein, die nur deshalb nicht ohne weiteres als solche imponiert, weil sie mit der harnpflichtigen Substanz (der Benzoesäure) zu einer wohldefinierten chemischen Verbindung zusammentritt, an der eine Trennung in den Anteil, der dem Funktionszweck dient, und jenen, der Funktionsmittel ist, nicht durchführbar, nur theoretisch vorstellbar ist.

Auch bei diesem — ungenügend untersuchten — Fall kommt es mir weniger darauf an, daß die vorgetragene Deutung richtig ist, als darauf, Möglichkeiten zu zeigen, die für eine allgemeine Auffassung des Problems der Drüsentätigkeit nicht wertlos sein dürften.

In bezug auf die zahlreichen Stoffe, die als normale Harnbestandteile bekannt sind, in unseren Untersuchungen aber nicht erfaßt wurden, läßt sich a priori kaum eine Entscheidung darüber treffen, ob ihre Ausscheidung Funktionszweck oder Funktionsmittel ist. Wird man für die Phenole und Kresole das erstere anzunehmen geneigt sein, für den Inosit die zweite Möglichkeit als wahrscheinlicher betrachten, so gerät man für Urochrom, Urobilin und die vielerlei anderen Stoffe ganz ins Ungewisse. Hier öffnet sich für weitere Untersuchungen ein großes Feld.

Wenn wir unter den Stoffen, die sich in einem Sekret oder Exkret finden, zwischen den Trägern des Funktionszweckes und den Funktionsmitteln unterscheiden, so ist diese Einteilung nicht vollständig. Es sind außerdem noch Stoffe zu erwarten, die wirklich als „unwesentliche“ Bestandteile bezeichnet werden können. Diese Stoffe kommen ohne Arbeitsleistung in das Sekret hinein, d. h. sie sind nach unserer Bezeichnungsweise „ausgeschwemmt“ zu nennen im Gegensatz zu den ausgestoßenen Trägern des Funktionszweckes und den Funktionsmitteln.

Als bestes Beispiel ist der Harnstoff zu nennen, den wir in allen daraufhin untersuchten Sekreten in praktisch gleicher Konzentration wie im Plasma finden. Allgemeines ist vorläufig über diese Stoffe nicht zu sagen, es wird in jedem einzelnen Falle besonderer Untersuchungen bedürfen, um zu entscheiden, welche Stoffe hierher zu rechnen sind, oder besser gesagt, welcher Bruchteil der einzelnen Stoffarten als unwesentlicher, ausgeschwemmter Anteil zu betrachten ist.

Da die Vorstellung von der wichtigen Rolle der Schleppersubstanz für die Sekretion neu und ungewohnt anmutet, ist es wohl nicht überflüssig, die Stelle zu bezeichnen, die ein solcher Mechanismus — vergleichend-physiologisch betrachtet — in der Reihe der bekannten Vorgänge an Drüsenzellen einnimmt.

Wir können uns dabei auf die Drüsen beschränken, die Exkrete ausstoßen. Für sie erscheinen ja nach den vorstehenden Betrachtungen Schleppersubstanzen als allgemein erforderlich, als unentbehrliche Funktionsmittel.

Am Anfang der Reihe, in die wir die verschiedenen Modi der Exkretion ordnen können, steht der Fall der holokrinen Sekretion (oder Exkretion). Er ist dadurch ausgezeichnet, daß sich die Zellen, die Endprodukte des Umsatzes aufgenommen haben, ihrer nicht entledigen können, sondern daß sie ganz zugrunde gehen, sobald die

Anhäufung (Konzentration) der Exkretstoffe eine gewisse Grenze erreicht hat. Für die Entfernung der gespeicherten Exkretstoffe muß also der Organismus nicht nur die Schlepperstoffe oder in diesem Falle richtiger gesagt, die Speicherstoffe opfern, mit denen sich die Exkretstoffe intrazellular assoziiert haben, sondern auch den ganzen Rest der Zelle einschließlich des Kerns. Wenn uns auch zahlenmäßiges Wissen über diese Art der Ausstoßung fehlt, so darf man doch wohl mit hoher Wahrscheinlichkeit vermuten, daß sie im Verhältnis zur Masse der entfernten Endprodukte einen sehr beträchtlichen Verlust an körpereigenen Substanzen erfordert.

Alle weiteren Stufen in der Entwicklung der Exkretionsorgane lassen sich so anordnen, daß sie als *Etappen auf dem Wege einer immer sparsameren Ablösung der Exkretstoffe vom Stoffbestande der Zelle erscheinen.* Soweit es sich bei dieser Ablösung um histologisch erkennbare Vorgänge handelt, sind sie alle der merokrinen Sekretion zuzurechnen.

Als erste weitere Stufe kann der Fall gelten, daß der ganze distale Teil der Zelle, der mit den Exkretstoffen beladen ist, abgestoßen wird, der kernhaltige Rest sich dann regeneriert. Schon hier haben wir den Typus der *rhythmischen Abstoßung der Exkrete*, der bis zur letzten Stufe der Reihe erhalten bleibt. Hierhin ist wohl noch die Art der Exkretabstoßung bei Helix zu rechnen, die als „vesikuläre Ausscheidung“ bezeichnet wird. Bei ihr bildet sich eine Vakuole im distalen Zellteil, in derem Innern Abscheidungen von Exkretstoffen (Harnsäurekugeln mit organischem Stroma) liegen. Es werden die ganzen Vakuolen mit erhaltener Wandung abgeschnürt.

Es ist besonders lehrreich, daß die folgenden beiden Stufen einer morphologisch nachweisbaren Exkretausstoßung an dem gleichen Objekt, an der Niere der Weinbergschnecke, nachweisbar sind, an der sich auch die vesikuläre Ausscheidung findet. Der Unterschied der verschiedenen Bilder ist anscheinend wesentlich von der Geschwindigkeit der Ausstoßung abhängig.

Auf der nächsten Stufe, die sich hauptsächlich im Sommer, seltener im Herbst findet, werden nicht mehr die ganzen Vakuolen mit ihren Wänden abgeschnürt, sondern die Wandung platzt (sog. „defäkative Ausscheidung“) und der Inhalt, bestehend aus Flüssigkeit sowie Exkretkugeln und Exkretklumpen von bedeutender Größe, gelangt dadurch in das Lumen der Drüsengänge.

Endlich findet sich bei jungen Zellen die „tropfenförmige Ausscheidung“. Sie ist dadurch ausgezeichnet, daß winzige nackte Tröpfchen, die die Exkretstoffe enthalten, in denen sie aber nicht zur Ausfällung gelangt sind, durch den Saum der Zellen hindurchsickern.[1]) Hier sind die Exkretstoffe selber nicht mehr morphologisch nachweisbar. Nur der Austritt der Tröpfchen zeigt, daß, wann und wo die ausscheidungspflichtigen Stoffe die Zelle verlassen.

Es ist zu beachten, daß die letzten drei Stufen im wesentlichen Unterschieden in der Geschwindigkeit der Ausscheidung entsprechen. Je rascher die Ausstoßungsakte einander folgen, um so weniger ist im mikroskopischen Bilde von dem einzelnen Akt zu sehen. Während es bei langsamer Tätigkeit zur Bildung großer Konkremente kommt, deren Abstoßung leicht zu sehen ist, ist bei der tröpfchenförmigen Ausscheidung von den eigentlichen Exkretstoffen nichts mehr zu sehen, da sie in Lösung die Zellen verlassen.

In allen Fällen, in denen morphologisch erkennbare Gebilde ausgestoßen werden, bestehen sie nur zum Teil aus dem Stoffe, dessen Abgabe der Funktionszweck ist, zum anderen aus Stoffen, die wir als Funktionsmittel, als Schleppersubstanzen, ansehen müssen.

Ist die Annahme möglich, daß bei der tröpfchenförmigen Ausscheidung, bei der die Exkretstoffe nicht zu sehen sind, weil sie (wahrscheinlich aus Mangel an Zeit) nicht ausfallen, daß sie da nur aus den Stoffen bestehen sollten, die dem Funktionszweck dienen, daß gar keine Schleppersubstanzen mit ihnen assoziiert sein sollten? Eine unvoreingenommene Betrachtung der Reihe wird solche Annahme als ganz unwahrscheinlich ablehnen müssen.

Wie verhält sich nun die Ausstoßung in der Wirbeltierniere, von der morphologisch kaum etwas zu sehen ist, zu den angeführten Fällen der Ausscheidung bei der Weinbergschnecke?

Es ist wohl deutlich, daß der Unterschied gegenüber der tröpfchenförmigen Ausscheidung nur noch sehr gering ist.

Die ausstoßungsfähigen Stoffe oder besser Assoziationen verlassen die Zellen gelöst und in ganz ähnlicher Weise, wie die Tröpfchen, die durch die Grenzschicht hindurchsickern, nur vollziehen sich die einzelnen Phasen dieses Durchtritts in Dimensionen, die unterhalb der Grenzen der mikroskopischen Sichtbarkeit liegen.

Die Form der Ausscheidung der harnpflichtigen Stoffe in Assoziation mit Schleppersubstanzen, die in gelöstem Zustande die Zellen verlassen, ist die letzte Stufe einer Entwicklung, die wir Schritt für Schritt verfolgen können.

Es mag Ansichtssache bleiben, ob es wünschenswert ist, auf dieser Stufe der Entwicklung von Exkretionsorganen noch einen

---

[1]) J. STROHL, Handbuch der vergleichenden Physiologie, Bd. 2, zweite Hälfte, S. 494.

Unterschied zu machen zwischen den Fällen, in denen die Assoziationen kolloidal sind, und solchen, in denen sie molekulardispers ausgeschieden werden. Einen wesentlichen Unterschied kann ich hierin zurzeit nicht erblicken.

2. Sekretionsarbeit.

Es gehört zur allgemeinen Definition der Drüsen, daß in ihnen Arbeit geleistet wird. Nach der landläufigen Anschauung ergibt sich die Notwendigkeit einer Arbeitsleistung dann, wenn in den Drüsen Stoffe gegen das Konzentrationsgefälle transportiert werden. Das ist bei der Niere eindrucksvoll zu zeigen durch den Vergleich zwischen der Konzentration vieler Stoffe im Plasma und im Harn. Eine allgemeine Physiologie der Drüsen wird auch die Organe, die eine Resorption gegen das Konzentrationsgefälle leisten, zu den Drüsen im weiteren Sinne rechnen (Sekretion mit negativem Vorzeichen) und auch an ihnen diesen Transport gegen das Konzentrationsgefälle als Zeichen einer Arbeitsleistung hervorheben.

Wenn die Stoffe, die eine Drüse ausscheidet, im Plasma gar nicht vorhanden sind (z. B. Mucin der Speicheldrüsen oder Schleimdrüsen), so ist dieser Gesichtspunkt nicht mehr ohne Zwang beizubehalten, man müßte denn den Vorgang so beschreiben, daß die Schleimzellen die Konzentration des Schleimes von Null (Wert im Plasma) auf einen endlichen Wert (im Sekret) bringen.

Nach unserer Auffassung, deren Belege in den vorhergehenden Abschnitten gegeben sind, verhält sich die Sache anders. Wenn wir den Augenblick der Ausstoßung des Sekretes ins Auge fassen, so glauben wir zeigen zu können, daß auch bei der Niere, deren Arbeit als Konzentrationsarbeit reinster Form angesehen wird, die Dinge in Wahrheit genau so liegen, wie bei der Mucinausscheidung der Speicheldrüse.

Was aus den Zellen der Hauptstücke der Niere in den Harn eintritt, ist im wesentlichen nicht Harnstoff, sondern eine Assoziation von Harnstoff mit Körpern der Proteinsäuregruppe, d. h. es sind Ureine. Harnstoff findet sich im Harn nur in praktisch der gleichen Konzentration wie im Plasma, und diese Harnstoffmenge ist nicht ausgestoßen, sondern ausgeschwemmt. Es bedarf keiner Arbeitsleistung, um sie in den Harn übertreten zu lassen, die treibende Kraft für den Übertritt ist das Konzentrationsgefälle.

Was aus den Zellen austritt, sind auch nicht Harnsäure und Purinbasen, sondern eine Assoziation von Purinderivaten mit einem Kohlenhydrat.

Der Halogenmechanismus läßt nicht Chlor in den Harn übertreten, sondern eine Assoziation von Chlor mit einem Kolloid bestimmter Art. Aus der Alkalidrüse treten die Salze des Natriums, Kaliums, Ammoniums nicht allein aus, sondern mit ihnen ganz bestimmte Mengen organische Schleppersubstanzen, von denen wir zwar zurzeit nicht behaupten können, daß sie im Harn noch in Assoziation mit den Salzen stünden, von denen wir aber eine solche Assoziation mindestens innerhalb der Drüsenzellen annehmen müssen.

Was die Zellen der Niere verläßt, sind also Stoffe, die als solche erst in den lebenden Elementen der Niere entstanden, ihr nicht fertig von außen zugeführt sind. Was zugeführt wird, sind die Bausteine der Assoziationen. Es sind einerseits die harnpflichtigen Stoffe, andererseits die Nährstoffe, wie sie jeder Zelle durch den Säftestrom zugeführt werden. Diese Formulierung dessen, was eine Drüsenzelle leistet, gilt nun ganz allgemein. Der Speicheldrüse, dem Pankreas werden Glucose und Aminosäuren ebenso zugeführt wie der Niere. Die Speicheldrüse bildet daraus unter anderem ein Glykoproteid, in dem die Bausteine, die die Nahrung liefert, zu einer spezifischen Verbindung vereinigt sind. Diese Verbindung (Mucin) wird ausgestoßen. Im Pankreas wird aus den Bausteinen, die die Nahrung liefert, das Gemisch der Profermente und Fermente mit ihren Adsorbentien gebildet und ausgestoßen. Die Niere bildet aus den Nährstoffen z. B. ein oder zwei besondere Polysaccharide, eine Reihe von Körpern der Proteinsäuregruppe, ein Kolloid besonderer Art (für den Halogenmechanismus) und assoziiert diese Stoffe mit den harnpflichtigen Körpern.

Wenn wir hier von „Assoziationen" und nicht von chemischen Verbindungen im gewöhnlichen Sinne sprechen, so ist das eine Sache der Vorsicht, da wir keine Kenntnis von dem Mechanismus der Verbindung haben, aber ein Wesensunterschied zwischen diesen Vorgängen und dem Aufbau spezifischer Verbindungen in der Speicheldrüse, im Pankreas, kann daraus keinesfalls abgeleitet werden.

Worin besteht nun eigentlich die Sekretionsarbeit?

Es ist nach diesen Ausführungen ganz klar, daß mindestens ein Teil der Sekretionsarbeit in dem Aufbau der zelleigenen Verbindungen bestehen muß, die wir in den Sekreten finden, denn die Entstehung der spezifischen Sekretstoffe kann nicht als ein freiwillig verlaufender Vorgang angesehen werden.

Die Lehre von der Bildung zelleigener Stoffe aus Nährstoffen ist ein Gegenstand der Physiologie des Baustoffwechsels. Eine vergleichende Betrachtung lehrt, daß bei jeder Bildung neuer zelleigener Substanz aus Nährstoffen eine bestimmte Menge Energie frei gemacht wird. Ob wir diese Bauarbeit mit Tangl „Entwicklungsarbeit" nennen, wenn es sich um die Massenzunahme in der Ontogenese handelt, ob wir mit Pfeffer von dem „ökonomischen Koeffizienten" sprechen, der die Menge trockener Pilzernte auf 100 g verbrauchte Nährstoffe angibt, ob wir von Wachstumsarbeit sprechen oder von Erhaltungsbaustoffwechsel beim ausgewachsenen Tier, das ist nebensächlich. Ihrem Wesen nach handelt es sich in allen Fällen um die Bestimmung der gleichen Größe. Diese Größe ist von grundlegender Bedeutung für die Lehre vom Baustoffwechsel, es tritt in ihr ein gesetzmäßiges Verhältnis von Betriebsstoffwechsel (Energieumsatz) und Baustoffwechsel zutage, das in Analogie gesetzt werden kann zu der Größe, die wir als den Nutzeffekt der Muskelmaschine bezeichnen.

Wenn für den Muskel gefragt wird, welcher Teil der gesamten umgesetzten Energie als äußere Arbeit gewonnen werden kann, so ist hier die Frage, wieviel Energie aufgewendet werden muß, um eine zelleigene Verbindung von bestimmtem Energiegehalt aufzubauen.

Welcher Art im einzelnen diese Bauarbeit ist, kann hier unerörtert bleiben — wir wissen auch kaum etwas darüber —, wesentlich ist uns zunächst nur das Mengenverhältnis zwischen dem Energiegehalt der aufgebauten Stoffe und der dabei umgesetzten Betriebsenergie.

Die vergleichende Physiologie gibt eine Reihe von Beispielsfällen, aus denen zu ersehen ist, daß der Energieumsatz, der zur Bildung jener Menge neuer zelleigener Stoffe führt, deren Brennwert 1 kcal ist, je nach der Art des Organismus und den Bedingungen der Ernährung, der Temperatur und anderer äußerer Faktoren äußerst verschieden sein kann.[1])

Wichtiger ist uns die weitere Lehre der vergleichenden Physiologie, daß unter optimalen Bedingungen bei Zufuhr artfremder aber gut ausnutzbarer Nährstoffe die Menge der Betriebsenergie, die umgesetzt wird, um Körpersubstanzen im Brennwert von 1 kcal zu bilden, niemals kleiner als 1 kcal ist.

So entfallen auf 1 kcal aufgebaute Körpersubstanz unter günstigsten Bedingungen die folgenden Mengen:

Bac. anthracis	1,04—1,14 kcal
Clostridium pasteurianum	1,15 „
Aspergillus niger (auf Dextrose)	1,08 „

Im intrauterinen Leben werden nach Rubner bei Säugetieren 2200 kcal aufgewendet, um 1722 kcal (entsprechend 1 kg Lebend-

[1]) Siehe Pütter, Vergleichende Physiologie, Jena 1911, S. 119—129.

gewicht) aufzubauen, es entfallen also auf 1 kcal Anbau 1,28 kcal Umsatz.

Unter den Wert von 1 kcal auf 1 kcal Anbau geht der Umsatz nur in einzelnen Fällen herunter, bei denen es sich nicht um die Ausnutzung artfremder Nahrung handelt, sondern um den Umbau arteigener Stoffe. So werden z. B. bei der Entwicklung des Hühnchens im Ei auf 1 kcal Anbau nur 0,56 kcal umgesetzt.

Der Teil der Sekretionsarbeit, der im Aufbau der Schleppersubstanzen besteht, ist seinem Wesen nach nichts anderes als Anbauarbeit, Wachstumsarbeit. Es wird festzustellen sein, welcher Teil des Energieumsatzes der Niere dieser Wachstumsarbeit dient. Bevor wir einen Versuch in dieser Richtung machen, wollen wir uns eine Vorstellung davon zu machen trachten, welchen Umfang derartige Vorgänge des Stoffaufbaues bei Drüsen haben.

Die Speicheldrüsen wiegen beim Menschen im Mittel 70 g, von dieser Masse sind 80% Wasser und Asche, 20% organische Stoffe, d. h. die Speicheldrüsen enthalten 14 g organische Substanz. Sie liefern pro Tag etwa 1,5 Liter Speichel mit 0,3—0,36% organischer Substanz, d. h. die tägliche Menge der organischen Bestandteile des Speichels beträgt 4,5—5,4 g oder 32—38,5% des Stoffbestandes der Speicheldrüsen.

Die analoge Rechnung für die Niere gestaltet sich folgendermaßen: die Nieren wiegen 300 g und bestehen zu 82,7% aus Wasser, 0,8% Asche und 16,5% organischen Stoffen. Die beiden Nieren enthalten also 49,5 g Organisches. An Schleppersubstanzen werden täglich 20—22 g von der Niere produziert und ausgeschieden, d. h. eine Stoffmenge, die 40,5—44,5% des eigenen Stoffbestandes ausmacht. I n e t w a s m e h r a l s z w e i T a g e n p r o d u z i e r t d i e N i e r e s o v i e l z e l l e i g e n e S u b s t a n z e n, w i e i h r j e w e i l i g e r g e s a m t e r B e s t a n d a n s o l c h e n S t o f f e n b e t r ä g t. Es ist natürlich schief, zu sagen: die Niere des Menschen erneuert sich alle 54—59 Stunden, also im Jahre 170mal; aber diese gewollt schiefe Ausdrucksweise stellt doch eine Einsicht in das rechte Licht, der man in der Physiologie und Pathologie der Niere heute nicht begegnet. Es ist die Einsicht, daß in der Niere Prozesse des Baustoffwechsels von sehr bedeutendem Ausmaß ablaufen.

Ein Tier, das seine Masse in 54—59 Stunden verdoppelt, würden wir als ungemein schnellwüchsig ansehen und würden sicher sofort fragen, welche Energiemengen zu so raschem Wachstum nötig sind. Bei den Drüsen drängt sich die Tatsache der umfangreichen Vorgänge des Baustoffwechsels nicht auf, da die Produkte dieser formativen Tätigkeit ja nicht als gestaltete Elemente sichtbar werden, sondern in Form echt- oder kolloidalgelöster Stoffe die Zellen verlassen. Der Vorgang der Bautätigkeit bleibt deshalb doch grundsätzlich der gleiche.

Wenn bei der intrauterinen Entwicklung der Säugetiere auf Anbau im Brennwert von 1 kcal ein Umsatz im Brennwert von 1,28 kcal nötig ist, und wenn bei Bakterien unter optimalen Bedingungen der Vermehrung mindestens 1,04 kcal Umsatz auf 1 kcal Anbau entfallen, so werden wir für den Aufbau der Schleppersubstanzen in der Niere keinen größeren Nutzeffekt annehmen können.

Als Brennwert der aufgebauten Substanzen können wir 4,1 kcal pro 1 g als guten Wert annehmen, da es sich ja nur um Stoffe handelt, die Kohlehydrate oder Eiweiß sind oder doch den typischen Vertretern dieser Stoffgruppen sehr nahe stehen, jedenfalls nicht fettähnlich sind.

Die 20—22 g Schleppersubstanzen, die die Niere täglich produziert, haben also einen Brennwert von 82—90,5 kcal. Nach unsern vergleichenden Erfahrungen wird die Energiemenge, die zu ihrem Aufbau nötig ist, nicht kleiner sein können, wird aber bis zum 1,28fachen dieses Wertes, d. h. rund 100—115 kcal betragen können.

Wie groß ist beim Menschen der gesamte Energieumsatz der Niere? Wir müssen zur Beantwortung dieser Frage Versuchsergebnisse zahlenmäßig verwerten, die nicht am Menschen, sondern am Hunde gewonnen sind. Das hat immer sein Mißliches. Aber die Gefahr eines Fehlers wird in der Richtung liegen, daß der Umsatz der menschlichen Nieren überschätzt werden könnte, wenn wir ihn pro Masseneinheit als gleich mit dem Energieumsatz der Hundeniere betrachten.

Im Mittel aller 10 Versuche, die Barcroft[1]) über den Sauerstoffverbrauch der Hundeniere mitteilt, beträgt der Verbrauch pro 1 g Niere in 1 Minute 0,047 $\pm$ 0,010 ccm Sauerstoff. Dieser Wert stellt das Mittel aus 5 Versuchen mit geringer Tätigkeit und 5 durch verschiedene Formen der Diurese gesteigerter Tätigkeit dar, kann also wohl als ganz guter Durchschnittswert betrachtet werden.

Legen wir ihn der Rechnung zugrunde, so beträgt der Verbrauch von 300 g Niere in 1 Minute 14,1 $\pm$ 3,0 ccm, d. h. etwa 5% des Grundumsatzes, und der tägliche Sauerstoffverbrauch der Nieren berechnet sich zu 20,3 $\pm$ 4,3 Litern. Der Brennwert eines Liters Sauerstoff ist 4,72 kcal, so daß der gesamte Energieumsatz pro Tag 95,8 $\pm$ 20,2 oder rund 96—116 kcal ausmacht.

1) Ergebnisse der Physiologie, Bd. 7, S. 746.

Die kurzen Mitteilungen, die Rein[1]) über die direkte Messung der Wärmebildung in der Niere gemacht hat, stimmen sehr gut mit den Werten, die aus dem Sauerstoffverbrauch errechnet sind. Nach Rein beträgt die Wärmemenge, die mit dem Blut aus der Niere abgeführt wird, beim Hunde 0,035—0,7 cal/Minute pro Gramm Niere. Da die Extremwerte um das 20fache variieren, hat ein Mittelwert keine große Bedeutung. Rein macht aber eine andere sehr wichtige Mitteilung: Er findet, daß die Wärmebildung pro Gramm und Minute um so größer wird, je stärker hypotonisch der Harn ist. Seine Werte seien in der folgenden Tab. 80 zusammengestellt.

Tabelle 80.

Hund nach Rein.

x_1 = Gefrierpunktserniedrigung des Harns.
x_2 = Wärmemenge in cal pro g Niere in 1 Minute.
x_3 = Logarithmus von $100 \cdot x_2$.

x_1	x_2	x_3	
0,18	0,70	1,8451	$M x_1 = 0{,}88$; $\sigma_1 = \pm 0{,}7805$
0,56	0,30	1,4771	$M x_3 = 1{,}3671$; $\sigma_3 = \pm 0{,}4932$
0,56	0,40	1,6021	$r_{13} = -0{,}985 \pm 0{,}018$
2,20	0,035	0,5441	$b_{31} = -0{,}61 \pm 0{,}011$

Sie zeigen eine sehr enge negative Korrelation zwischen der Gefrierpunktserniedrigung und dem Logarithmus der Wärmemenge, die es ermöglicht, einen recht guten Mittelwert für eine bestimmte Gefrierpunktserniedrigung anzugeben. Dem Mittelwerte $M x_1 = 0{,}88$ entspricht eine Wärmeproduktion von 0,233 cal pro Gramm Niere und Minute. Den normalen menschlichen Harnen dürfte vielleicht noch besser eine Gefrierpunktserniedrigung von 1,0° entsprechen. Ihr wäre ein Wert von 0,197 cal zugeordnet. Berechnen wir hiernach die Wärmeproduktion der menschlichen Nieren für 24 Stunden, so ergeben sich 101 bzw. 85 kcal pro Tag, d. h. Zahlen, die sehr gut mit denen übereinstimmen, die wir aus dem Sauerstoffverbrauch ableiteten.

Die Werte für den gesamten Energieumsatz stimmten innerhalb der Fehlergrenzen mit der Energiemenge überein, die wir als erforderlich für den Aufbau der Schleppersubstanzen ansehen mußten. Unsere Schätzung für die zum Aufbau nötige Energiemenge bewegte sich zwischen 80 und 115 kcal, konnte also im Mittel auf 100 kcal veranschlagt werden. Als Gesamtumsatz finden wir — nach

[1]) Arch. f. exper. Pathol. u. Pharmakol., Bd. 128, 1928; Verhandl. d. deutsch. Pharmakol. Ges., 1907, S. 106.

Versuchen am Hunde berechnet — 85—116 kcal, also praktisch auch 100 kcal. Diese Zahl ist mit einem Fehler von etwa 20% behaftet.

Da wir zwei Unbekannte in unserem Ansatz haben, so bleibt das Resultat freilich unsicher. Die erste Unbekannte ist das Verhältnis von Anbau zu Betriebsstoffwechsel, die zweite der Betrag der umgesetzten Energie, der nicht im Baustoffwechsel verbraucht worden ist. Wir haben für das Verhältnis von Anbau zu Betrieb 1 : 1,0—1,28 angesetzt und kommen unter dieser Annahme zu dem Ergebnis, daß praktisch genommen der ganze Energieumsatz der Niere im Dienste des Baustoffwechsels steht, d. h. daß die Sekretionsarbeit eine besondere Form der Wachstumsarbeit ist.

Es muß aber betont werden, daß, so wahrscheinlich auf Grund vergleichender Erfahrungen auch unser Ansatz ist, die Möglichkeit nicht ausgeschlossen werden kann, daß die Energiemenge, die zum Aufbau der Schleppersubstanzen nötig ist, erheblich geringer ist, als wir voraussetzen, und daß dann eine nennenswerte Energiemenge übrigbleibt, die in anderer Weise verwendet werden würde.

Wir können also nicht sagen, daß das Bild des Sekretionsvorganges, das wir im folgenden in allgemeinen Umrissen zu zeichnen versuchen wollen, auf der Beobachtung aufgebaut sei, daß außer der Wachstumsarbeit keine weitere Arbeit im Sekretionsvorgange geleistet würde, sondern wir können nur sagen: es wird durch den Vergleich des Energieumsatzes mit dem Ausmaß der Bautätigkeit die Vermutung nahe gelegt, daß die ganze Sekretionsarbeit nichts anderes als Wachstumsarbeit ist, und es fragt sich dann, ob es möglich ist, unter der Annahme der Richtigkeit dieser Vermutung ein allgemeines Schema des Sekretionsvorganges zu entwerfen.

Eine Art der Drüsen werden wir allerdings von vornherein von dieser Vorstellung ausnehmen müssen. Es sind das die Wasserdrüsen, als deren Vertreter wir die Schweißdrüsen sowie die Bowmanschen Kapseln der Glomeruli betrachten. Bei der besonderen Stellung, die diese Art der Sekretion auch in bezug auf die Schleppersubstanzen einnimmt, wäre eine einfache Übertragung von Vorstellungen, die an anderen Drüsen gewonnen sind, kaum zu rechtfertigen.

Die Sonderstellung der Wasserdrüsen kommt auch in dem folgenden Vergleich zum Ausdruck, durch den wir uns eine Vorstellung von der minimalen Sekretionsarbeit zu verschaffen suchen.

Wir wollen die Bauarbeit gleich dem Brennwert der Schleppersubstanzen setzen und uns ausrechnen, wieviel kcal an solcher Arbeit aufgewandt werden müssen, um 1 g/Atom der verschiedenen Stoffe auszuscheiden. Wenn für 1 g Harnstoffstickstoff 0,853 $\pm$ 0,127 g

Schleppersubstanz nötig sind, für 1 g Purinstickstoff 14,5 g, für 1 g-Atom der Alkalimetalle 20 ± 2 g und für 1 g/Atom Chlor, das durch den Halogenmechanismus geht, 27,8 ± 1,3 g, wobei alle Schlepperstoffe mit einer Verbrennungswärme von 4,1 kcal eingesetzt werden, so entfallen als mindeste Sekretionsarbeit auf 1 g/Atom Stickstoff in Form von:

Harnstoff	49 ± 8	kcal
Harnsäure	832,3	„
1 g/Atom der Alkalimetalle	82 ± 8	„
1 g/Atom Chlor	97,5 ± 4,5	„

Wenn dagegen auf 100 g Wasser 10,4 mg Chondroitinschwefelsäure, 39 mg Hippursäure und vielleicht noch 8—10 mg einer schwefelhaltigen Substanz entfallen, so würden das höchstens 60 mg sein mit einem Energiegehalt von 0,24 kcal. Auf 1 g/Molekül H_2O würden dann als Sekretionsarbeit nur 0,043 kcal entfallen. Das wäre eine ganz andere Größenordnung wie für die übrigen Stoffe. Es ist kaum anzunehmen, daß die Sekretionsarbeit der Wasserdrüsen so gering sein sollte, zumal gerade für sie Anzeichen dafür vorliegen, daß sie einen erheblichen Sekretionsdruck zu erzeugen vermögen.

Hier geben uns wieder die oben benutzten Zahlen von Rein einen wertvollen Fingerzeig. Er fand, daß die Wärmemenge, die pro Gramm Niere und Minute gebildet wird, um so größer ist, je hypotonischer der Harn ist. Bei $t = -0{,}18$ fand er 0,7 cal pro Gramm Niere und Minute. Ein so stark hypotonischer Harn stellt im wesentlichen ein Sekret der Wasserdrüse dar.

Nehmen wir an, daß diese Zahl für den Menschen Geltung hätte, wenn ein Harn von 200 ccm pro Stunde sezerniert wird (Harne H und Q), so können wir den folgenden Ansatz machen: Einem Sekret der Wasserdrüse von 0,05 ccm pro Gramm Niere und Minute entspricht ein Energieaufwand von 0,7 cal. Auf 1 g des Sekretes der Wasserdrüse kämen dann 14 cal, auf 1 g/Molekül sezerniertes Wasser 0,252 kcal. Dieser Wert ist etwa sechsmal so hoch wie der, den wir als minimale Sekretionsarbeit aus dem stofflichen Aufwande der Wasserdrüse errechneten. Bei der Wasserdrüse wäre danach nur $^1/_6$ des gesamten Energieaufwandes als Bauarbeit anzusehen; $^5/_6$ würden auf Vorgänge entfallen, die wir wohl ganz allgemein dahin kennzeichnen können, daß sie dem Transporte des Wassers dienen. Daß dieser Transport gegen einen erheblichen Gegendruck möglich ist, wissen wir sicher für die Wasserdrüsen der Pflanzen[1]) und für die Speicheldrüsen, haben aber auch für die Bowmanschen Kapseln guten Grund zu der gleichen Annahme. An anderer Stelle habe ich

[1]) Dreidrüsentheorie, S. 32.

den Sekretionsdruck der BOWMANschen Kapseln beim Hunde auf 40—50 mm Hg geschätzt[1]), der als vis a tergo für die Bewegung des Sekretes der Hauptstücke dient.

Es bleibt also zwar der Versuch berechtigt, ein Schema der Drüsentätigkeit zu entwerfen, in dem als Sekretionsarbeit nur die Arbeit des Aufbaues der ausstoßungsfähigen Stoffe in Betracht kommt, aber wenn es Drüsen gibt, die so arbeiten, so muß es außerdem noch einen anderen Typus geben, in dem eine Arbeit geleistet wird, die nichts mit dem Baustoffwechsel zu tun hat, eine Arbeit, die die Ausstoßung von Wasser oder eines wäßrigen Sekretes gegen einen erheblichen äußeren Druck ermöglicht. Wollen wir uns wenigstens ein grobes Bild von der Art solcher Energieentfaltungen machen, so können wir an die Entleerung des Inhaltes der kontraktilen Vakuolen bei Protozoen denken, bei denen man sich den Mechanismus der Ausstoßung des Inhaltes der Vakuole durch den Porus des Ektoplasmas so vorstellen kann, daß sich die Wand der Vakuole kontrahiert, also in einer Form Arbeit leistet, wie andere kontraktile Substanzen auch. Durch diesen und wohl noch andere uns unbekannte Mechanismen würde dann also eine echte Austreibungsarbeit geleistet. Es bedeutet wohl sachlich kaum etwas anderes, wenn wir in den Wasserdrüsen einen Quellungs-Entquellungsmechanismus annehmen, denn auch die Energieumwandlungen im Muskel versuchen wir uns ja unter ähnlichen Bildern verständlich zu machen.

Wenn wir jetzt versuchen, ein schematisches Bild des Sekretionsvorganges zu entwerfen, so werden wir bestimmte Annahmen einerseits über Zustände, andererseits über Vorgänge machen müssen.

Was den Zustand anlangt, so ging schon aus den Betrachtungen über die Schleppersubstanzen hervor, daß wir eine Inhomogenität der Oberflächenbeschaffenheit der Drüsenzellen annehmen müssen. Eine solche Annahme steht mit den histologischen Bildern in vollem Einklang. Innenseite und Außenseite der Drüsenzelle müssen aus verschiedenen Substanzen bestehen, denn die Innenseite muß für den ausscheidungsfähigen Stoff undurchlässig, die Außenfläche dagegen durchlässig sein. Ob diese Durchlässigkeit der Außenwand dauernd besteht, wird weiter unten diskutiert werden.

Was die Vorgänge anlangt, so steht an erster Stelle das chemische Geschehen des Baustoffwechsels, in dem die Schleppersubstanzen und die ausscheidungsfähigen Assoziationen (oder nur die ausscheidungsfähigen Stoffe) erzeugt werden. Die derart

---

[1]) Dreidrüsentheorie, S. 139.

gebildeten Stoffe werden zunächst gespeichert, d. h. sie werden durch Adsorption oder chemische Bindung irgendwie und -wo an den Strukturelementen der Zellen festgelegt.

Sobald die Konzentration dieser an den Zellstrukturen festgelegten Stoffe einen gewissen Betrag erreicht hat, setzt der Ausstoßungsvorgang ein, d. h. es wird dann die Sekretionsschwelle erreicht.

Wenn das Gesetz vom Alles oder Nichts für die Sekretion gilt, so bedeutet das, daß der Vorgang Auslösungscharakter hat und rhythmisch verläuft. Oder wir dürfen auch umgekehrt sagen, wenn der Vorgang rhythmisch verläuft, so handelt es sich um einen Auslösungsvorgang, d. h. das Geschehen folgt dem Gesetz vom Alles oder Nichts.

Daß in der Tat die Tätigkeit der Drüsenzellen rhythmisch verläuft, sahen wir an den morphologisch verfolgbaren Vorgängen der merokrinen Sekretion. Daß diese Art der Tätigkeit auch für die Wirbeltierniere bezeichnend ist, wurde schon an anderer Stelle[1]) betont.

Die nächstliegende Vorstellung über den Akt der Ausstoßung ist zweifellos die, daß es sich dabei um einen Fermentprozeß handelt. Es wurde schon oben (s. S. 178f.) darauf hingewiesen, daß die Erfahrungen über eine extrazellulare fermentative Aufspaltung des Acidogens, das die säurebereitenden Fundusdrüsen abgeben, darauf hindeutet, daß wir hier getrennt von dem Zelleibe einen Vorgang beobachten, der im allgemeinen in der Zelle abläuft, wobei die Fermente nicht von den Zellstrukturen abgelöst werden.

Die Leistung der Fermente bei der Ausstoßung wird zunächst darin bestehen, daß Komplexe von den geformten Elementen der Zellen abgetrennt und in Lösung gebracht werden, zu denen die ausscheidungsfähigen Assoziationen gehören.

Die einfachste Annahme wäre die, daß nur die ausscheidungsfähigen Stoffe abgetrennt werden und nun, sobald sie in Lösung gegangen sind, durch Diffusion die Zelle in der Richtung zum Ausführgang verlassen.

Wenn wir ein etwas verwickelteres Geschehen für wahrscheinlich halten, so stützt sich diese Annahme auf Erfahrungen über die Schleppersubstanzen des Harnstoffs. Wir fanden, daß auf 1 mg Harnstoff stets 0,4 mg Schleppersubstanz ausgeschieden werden, daß aber unter bestimmten Umständen noch eine weitere Menge Schleppersubstanz auftritt, die sich in kolloid-disperser Form befindet und als Alloxyproteinsäure gekennzeichnet werden konnte.

---

[1]) Dreidrüsentheorie, S. 17ff.

Die Bedingung für das Auftreten dieser Substanz im Harn ist die, daß die stündliche Menge des ausgestoßenen Harnstoffstickstoffs den Wert von etwa 300 mg pro Stunde übersteigt. Es ist also die Abgabe dieser Substanz an eine gewisse mindeste Geschwindigkeit des Ausstoßungsvorganges gebunden. Daß die Geschwindigkeit der Sekretion von Einfluß auf die Art der Abstoßung des Sekretes sein kann, ersahen wir schon aus der Histologie der merokrinen Sekretion.

Wir deuten das Erscheinen der Alloxyproteinsäure so, daß wir annehmen: bei dem Akt der (fermentativen) Abtrennung der ausscheidungsfähigen Stoffe von den Zellstrukturen werden nicht nur diese selbst abgelöst, sondern noch weitere Stoffe. Was mit diesen weiteren Stoffen wird, hängt von der Geschwindigkeit der Sekretion ab.

Handelt es sich um eine langsam verlaufende Sekretion, so werden die mit abgetrennten aber nicht ausscheidungspflichtigen Stoffe resynthetisiert, und die Stoffe, die Funktionszweck der Ausscheidung sind, verlassen die Zellen mit dem möglichen Minimum an Schleppersubstanzen. Verläuft der Akt der Ausstoßung dagegen rasch, so bleibt diese Resynthese unvollständig und es verlassen auch Stoffe die Zelle, die bei geringerer funktioneller Beanspruchung erspart werden.

Eine weitere Frage ist es, ob die Annahme ausreicht, daß die intrazellular in Lösung gebrachten ausstoßungsfähigen Assoziationen durch Diffusion die Zelle verlassen, oder ob eine besondere Arbeit aufgewandt wird, um sie auszutreiben. Eine Unterfrage ist dabei, ob eine Permeabilitätsänderung der äußeren Zellwand während des Aktes der Ausstoßung anzunehmen ist. Wenn wir den Gedanken, der oben ausgesprochen wurde, zu Ende führen wollen, den Gedanken, daß es Drüsenzellen geben könnte, in denen die Sekretionsarbeit nur in Wachstumsarbeit, Anbauarbeit besteht, so muß der Austritt aus den Zellen natürlich durch Diffusion erfolgen. Was die Unterfrage nach einer Permeabilitätsänderung anlangt, so wäre in dem eben angenommenen Falle eine solche nicht unerläßlich: Eine Drüse, die nach diesem Schema arbeitet, könnte aber keinen Sekretionsdruck erzeugen.

Ob die Erzeugung eines Sekretionsdruckes als allgemeine Eigenschaft aller Drüsenarten anzusehen ist, kann mindestens zweifelhaft sein. Bei den Speicheldrüsen sehr auffällig, ist der Sekretionsdruck bei der Niere als Ganzes nur gering, sein Nachweis mit Schwierigkeiten verbunden.

Jedenfalls aber gibt es Drüsen, die sehr erheblichen Sekretionsdruck erzeugen können, und als Schema für ihre Tätigkeit reicht das eben gezeichnete Bild jedenfalls nicht aus.

Es liegen Gründe vor, gerade für die Wasserdrüse der Niere anzunehmen, daß sie einen nicht unbeträchtlichen Sekretionsdruck erzeugt, während andererseits die Tatsache, daß sich bei allen Exkretionsorganen besondere Mechanismen für die Bewegung und Austreibung des Inhaltes der Drüsenkanäle finden, auf die Vorstellung führt, daß diese Art der Drüsen vielleicht keinen nennenswerten Sekretionsdruck zu erzeugen vermögen, der als vis a tergo der Sekretaustreibung dienen könne.

Es möchte also das erste Bild für die Stickstoffdrüse der Wirbeltierniere ebenso passend sein, wie für die Exkretionsorgane wirbelloser Tiere, in denen vorwiegend Purinderivate ausgeschieden werden.

Was die Frage der Permeabilitätsänderung während der Ausstoßung anlangt, so scheint uns eine solche zwar nicht unerläßlich; wenn wir aber bedenken, daß die neueren Vorstellungen über den Vorgang der Erregung immer mehr dahin gehen, daß eine vermehrte Permeabilität zu den wesentlichen Zügen der Erregung zu rechnen ist, so werden wir es aus diesem ganz allgemeinen Grunde für wahrscheinlich halten, daß auch der Ausstoßungsakt bei den Drüsenzellen von einer Steigerung oder qualitativen Veränderung der Permeabilität begleitet ist.

3. Alles oder Nichts.

Der Versuch, die Tätigkeitserscheinungen der Drüsen als Auslösungsvorgänge zu betrachten, wäre auch dann gerechtfertigt, wenn gar keine speziellen Erfahrungen vorlägen, die diese Auffassung nahelegten. Die theoretischen Vorteile einer derartigen Betrachtungsweise sind so groß, daß auf sie nur dann verzichtet werden kann, wenn durchschlagende Gegengründe den Verzicht erzwingen. Die Tätigkeit der Drüsen als Auslösungsvorgänge betrachten heißt nichts anderes, als für sie die Geltung des Gesetzes vom Alles oder Nichts annehmen. Wenn eine ganz generelle theoretische Betrachtung vielleicht die Forderung erheben wird, daß die Fälle, in denen das genannte Gesetz gilt, als Grenzfälle einer noch allgemeineren Gesetzmäßigkeit aufgefaßt werden müssen, so ist doch die Bedeutung dieses Grenzfalles so groß, daß bei dem heutigen Stande (oder Unstande) der theoretischen Physiologie kaum einer anderen Grundvorstellung die gleiche Bedeutung beigemessen werden kann.

Tätigkeitserscheinungen, die Auslösungscharakter haben, müssen immer rhythmisch, diskontinuierlich verlaufen. Die Tätigkeit kann in diesem Falle nur eine Reihe diskreter Auslösungsakte darstellen, durch Pausen getrennt, in denen die Reaktionsfähigkeit wieder hergestellt wird.

Dieser Satz erlaubt die Umkehrung, daß rhythmisch ablaufende Tätigkeiten aus Elementarakten von Auslösungscharakter zusammengesetzt sein müssen.

Läßt sich die rhythmische Natur der Drüsentätigkeit erweisen, so ist sie damit als Auslösungsvorgang gekennzeichnet. Die Argumente, die für die Diskontinuität der Elementarakte der Drüsentätigkeit sprechen, sind schon früher[1]) gewürdigt worden. Die Erfahrungen über die Morphologie der merokrinen Sekretion, die Erfahrungen über die Verschiedenheit des Funktionszustandes der einzelnen funktionellen Einheiten einer Drüse in einem bestimmten Zeitpunkt und endlich F. Krauses[2]) schöne Untersuchungen über die rhythmischen Vorgänge an den Gefäßen der Glomeruli sprechen stark genug, um auch aus speziellen Erfahrungen heraus die Annahme der Gültigkeit des Gesetzes vom Alles oder Nichts für die Drüsen zu begründen.

Die ganzen Untersuchungen über die Sekretionsmechanismen der Niere, die hier vorgelegt werden, konnten in dieser Weise nur angegriffen werden, wenn der Tätigkeit der Niere Auslösungsakte mehrerer Drüsen zugrunde liegen. Daß sie erfolgreich durchgeführt werden konnten, zeigt schon, daß sich die Voraus-Setzung der Gültigkeit des Gesetzes vom Alles oder Nichts bewährt hat.

Abschließend wird hier eine Darstellung am Platze sein, die sich bemüht, die Elementarsekrete zu beschreiben, aus denen sich der Harn zusammensetzt.

Die Konstanz der Elementarsekrete ist ja eine Folgerung aus dem Gesetz vom Alles oder Nichts.

Die wichtigste Einsicht in die Tätigkeit der Niere ist wohl die, daß sich unter den Drüsen, die die Niere aufbauen, eine Wasserdrüse befindet.

Das Elementarsekret dieser Drüse ist zunächst dadurch ausgezeichnet, daß es stark hypotonisch gegenüber dem Plasma ist. Diese Einsicht, die schon früher erlangt wurde[3]), hat sich durch unsere Untersuchungen völlig bestätigt. Wir haben seinerzeit als wahrscheinlichen Wert der Chlorkonzentration des Sekretes der Wasserdrüse kaum 0,05—0,04% angegeben, d. h. 0,014—0,011-molar. In den vorliegenden Untersuchungen wurde eine Konzentration von 0,0075-molar (s. S. 38) gefunden, für Kalium + Natrium eine solche von 0,0072 + 0,0015 = 0,0087-molar (s. S. 39).

Wenn wir diese Salzkonzentrationen als „ausgeschwemmt" ansahen, so sollte dadurch zum Ausdruck kommen, daß die Annahme

---

1) Dreidrüsentheorie, S. 17—23.

2) Ztschr. f. Biol., Bd. 86, 1927, S. 99—107.

3) Dreidrüsentheorie, S. 124—127.

einer einfachen Diffusion der Salze aus dem Blut in die Harnkanälchen ausreicht, um sie zu erklären. Es kann aber die Sache sehr wohl so liegen, daß auch diese Salzmengen einen typischen Anteil des Elementarsekretes darstellen und eine Ausschwemmung gar nicht eintritt. Aus der Art der Untersuchung folgt ja, daß aus der zahlenmäßigen Beziehung zwischen den genannten Ionen und dem Wasser ein Schluß auf die Herkunft der Stoffe nicht gezogen werden kann. Nur falls sich in einem Sekret Konzentrationen irgendeines Stoffes ergeben, die höher sind als seine Konzentration im Plasma, ist die Ausstoßung sicher. Liegt seine Konzentration unter der Blutkonzentration, so sind beide Möglichkeiten: Ausstoßung und Ausschwemmung, gegeben, nicht etwa die Ausschwemmung bewiesen.

Das Elementarsekret der Wasserdrüse hat also eine Salzkonzentration, die nur etwa $^1/_{20}$ jener des Blutes ausmacht.

Funktionszweck ist bei den Wasserdrüsen (Schweißdrüsen, BOWMANsche Kapsel) das Wasser, die übrigen Bestandteile des Sekretes sind Funktionsmittel oder unwesentliche, ausgeschwemmte Stoffe. Als Funktionsmittel haben wir in erster Linie eine kolloidale Assoziation erkannt, in der Chondroitinschwefelsäure als Kaliumsalz oder wahrscheinlicher als Kalium-Natriumsalz mit Harnstoff verknüpft ist, derart, daß auf 1 mg Chondroitinschwefelsäure 2,15 mg Harnstoff entfallen (s. S. 52). Die Menge der Chondroitinschwefelsäure beträgt 10,4 mg in 100 ccm des unveränderten Sekretes der Wasserdrüse. An ihnen haften 22,5 mg Harnstoff. Mit großer Wahrscheinlichkeit konnten weiter 39 mg Hippursäure pro 100 ccm als Funktionsmittel der Wasserdrüse gekennzeichnet werden. Die Beteiligung eines weiteren und zwar schwefelhaltigen Körpers an der Funktion ist zu vermuten, seine Menge kann etwa 8—10 mg pro 100 ccm Wasser betragen.

Wenn wir die Beschaffenheit der weiteren Elementarsekrete der Niere angeben wollen, so ist es nötig, das Sekret der Wasserdrüse mit seinem äußerst geringen Gehalt an gelösten Stoffen von der Gesamtmenge des pro Zeiteinheit entleerten Harns in Abzug zu bringen. In dem übrig bleibenden Volumen müssen alle weiteren Bestandteile des Harns gelöst sein. Wie groß dieses Volumen ist, dafür können wir einige Mittelwerte angeben.

Aus dem Vergleich von 7 Tag- und Nachtharnen (s. S. 79) ergab sich, daß von den 43,2 ccm Harn, die pro Stunde sezerniert wurden, 20 ccm nicht als Sekret der Wasserdrüse angesehen werden konnten. In ihnen waren $0{,}654 \pm 0{,}058$ g Harnstoff gelöst (mittlere Menge des ausgestoßenen Harnstoffstickstoffs 304 mg pro Stunde). An Harnsäure wurden $19{,}8 \pm 1{,}8$ mg ausgeschieden. Die Konzentration des Harnstoffs in diesem Restvolumen ist also 3,27 ± 0,29%, die der Harnsäure 0,099 ± 0,009%. Der Purinbasenstickstoff beträgt 3,33 ± 0,34, seine Konzentration 16,7 ± 1,7 mg auf 100 ccm. An Kalium + Natrium + Ammonium wurden 9,12 mg/Äquivalente ausgeschieden, von denen wir 0,17 (20 × 0,0086) als ausgeschwemmt, 8,95 ± 1,3 als ausgestoßen betrachten. Die Chlormenge betrug 8,42 mg/Atom, wovon 0,15 (20 × 0,0075) ausgeschwemmt, also 8,27 ± 1,42 ausgestoßen sind. Auf die 20 ccm des Restvolumens bezogen haben wir also eine Lösung, die in bezug auf die Alkalimetalle 0,448 ± 0,065-molar ist, in bezug auf Chlor 0,414 ± 0,071-molar.

Als zweites Beispiel dienen die 5 Harne bei reiner Fleischkost, von denen oben (s. S. 80) gezeigt wurde, daß bei einer mittleren Stundenmenge von 77,6 ccm Harn 44,6 ccm kein Sekret der Wasserdrüse sind.

In diesen 44,6 ccm sind gelöst:

Harnstoff (ausgestoßen)	1,86 ± 0,295 g	= 4,17 ± 0,66%
Harnsäure	38,5 ± 5,5	= 0,086 ± 0,072%
Purinbasenstickstoff.	3,56 ± 0,76	= 8 ± 1,6 mg in 100
Na + K + NH_3 (ausgestoßen)	23,46 mg-Äquiv.	= 0,526 ± 0,134-molar
Chlor	17,6 mg-Atom	= 0,394 ± 0,042-molar

Endlich bieten noch die 3 weiteren Fleischharne (s. S. 81) Material zu einem dritten Beispiel. Von den im Mittel ausgeschiedenen 76,8 ccm pro Stunde sind 35,3 ccm kein Sekret der Wasserdrüse. In ihnen sind enthalten:

Harnstoff (ausgestoßen)	2,105 ± 0,485 g	= 5,96 ± 1,4%
Harnsäure	22,7 ± 8,5	= 0,064 ± 0,024%
Purinbasenstickstoff	2,5 ± 1,5	= 7,1 ± 4,3 mg in 100
Na + K + NH_3 (ausgestoßen) . . .	20,31 mg-Äquiv. + 4,45	= 0,574 ± 0,126-mol.
Chlor, mg-Atome ausgestoßen	14,35 ± 3,9	= 0,435 ± 0,082-molar

Diese Zahlen ergeben ein äußerst bemerkenswertes Resultat: Die Konzentration des Harnstoffs in dem Restvolumen ist nicht konstant; auch für die Purinkörper bestehen Unterschiede der Konzentrationen, die zwar wegen der erheblichen Streuungen nicht sicher zu bewerten sind, jedenfalls aber nicht als Ausdruck einer Konstanz wirken. Dagegen haben die Restvolumina eine konstante molekulare Salzkonzentration, und diese Konzentration stimmt innerhalb der Fehlergrenzen mit der Konzentration überein, die wir als die molare Konzentration des Sekretes der Salzdrüse auf ganz anderem Wege schon früher berechnet haben.[1])

Zum Beweis dieser Sätze seien zunächst die Zahlen für die Salzkonzentrationen zusammengestellt.

---

[1]) Dreidrüsentheorie, S. 118.

Aus der Summe der Äquivalente von Natrium, Kalium und Ammonium ergeben sich für die drei Fälle die Werte:

1. 0,448 ± 0,065-molar
2. 0,526 ± 0,134 „
3. 0,574 ± 0,126 „

Da diese Zahlen nicht signifikant voneinander verschieden sind, können sie zu dem Mittelwert 0,52 ± 0,11-molar zusammengefaßt werden.

Die molare Konzentration des Chlors ergibt die drei Werte:

1. 0,414 ± 0,071-molar
2. 0,394 ± 0,042 „
3. 0,435 ± 0,088 „

Auch diese Werte sind nicht signifikant voneinander verschieden und können daher zu dem Mittelwert 0,41 ± 0,07 vereinigt werden.

Die beiden Zahlen sind dem Sinne nach gleich, denn die Alkalisalze gelangen ja im wesentlichen als Chloride und Carbonate zur Ausscheidung. Im Mittel aller untersuchten Harne des Menschen macht das Chlorid (s. S. 24 Anm.) 79,1% der Menge der Äquivalente der Alkalimetalle aus. 0,52·0,791 ist aber 0,411.

Beide Zahlen bedeuten also übereinstimmend, daß die konstante Konzentration des Sekretes der Salzdrüse 0,52 ± 0,11-molar ist.

In früherer Untersuchung wurde als Konzentration des Sekretes der Salzdrüse der Wert von 0,548-molar gefunden.[1]) Es war dies ein Mittelwert, der teils aus Beobachtungen über Chlorausscheidung, teils aus solchen über Ausscheidung von Natrium und Kalium bei Maus, Kaninchen und Mensch abgeleitet war, wobei die Ausschwemmung nicht berücksichtigt wurde, ebensowenig die Ammoniakausscheidung.

Als Wassermenge, in der die Salze gelöst sind, war die Menge angenommen, die sich aus der Flächengröße des dicken Schenkels der Henleschen Schleife und aus der Sekretmenge dieses Nierenabschnittes pro qm/Stunde errechnet.

Die beiden Wasservolumina sind also in völlig unabhängiger Weise berechnet: in den vorliegenden Untersuchungen ohne jede Bezugnahme auf die Flächenentwicklung irgendeines Abschnittes der Niere, rein aus der Kennzeichnung des Sekretes der Wasserdrüse mit Hilfe der Chondroitinschwefelsäure; seinerzeit rein aus Betrachtungen über die Beziehungen zwischen Harnmenge und Flächenentwicklung der einzelnen Abschnitte der Niere und unter der Annahme, daß der dicke Schleifenschenkel die Salzdrüse darstelle, einer Annahme, die sich auf vergleichend-physiologische Erfahrungen gründete.

[1]) Siehe Dreidrüsentheorie, S. 117/118.

Die Übereinstimmung der Resultate, die auf so verschiedenen Wegen gewonnen wurden, darf wohl als ein sehr starker Beweis dafür angesehen werden, daß hier eine Eigentümlichkeit der Niere richtig verstanden worden ist.

Als Elementarsekret der Salzdrüse ergibt sich also eine Salzlösung von 0,51 $\pm$ 0,11-molarer Konzentration. Als Kochsalz gerechnet bedeutet das eine Lösung von 2,95 $\pm$ 0,64%, also eine Salzkonzentration, die der des Meerwassers sehr nahe kommt. Das Elementarsekret enthält außerdem noch als Funktionsmittel in 100 ccm 1,02 $\pm$ 0,1 g Schleppersubstanz, stellt also in bezug auf diese eine etwa 1%ige Lösung dar.

Als Bestätigung dieser Erfahrungen am Menschen können Beobachtungen am Hammel und am Elefanten dienen. Beim Hammel bleiben pro Tier und Stunde 21,3 $\pm$ 1,5 ccm als Restvolumen übrig, das keine Beziehung zur Chondroitinschwefelsäure hat. In diesem Volumen sind 13,7 mg/Äquivalente Alkalimetalle enthalten, d. h. die Lösung ist 0,641 $\pm$ 0,04-molar. Beim Elefanten bleiben pro Tier und Stunde 1020 $\pm$ 10 ccm ohne Beziehung zur Chondroitinschwefelsäure, in denen 415 mg/Äquivalente Alkalimetalle enthalten sein müssen. Die Lösung hat also eine Konzentration von 0,407 $\pm$ 0,004-molar.

Der Mittelwert für beide Tiere ergibt als Sekret der Salzdrüse eine 0,52 $\pm$ 0,04-molare Lösung in befriedigender Übereinstimmung mit den Zahlen, die sich aus den Beobachtungen am Menschen ergeben.

Das erstaunlichste an diesem Ergebnis ist aber, daß nunmehr das ganze Harnvolumen aufgeteilt ist, so daß für das Sekret der Stickstoffdrüse überhaupt kein Volumen mehr übrigbleibt. Das scheint zunächst sinnlos und bedarf jedenfalls der näheren Erörterung.

Zwei Möglichkeiten der Auffassung scheinen mir gegeben. Es könnte sein, daß eine Ausstoßung der Ureine und der Assoziation der Purine mit dem mehrerwähnten Kohlenhydrat in den Hauptstücken nur stattfindet, wenn diese mit dem Sekret der Wasserdrüse gefüllt sind. Man kann sich dann in der Tat denken, daß die genannten Assoziationen die Zellen durch Diffusion verlassen, wie wir es in unserem Schema der Drüsentätigkeit als möglichen Fall hingestellt haben. Es würde dann wirklich kein Wasser zur Sekretion erforderlich sein.

Wenn mir eine andere Auffassung wahrscheinlicher ist, so stütze ich mich dabei auf vergleichend-physiologische Argumente.

Die zweite Möglichkeit ist die, daß die Flüssigkeit, die von den Hauptstücken abgegeben wird, die gleiche Zusammensetzung hat wie das Sekret der Wasserdrüse, d. h. daß sie ebenso stark hypotonisch gegenüber dem Plasma ist und auch die gleichen Schleppersubstanzen wie das Sekret der Wasserdrüse enthält. Ist das der Fall, so ist das Flüssigkeitsvolumen, das in den Hauptstücken abgeschieden wird, von dem Sekret der Wasserdrüse nicht zu unterscheiden und ist dementsprechend in unserer Berechnung bereits als solches in Anschlag gebracht.

Die Gründe, die mir diese Auffassung nahelegen, sind die folgenden:

1. Aus der Zusammensetzung des Harns der letzten Lebensstunden hatte ich versucht die Frage zu entscheiden, ob das Sekret der Stickstoffdrüse reicher oder ärmer an Chlor sei als das der Wasserdrüse, konnte aber keinen Unterschied feststellen.[1]) Freilich kann dieses Resultat auch damit erklärt werden, daß eben die Stickstoffdrüse überhaupt kein Wasser abgibt.

2. Es gibt Nieren, bei denen die Funktion der Wasserausstoßung (in Form der Austreibung von Vakuolen) und die Ausscheidung von Stoffwechselendprodukten durch die gleichen Zellen erfolgt.[2]) Es gibt auch Wirbeltiernieren, die überhaupt keine Glomeruli besitzen und in denen die Hauptstücke ein Sekret ausstoßen, das hypotonisch ist (Lophius piscatorius).[3])

Edwards und Condorelli[4]) haben jüngst unsere Kenntnisse über diesen bemerkenswerten Nierentypus wesentlich bereichert. Als Beispiele von Fischen, deren Nieren gar keine Glomeruli enthalten, führen sie Synquathus und Hippocampus (Seepferdchen) an, in der Niere von Lophius haben etwa 0,1% der Kanälchen Glomeruli, bei Muraena 50—60%. Weder in der Menge noch in der Zusammensetzung dieser Harne ist ein charakteristischer Unterschied festzustellen, der auf die Entwicklung der Glomeruli zu beziehen wäre. Der Harn von Synquathus ist in bezug auf Natrium, Kalium, Chlor hypotonisch gegen das Blut, ebenso der von Lophius. In bezug auf Calcium und Magnesium sind beide hypertonisch, wie auch der von Muraena. Der Harn von Muraena ist in bezug auf Natrium, Kalium und Phosphor hypotonisch, in bezug auf Chlor hypertonisch.

In diesen Fällen erfolgt Wasserausscheidung und Ausscheidung der Endprodukte des Stickstoffumsatzes (Harnstoff, Purinkörper) durch die gleichen Elemente der Niere.

Es gibt weitere Fische, bei denen in der gleichen Niere Kanälchen mit und ohne Glomeruli zu finden sind und bei denen in den blind

---

[1]) Dreidrüsentheorie, S. 124—126.

[2]) Dreidrüsentheorie, S. 9: Terminalzellen bei Würmern.

[3]) Dreidrüsentheorie, S. 87.

[4]) Amer. Journ. of Physiol., Vol. 86, 1928, S. 383—398.

endenden Schläuchen eine sehr feinkörnige Sekretmasse leicht färbbar ist.[1]) Diese Masse besteht natürlich im Leben größtenteils aus Wasser. Auch hier ist also an der Fähigkeit der Hauptstücke, Wasser auszuscheiden, nicht zu zweifeln.

Wir werden so zu der Auffassung geführt, daß die Grundlage für die Entwicklung des hochdifferenzierten Zustandes, den wir in den Nieren der Säugetiere finden, ein Nierenelement bildet, in dem mindestens die drei Sekretionsmechanismen für Wasser, Harnstoff und Purinkörper nebeneinander ausgebildet sind. Die Entwicklung erfolgt in der Richtung, daß für die eine dieser Funktionen, für die Ausstoßung des Wassers, eine Lokalisation in bestimmten Elementen, dem Epithel der Bowmanschen Kapsel, erfolgt unter Verlust der Mechanismen für Harnstoff- und Purinausscheidung. Es ist aber nicht anzunehmen, daß eine solche Entwicklung dazu führen müßte, daß nun auch die Zellen der Hauptstücke die Fähigkeit der Wasserausscheidung ganz verlieren. Wahrscheinlicher ist es wohl, daß diese Funktion nur so weit zurücktritt, wie es die Durchführung der Ausstoßung von Harnstoff und Harnsäure erfordert oder zuläßt.

Zwingend ist diese Argumentation nicht, wir lernen immer wieder die Beschränktheit unseres Geistes schmerzlich kennen, wenn wir glauben, die Wege der Natur ohne Erfahrung übersehen zu können. Möglich bleibt es, ist mir aber nicht wahrscheinlich, daß die Fähigkeit der Wasserausstoßung ganz verloren geht, falls sie zur Durchführung der Ausstoßung von Harnstoff und Purinen nicht erforderlich ist. Die Frage ist ja gerade, ob dies der Fall ist oder nicht.

Unter diesen Umständen können wir nicht entscheiden, in welcher Konzentration die Stickstoffdrüse ihre Sekretstoffe abgibt. Die Angaben über die Konzentration von Harnstoff und Harnsäure in dem Restvolumen des Harns, das man nach Subtraktion des Sekretes der Wasserdrüse erhält, haben sich als bedeutungslos erwiesen. Sie geben auch keineswegs konstante Werte wie die Salze, und unsere Betrachtung hat gezeigt, daß sie gar nicht in diesem Restvolumen gelöst sind. Wir können dieses Elementarsekret nur dadurch kennzeichnen, daß wir ihm einen Gehalt an Ureinen, d. h. an Harnstoff, assoziiert mit Körpern der Proteinsäuregruppe zuschreiben und einen Gehalt an Purinkörpern, die mit einem Kohlenhydrat assoziiert sind.

Für die Frage nach der Gültigkeit des Gesetzes vom Alles oder Nichts, die den Nachweis der Konstanz des Sekretes bei verschiedener Geschwindigkeit der Ausstoßung erfordert, können wir nur feststellen,

---

[1]) Beim Neunauge (Petromyzon), siehe Dreidrüsentheorie, S. 88.

daß bei geringer und starker Ausscheidung von Purinkörpern auf 1 mg Purinstickstoff die gleiche Menge Kohlehydrat (14,5 mg) als Schleppersubstanz erscheint, was im Sinne der Gültigkeit des Gesetzes liegt. Für den Harnstoff finden wir die Ausscheidung der nicht-kolloidalen, Stickstoff und Schwefel enthaltenden Substanz ebenfalls proportional der Menge des ausgestoßenen Harnstoffs. Wenn sich aber zeigt, daß bei einer Ausstoßung von mehr als 300 mg Harnstoffstickstoff pro Stunde noch eine weitere kolloid-disperse Schleppersubstanz auftritt (die Alloxyproteinsäure), so scheint das einer strengen Gültigkeit des Gesetzes vom Alles oder Nichts zu widersprechen.

Ich glaube durch die Ausführungen über die Wahrscheinlichkeit des normalen Vorkommens einer teilweisen Resynthese von Stoffen, die bei der Einleitung des Ausstoßungsaktes von den Strukturelementen der Zelle abgetrennt werden (s. S. 196), diese Erscheinung so gedeutet zu haben, daß sie keinen Widerspruch gegen die Auffassung mehr darstellt, daß auch in der Stickstoffdrüse die Fähigkeit in stereotypen Auslösungsvorgängen besteht.

4. Funktionsstörungen.

Die Einsicht in die Sekretionsmechanismen der Niere, die wir durch die vorliegenden Untersuchungen gewonnen haben, eröffnet auch einige Ausblicke in das Gebiet der Pathologie.

So dürftig die folgenden Ausführungen im Vergleich zu der Mannigfaltigkeit der klinischen Erfahrungen über Funktionsstörungen der Niere sind, glaube ich sie doch nicht unterdrücken zu sollen, da sie vor allem einen Gesichtspunkt bringen, der der Pathologie der Niere bisher fast fremd ist, dagegen auf anderen Gebieten der Lehre von den Funktionsstörungen sich bereits fruchtbar erwiesen hat[1]), ich meine die Berücksichtigung des Zeitfaktors.

Wenn wir ganz allgemein fragen, worin funktionelle Störungen geringen Grades sich zuerst zeigen, so lautet die Antwort: in einer Einengung des Leistungsspielraumes.

Alle Leistungen unseres Körpers können in verschiedenem Umfange durchgeführt werden, können von einem Minimum aus bis zu einem Maximum gesteigert werden. Durch den Abstand zwischen Leistungsminimum und Leistungsmaximum definieren wir den Leistungsspielraum.

Leistung ist Arbeit pro Zeiteinheit, die Begrenzung der Leistung nach oben ist dadurch gegeben, daß die Geschwindigkeit der Vor-

[1]) v. Weizsäcker und Stein, Funktionsabbau im Bereich des Zentralnervensystems.

gänge, die für eine Leistung erforderlich sind, eine gewisse Größe nicht überschreiten kann. Der allgemeinste Ausdruck einer funktionellen Schädigung ist also die Verringerung der spezifischen Geschwindigkeit des Geschehens, das Grundlage der Funktion ist.

Wenn wir nun im besonderen fragen, welche Folgerungen sich aus der Anwendung dieses Gesichtspunktes auf die Funktionsstörungen der Niere ergeben, so ist für die Antwort von wesentlicher Bedeutung, welche Vorstellung wir uns von den Vorgängen machen, die Grundlage der Nierentätigkeit sind.

Es ist ein wesentlicher Punkt unserer Anschauungen von der Arbeitsweise der Niere, daß der größte Teil dessen, was wir Sekretionsarbeit der Hauptstücke und wohl auch der dicken Schleifenschenkel sowie der Tubuli II. Ordnung der Niere nennen, nichts anderes ist als eine Baustoffwechseltätigkeit. Wenn wir wieder vom Standpunkte der allgemeinen, vergleichenden, Physiologie aus fragen, welche Leistungen bei ungünstigen Lebensbedingungen zuerst leiden, so können wir eine Klimax solcher Schädigungen aufstellen, die unabhängig von dem einzelnen Objekt sich immer wieder aufzeigen läßt.

Zuerst leidet die Fähigkeit der Zellteilung, dann die des Wachstums und endlich werden die Mechanismen betroffen, die dem Betriebsstoffwechsel angehören. Der Baustoffwechsel erweist sich allgemein als leichter beeinflußbar durch Schädigungen als der Betrieb. So finden wir die obere und untere Lebensgrenze am engsten gezogen, wenn wir sie durch die Möglichkeit kennzeichnen, den ganzen normalen Entwicklungsablauf zu vollenden; wir finden die Lebensgrenzen weiter gesteckt, wenn es sich nicht um die Erzeugung neuer Generationen handelt, sondern nur um das Heranwachsen schon vorhandener junger Individuen. Noch weiter werden die Lebensgrenzen herausgerückt, wenn sie dadurch gekennzeichnet werden, daß ein fertig ausgebildeter Organismus nur die Funktionen zu realisieren hat, die zur Erhaltung nötig sind.

Wenn wir in der Niere einen Mechanismus erblicken, in dem Filtration stattfindet und daneben ein resorptiver Stofftransport, bei dem die erforderliche Arbeitsleistung vielleicht in grundsätzlich ähnlicher Weise geleistet wird wie im Muskel, so bleibt eine Grundbeobachtung der Pathologie der Niere unverständlich: die außerordentliche Empfindlichkeit gegenüber Schädigungen der allerverschiedensten Art.

Erscheint uns dagegen die Niere als ein Organ, in dem eine so rege Baustoffwechseltätigkeit erfolgt, daß in rund 2 Tagen eine Menge organischer Stoffe produziert wird, die dem eigenen Stoffbestande gleichkommt, so wird verständlicher, daß schon geringe Schädigungen den Leistungsspielraum eines solchen Organs einzuschränken vermögen.

Nun ist aber die augenfälligste Erscheinung einer Erkrankung der Niere gar nicht die Einschränkung der Funktion, sondern das Auftreten von Eiweiß im Harn.

Die Auffassung dieser Erscheinung wird sich ändern, je nachdem man darin den Ausdruck einer Veränderung des Zustandes der Niere oder der Vorgänge in der Niere sieht.

Die bisherige statische Auffassung deutet die Albuminurie als Ausdruck einer veränderten Permeabilität der Glomeruli. Unsere Beobachtungen legen die Möglichkeit einer dynamischen Auffassung der Albuminurie nahe. Wir knüpfen dabei an die wichtige Beobachtung über die Beziehung der Alloxyproteinsäure zur Harnstoffausscheidung an.

Bei allen anderen Schleppersubstanzen fanden wir die ganze Menge des ausgestoßenen Stoffes in Proportion zu der Schleppersubstanz. Dagegen konnten wir die Alloxyproteinsäure als Schleppersubstanz für Harnstoff erst dann nachweisen, wenn die stündliche Menge des ausgestoßenen Harnstoffstickstoffs den Wert von etwa 300 mg überschritt.

Wir finden also eine erste relative Leistungsgrenze des Mechanismus der Harnstoffausstoßung, die dadurch gekennzeichnet ist, daß bei ihrer Überschreitung der Ausstoßungsmechanismus mit relativ mehr Stoffaufwand arbeitet. Es ist wohl auch besonders zu bemerken, daß der neu hinzutretende Stoff kolloid-dispers ist und in seiner Zusammensetzung dem Eiweiß nicht gerade fernsteht.

Diese Beobachtung deuteten wir dahin, daß von den Stoffen, die beim Ausstoßungsakt von den Strukturelementen der Nierenzellen abgelöst werden, ein Teil resynthetisiert wird und nur das unerläßliche Minimum an Schleppersubstanzen die Zelle verläßt, wenigstens so lange, wie die Geschwindigkeit, mit der sich die Ausstoßungsakte folgen, nicht zu groß ist.

Betrachten wir die Verengerung des Leistungsspielraums als ersten Ausdruck der Schädigung der Niere, so wäre zu erwarten, daß diese Ausscheidung von Alloxyproteinsäure schon bei geringerem Umfange der Harnstoffausstoßung erfolgte. An dem Mechanismus der Stickstoffdrüse würde sich ja die erste Schädigung in seinem Baustoffwechsel äußern, d. h. sie würde in einer Verlangsamung der aufbauenden Tätigkeit der Nierenelemente zum Ausdruck kommen und als Folge davon in einem Erscheinen von Alloxyproteinsäure bei niederen Werten der Harnstoffausstoßung. Licht-

WITZ[1]) hat beobachtet, daß bei Nierenerkrankungen die Menge der Harnkolloide auch nach Entfernung des Eiweißes größer ist als normal. Diese Beobachtung beweist ja nicht die Richtigkeit unserer Vermutung, aber sie paßt gut zu ihr. Es geht aus seinen Zahlen auch eine deutliche Beziehung zwischen Harnkolloid und Eiweißmenge hervor. Da die Harnkolloide nur ein sehr unvollständiges Maß für die Gesamtmenge der Schleppersubstanzen sind, auch die weiteren Angaben in den LICHTWITZschen Fällen eine Auswertung der einzelnen Nierenleistungen nicht ermöglichen, mag dieses nur als Hinweis auf die Notwendigkeit weiterer Untersuchungen in dieser Richtung gesagt sein.

Wenn wir die Ausstoßung der harnpflichtigen Stoffe mit Hilfe von Schleppersubstanzen als das Ende einer Entwicklungsreihe auffassen konnten, die mit holokriner Sekretion beginnt und über die verschiedenen Stufen der merokrinen Sekretion verläuft, wobei immer weniger zelleigene Stoffe zur Ausstoßung der Mengeneinheit der harnpflichtigen Stoffe verwendet werden, so liegt es nahe, für den pathologischen Abbau der Nierenfunktion den umgekehrten Weg anzunehmen und sich vorzustellen, daß es ein Ausdruck der Erkrankung der Nierenelemente sei, wenn sie immer größere und der Substanz des Zelleibes immer ähnlichere Stoffmengen abgeben, um sich der Stoffwechselprodukte zu entledigen.

Es schien uns möglich und wäre durch entsprechende Versuche wohl leicht zu beweisen, daß die physiologische Albuminurie der Tintenfische so zu deuten sei, daß hier Eiweiß als Schleppersubstanz auftritt.

Ist vielleicht auch die Albuminurie bei Nierenerkrankungen der Ausdruck eines Funktionsabbaues in der Richtung auf primitivere Zustände?

Zu bedenken ist, daß diese Auffassung nicht für die ganze Menge des ausgeschiedenen Eiweißes zu gelten braucht, daß die dynamische Auffassung für einen Teil zutreffen kann, während ein anderer mit Recht statisch, d. h. durch Permeabilitätsänderungen zu erklären wäre.

Daß eine abnorme Steigerung der Permeabilität als Ausdruck von Schädigungen vorkommt, wurde schon früher betont.[2]) Es wurde dort auch darauf hingewiesen, daß eine solche Störung in ihren geringsten Graden noch nicht zur Albuminurie führt.

---

[1]) Ztschr. f. physiol. Chemie, Bd. 72, 1911, S. 215—225.

[2]) Dreidrüsentheorie, S. 168.

XIV. Übersicht des gesamten Beobachtungsmaterials.

Die Tabellen, in denen das ganze Beobachtungsmaterial zusammengestellt worden ist, geben alle Werte bezogen auf 100 ccm Harn. Die daraus berechneten Stundenmengen sind nicht allgemein tabelliert, sondern jeweils im Text zusammengestellt, in der Anordnung, in der sie zur Verarbeitung gelangten.

Die Harne wurden durch sofortigen Zusatz von Toluol in Mengen von mehr als 5 ccm pro Liter konserviert und in gut verschlossenen Gefäßen aufbewahrt, so daß die Verdunstung des Toluols verhindert war. Wie TÖTTERMANN und UTTER[1]) gezeigt haben, ist hierdurch für längere Zeit eine sichere Konservierung zu erreichen, die Wasserstoffionenkonzentration ändert sich praktisch nicht.

Zur Bestimmung der einzelnen Harnbestandteile wurden die üblichen Methoden verwendet.

Gesamt-N nach KJELDAHL, Harnstoff-N nach der Ureasemethode, Ammoniak nach FOLIN, Harnsäure und Purinbasen-N durch Kupferfällung nach M. KRÜGER und J. SCHMID, Kreatinin kolorimetrisch nach FOLIN, Aminosäuren und Hippursäure durch Formoltitration nach SÖRENSEN-HENRIQUES, Esterschwefelsäure, Gesamtschwefelsäure und Gesamtschwefel gravimetrisch. Anorganisch gebundener Phosphor kolorimetrisch nach BELL und DOISY. Chlor nach VOLHARDT, Kohlendioxyd nach WARBURG. Natrium, Kalium, Calcium und Magnesium nach TISDALL und KRAMER, also: Natrium als Pyroantimoniat gewogen, Kalium als Kaliumkobaltnitrit mit Permanganat titriert, Calcium als Calciumoxalat mit Permanganat titriert, Magnesium in Ammoniummagnesiumphosphat überführt und mit Cochenilletinktur titriert. Schwefelsäure und Esterschwefelsäuren in der Kolloidfraktion sowie im Froschharn nephelometrisch nach DENIS. Rhodanwasserstoff titriert nach RUPP in der Ausführung von EDINGER und CLEMENS. Alle Methoden wurden nach den An-

---

[1]) Skandinav. Arch. f. Physiol., Bd. 48, 1926, S. 72—79.

weisungen der neunten Auflage von Hoppe-Seyler-Tierfelders Handbuch ausgeführt, soweit nicht anderes besonders bemerkt.

Bei der Bestimmung der Gesamtmenge der Stoffe, die in kolloidaler Form im Harn enthalten sind, ergab sich eine Schwierigkeit aus der ungleichen Dichte der Dialysehülsen. Die Hülsen wurden so hergestellt, daß Papierhülsen von 50 ccm Inhalt (Extraktionshülsen von Schleicher und Schüll) als Grundlage für die Kollodiumhäutchen benutzt wurden. Die Hülsen werden mit heißem destillierten Wasser ausgespült. Nach dem Abtropfen wird mit 3%iger Kollodiumlösung die Schwammschicht gegossen und nach kurzem Trocknen eine zweite Schicht darüber gegossen. Nach Verdunsten des Äthers werden die Hülsen in destilliertem Wasser unter Toluol aufbewahrt. Trotz gleicher Technik der Herstellung erwiesen sich die Hülsen als sehr verschieden dicht. Die Eichung geschah mit Hilfe eines bestimmten Harnes.

Es war zunächst willkürlich, welche Hülsen ausgewählt wurden, wesentlich war nur, daß sie für den Testharn genau übereinstimmende Werte der Kolloidmenge ergaben. Die Angaben über die Menge der Kolloide sind daher zwar unter sich streng vergleichbar, dagegen geben sie nicht die maximale Menge, die bei den dichtesten Hülsen gefunden wurde, sondern eine wesentlich geringere Menge. Um welche Unterschiede es sich handeln kann, mag ein Beispiel erläutern. Aus einem bestimmten Harn wurden auf je 50 ccm bei der Dialyse gewonnen:

1. Hülsen gegossen mit 2% Kollodiumlösung.

Nr. der Hülse	Gesamtkolloid in 50 ccm
46	16,9
49	16,4
73	16,1
76	16,0
42	3,4

2. Hülsen gegossen mit 3% Kollodiumlösung.

Nr. der Hülse	Gesamtkolloid in 50 ccm
51	29,7
52	30,3
53	30,2

Es war also eine Hülse so undicht, daß nur 3,4 mg Substanz zurückgehalten wurden. 4 Hülsen der gleichen Herstellungsart ergaben in guter Übereinstimmung 16,3 mg $\pm$ 0,18. 3 Hülsen, bei denen nach ihrer Herstellungsart eine größere Dichte zu erwarten war, ergaben in guter Übereinstimmung aus dem gleichen Harn 30,1 mg $\pm$ 0,15. Diese letzteren Hülsen wurden in den Versuchen verwendet.

Hier hätte eine weitere Untersuchung anzusetzen, denn da vielleicht außer den Kolloiden, die in unserer Untersuchung erfaßt wurden, noch erhebliche Mengen von Stoffen vorhanden sind, die durch etwas dichtere Hülsen würden zurückgehalten werden können, andererseits weniger dichte Hülsen nur einen Teil der von uns erfaßten Kolloide zurückhalten, so besteht für eine systematische Untersuchung die Möglichkeit, durch fraktionierte Dialyse eine weitgehende Aufteilung der kolloid-dispersen Stoffe vorzunehmen.

Dialysiert wurde gegen fließendes destilliertes Wasser unter Toluol bis zur Chlorfreiheit.

Zur Bestimmung der Gesamtmenge organischer Substanz, die im Harn enthalten ist, wurden 5 oder 10 ccm Harn bei 37° im Thermostaten bis nahezu zur Trockne eingeengt, dann im Vakuumexsikkator bis zur Gewichtskonstanz getrocknet, endlich geglüht und mit Salpetersäure und Salzsäure abgeraucht. Der Glühverlust entspricht ja nicht der Menge der organischen Substanz, sondern ist geringer, da der „neutrale“ Schwefel, der zur organischen Substanz gehört, in der Asche als Sulfat enthalten ist; doch wurde hierfür keine Korrektur an dem gefundenen Wert angebracht.

Die Gesamtkohlenhydrate wurden kolorimetrisch nach Glassmann[1]) mittelst der Resorcinprobe bestimmt. Als Vergleichslösung diente Glucose, und dementsprechend sind die Werte als Traubenzucker gerechnet.

Bei dem Mißtrauen, das man einer derartigen Methode wohl wird entgegenbringen müssen, wurden fast alle Werte durch vollkommen unabhängige, in Zwischenräumen ausgeführte Doppelanalysen gesichert, und falls die beiden Werte stärkere Abweichungen zeigten, noch eine dritte oder auch vierte Analyse gemacht. In diesem Falle sind die Zahlen der einzelnen Bestimmungen in die Tabellen aufgenommen und nur bei der Berechnung der Stundenmengen ist dann der Mittelwert in die Rechnung eingeführt.

Wenn nicht bei allen Harnen alle erwähnten Untersuchungen durchgeführt sind, so lag das an Materialmangel. Besonders bei den zuerst gewonnenen Harnen (z. B. A) waren noch mancherlei Erfahrungen über die Technik der Dialyse zu sammeln, so daß die gesammelten Mengen schließlich aufgebraucht waren, bevor alle Größen hatten bestimmt werden können. Bei einigen späteren Harnen wurde aus äußeren Gründen auf die Beschaffung hinreichend großer Harnmengen verzichtet und dann nur die Bestimmungen ausgeführt, die für eine besondere Fragestellung nötig erschienen.

---

[1]) Ztschr. f. physiol. Chemie, Bd. 162, 1927, S. 151.

Mensch

Nr.		Nacht-		
		D	X	K
1	Harnmenge in ccm pro Stunde	22,1	26,5	31,4
2	Harnmenge in ccm pro kg/Stunde	0,27	0,325	0,385
3	pH	6,3	—	6,6
4	Gesamtstickstoff in mg-%	1429	1365	1216
5	Gesamtschwefel in mg-%	129	107	113
6	Gesamt-Trockensubstanz in mg-%	5798	6204	6428
7	Asche in mg-%	1178	1360	1914
8	Organisches in mg-%	4620	4844	4514
9	Gesamt-Kohlenhydrate in mg-%	690 820	600 720	720 800
10	Neutraler Schwefel in mg-%	17,0	14,2	19,8
11	Schwefel aus Rhodanwasserstoffsäure in mg-%	4,968	1,401	4,011
12	Kolloidfraktion, alle Werte in mg-%			
13	Gesamtmenge	171,3	144,0	158,0
14	Asche	27,5	26,75	31,5
15	Organisches der Kolloidfraktion	143,8	127,25	126,5
16	Gesamtstickstoff	18,6	20,1	15,7
17	Harnstoffstickstoff	5,4	7,58	4,3
18	Reststickstoff	13,2	12,52	11,4
19	Gesamtschwefel	1,22	0,72	3,07
20	Schwefel in Esterschwefelsäure	0,29	0,10	0,27
21	„Neutraler“ Schwefel	0,93	0,62	2,80
22	Phosphor als Phosphat	3,6	3,85	3,30
23	Natrium	—	—	12,2
24	Kalium	0,62	—	0,41
25	Calcium	+	—	—
25a	Gesamtharn, alle Werte in mg-%			
26	Stickstoff in mg-%, als:			
27	Ammoniak	76,4	65,8	48,3
28	Harnstoff	1059	9845	914
29	Harnsäure	35,4	12,4	20,0
30	Purinbasen	16,5	10,3	10,9
31	Kreatinin	120,5	86,1	107,1
32	Hippursäure	5,76	—	8,4
33	Aminosäuren	36,3	19,7	22,1
34	Natrium	290	434	288
35	Kalium	185	149	186
36	Calcium	10,3	8,85	8,8
37	Magnesium	23,0	17,8	17,7
38	Kohlensäure	1,4	—	15,8
39	Phosphor als Phosphat	160	127	118
40	Schwefel als Sulfat	102	83,6	84,5
41	Chlor	678	565	733
42	Schwefel als Esterschwefel	10,0	9,2	8,7
43	Schwefel als Gesamtschwefelsäure	112	92,8	93,2

harne			Tagesharne				
B	N	C	M	S	A	J	R
33,7	40,5	49,5	60,0	61,4	71,6	104	104
0,414	0,497	0,61	0,74	0,754	0,88	1,28	1,28
7,2	6,5	8,1	6,9	7,4	7,8	7,2	7,3
999	970	860	790	719	619	520	508
93	80,4	80,3	67,25	56,32	—	39,3	37,5
—	5020	—	4168	4232	—	3244	—
—	1520	—	1228	1740	—	926	—
—	3500	—	2940	2492	—	2318	—
—	500	—	310	300	—	130	120
—	570	—	420	350	—	210	210
12,0	9,2	11,3	13,7	10,0	—	9,52	6,9
—	3,155	—	2,075	1,818	—	—	1,326
—	195,1	—	318,4	172,0	—	1998	112,4
—	47,1	—	86,1	18,9	—	49,9	26,5
—	148,0	—	232,3	153,1	—	149,9	85,9
—	25,2	—	40,5	21,0	—	26,5	12,6
—	11,5	—	13,3	10,7	—	12,4	4,09
—	13,7	—	27,2	10,3	—	14,1	8,51
—	2,04	—	4,70	2,14	—	0,51	0,80
—	0,76	—	0,63	0,58	—	0,20	0,26
—	1,28	—	4,07	1,56	—	0,31	0,54
—	5,8	—	8,74	5,0	—	5,4	—
—	28,5	—	32,7	—	—	—	—
—	0,38	—	2,50	2,08	—	1,3	1,13
—	—	—	+	—	—	—	—
30,8	36,4	16,8	25,9	23,1	12,6	13,3	11,2
710	766	655,0	597,4	534,1	522,0	382,4	447,8
15,0	18,7	14,9	11,76	12,12	—	7,13	1,65
9,4	6,1	5,4	6,05	5,14	—	2,45	2,38
74,2	74,2	58,0	64,9	66,4	52,5	31,15	25,3
6,4	0,0	2,5	0,84	—	8,4	5,46	1,82
30,1	24,5	14,7	10,9	27,6	17,1	5,78	2,81
495	287	540	216,0	299	615	218	388
169	170	91	196,5	313	240	175,5	292
11,0	6,0	8,5	7,2	4,1	—	4,85	3,0
14,7	16,9	25,5	11,5	9,9	—	6,35	—
101,0	20,7	345,0	55,4	76,2	262,0	46,4	—
111	91	88	73,4	63,0	70,9	42,8	55,8
72,5	65	64	49,1	41,65	30,5	26,67	—
667	700	458	684,0	642,0	790,8	538,5	557,5
8,5	6,2	5,0	4,45	4,67	—	3,11	—
81,0	71,2	69,0	53,55	46,32	—	29,78	30,6

I. Mensch.

1. Normalharne bei frei gewählter gemischter Kost, die in 24 Stunden 10,4 g Harnstickstoff liefert.

a) Nachtharne: Die Harne D, X, K, B, N, C. Näheres s. Tabelle.

b) Tagharne: Die Harne M, S, A, J, R. Näheres s. Tabelle.

2. Harne bei Fleischkost, die in 24 Stunden 32,8 g Harnstickstoff liefert (Maximum 36,45 g, Minimum 28,16 g).

a) Nachtharne: Die Harne AG, AH und AN.

b) Tagharne: Die Harne AD, AM, AE, AB, AF.

An den Fleischtagen wurde genossen: mageres Fleisch als rohes Beafsteak, als Frikandellen, Schinken, Rauchfleisch, Rostbeaf und Schnitzel, dazu Magerkäse und Hering in Tomaten. Als Zukost Gurken, Orangen, Salat und einmal Preißelbeeren. Die Menge des ausgeschiedenen Harnstickstoffs betrug:

in den ersten	24	Stunden	28,16 g
„ „ zweiten	24	„	33,74 g
„ „ dritten	24	„	36,45 g

obgleich die Zufuhr am ersten Tage eher größer als an den folgenden war. Es wurde reichlich Stickstoff retiniert. Die Bewältigung dieser Mengen mageren Fleisches, die kalorisch durchaus unzureichend waren, machte am dritten Tage schon Schwierigkeiten, obgleich die Eiweißzufuhr kaum 240 g erreichte.

3. Wasserdiuresen, hervorgerufen durch Wasserstöße mit 1—2 Litern körperwarmem Leitungswasser, in wenigen Minuten getrunken.

Die Harne G, F, L, O, E, H, Q.

4. Harnstoffdiuresen:

a) Am 1. und 2. VII. 1927 morgens 7^{20} je 20 g Harnstoff in 70 ccm Wasser gelöst.

Die Harne CA, CB, CC.

b) Am 19. IX. 1927 7^{50} 20 g Harnstoff mit 300 ccm Wasser (nüchtern), 10^{16} weitere 20 g Harnstoff mit 200 ccm Wasser, also im ganzen 40 g Harnstoff mit 500 ccm Wasser.

Die Harne CD, CE, CF, CJ, CH.

Bei den Harnstoffdiuresen ist zu beachten, daß nur ein Teil des eingeführten Harnstoffs im Laufe der Versuche ausgeschieden wurde. Eine ungefähre Übersicht geben die folgenden Zahlen.

Bei den zwei Versuchen mit je 20 g Harnstoff wurden in 26,62 Tagesstunden 25,46 g Harnstickstoff ausgeschieden. In dieser Zeit wären unter normalen Bedingungen 13,30 g Harnstickstoff zu

Mensch

Nr.		Wasserdiuresen						
		G	F	L	O	E	H	Q
1	Harnmenge in ccm pro Stunde	221	291	383	538	577	896	925
2	Harnmenge in ccm pro kg/Stunde	2,71	3,57	4,70	6,6	7,05	11,0	11,4
3	pH	7,3	7,1	6,8	7,1	7,4	7,2	6,6
4	Gesamtstickstoff, mg-%	329	212,9	177,8	114,8	114,9	71,5	79,8
5	Gesamtschwefel, mg-%	18,58	11,6	9,3	6,25	8,31	5,0	4,25
6	Ges.-Trockensubst., mg-%	1994	2341	954	555	—	—	401
7	Asche, mg-%	756	903	397	133	—	—	134
8	Organisches, mg-%	1238	1438	557	422	—	—	267
9	Ges.-Kohlenhydrate, mg-%	100 80	70 80	60 50	50 40	— —	— —	40 30
10	Neutraler Schwefel, mg-%	4,46	2,14	2,75	1,94	3,61	2,27	1,46
11	Schwefel aus Rhodanwasserstoffsäure, mg-%	0,551	—	0,230	—	—	—	0,102
12	Kolloidfraktion, alle Werte in mg-%							
13	Gesamtmenge	156,1	—	96,9	80,0	396,0	—	34,6
14	Asche	39,0	—	19,1	15,2	230,5	—	8,6
15	Organisches d. Kolloidfrakt.	149,9	—	77,8	64,8	165,5	—	26,0
16	Gesamtstickstoff	24,6	—	18,0	16,6	33,6	—	7,9
17	Harnstoffstickstoff	14,1	—	6,0	11,9	27,3	—	4,9
18	Reststickstoff	10,5	—	12,0	4,7	6,3	—	3,0
19	Gesamtschwefel	0,66	—	1,40	0,90	—	—	0,60
20	Schwefel in Esterschwefelsäure	0,59	—	0,58	0,55	0,53	—	0,58
21	„Neutraler" Schwefel	0,07	—	0,82	0,35	—	—	3,02
22	Phosphor als Phosphat	3,70	—	2,4	2,0	3,1	—	1,22
23	Natrium	—	—	—	—	—	—	—
24	Kalium	1,24	—	—1,1	1,0	7,2	—	0,57
25	Calcium	—	+	—	—	±	—	±
25a	Gesamtharn, alle Werte in mg-%							
26	Stickstoff, mg-%, als:							
27	Ammoniak	7,7	4,2	3,5	4,2	0,0	0,0	2,8
28	Harnstoff	267,2	186,3	147,0	93,8	100,9	64,4	56,5
29	Harnsäure	3,59	1,08	1,56	0,5	0,55	0,71	0,65
30	Purinbasen	0,88	0,82	0,42	0,0	0,47	0,26	0,0
31	Kreatinin	16,52	11,13	7,99	6,67	5,75	3,65	3,82
32	Hippursäure	7,56	—	—	4,2	—	—	3,00
33	Aminosäuren	3,21	0,0	0,0	0,0	0,0	0,0	0,0
34	Natrium	144,0	147	87	14,9	73,5	34,5	33,8
35	Kalium	94,6	55,0	52,8	36,8	40,0	17,7	20,8
36	Calcium	2,47	1,5	0,92	0,63	1,1	0,85	0,18
37	Magnesium	2,93	1,5	1,44	0,73	1,7	1,20	0,0
38	Kohlensäure	33,0	21,2	11,6	1,76	24,6	13,2	2,2
39	Phosphor als Phosphat	25,5	16,9	11,6	6,94	13,2	5,5	4,46
40	Schwefel als Sulfat	13,75	7,56	5,82	3,81	4,08	2,14	2,17
41	Chlor	325,0	148,0	160,5	72,70	209,0	60,6	71,50
42	Schwefel als Esterschwefel	1,49	1,9	0,73	0,50	0,62	0,57	0,65
43	Schwefel als Gesamtschwefelsäure	14,12	9,46	6,55	4,31	4,7	2,71	2,82

Mensch

Nr.		Harnstoffdiuresen							
		CA	CB	CC	CD	CE	CF	CJ	CH
1	Harnmenge in ccm pro Stunde	106,8	192,0	75,0	94,0	146,0	90,0	357,0	77,5
2	Harnmenge in ccm pro kg/Stunde	1,32	2,36	0,92	1,16	1,8	1,11	4,4	0,954
3	pH	5,4	5,2	5,6	5,0	5,4	5,4	6,6	—
4	Gesamtstickstoff, mg-%	831	682	1184	1368	1183	1550	441	1260
5	Gesamtschwefel, mg-%	25,6	—	—	37,82	26,64	51,22	13,8	47,9
6	Ges.-Trockensubst., mg-%	4136	2314	5600	4972	4056	5206	1524	4454
7	Asche, mg-%	1352	490	1696	668	834	760	244	726
8	Organisches, mg-%	2784	1824	390	4304	3222	4446	1280	3728
9	Ges.-Kohlenhydrate, mg-%	320	110	310	—	—	300	80	350
		330	130	300	450	—	300	80	300
		300	80	300	220	270	—	—	—
		300	130	230	—	310	—	—	—
10	Neutraler Schwefel, mg-%	5,7	—	—	—	—	—	—	—
11	Schwefel aus Rhodanwasserstoffsäure, mg-%	0,8126	0,3635	1,069	—	5,84	—	—	—
		—	—	—	—	0,741	—	—	—
12	Kolloidfraktion, alle Werte in mg-%								
13	Gesamtmenge	104,2	23,98	31,50	20,75	28,25	—	12,50	50,75
14	Asche	27,27	4,75	5,0	2,00	4,00	—	0,75	9,75
15	Organisches d. Kolloidfrakt.	76,93	19,23	26,5	18,75	24,25	—	11,75	41,00
16	Gesamtstickstoff	16,2	4,90	3,17	4,20	6,30	—	4,55	12,60
17	Harnstoffstickstoff	14,6	3,51	2,33	1,75	2,92	—	1,75	5,25

18	Reststickstoff	1,6	1,39	0,84	2,45	3,38	—	2,80	7,35
19	Gesamtschwefel	1,67	0,258	0,388	0,72	0,665	—	1,70	—
20	Schwefel in Esterschwefelsäure	1,11	0,086	0,071	0,13	0,100	—	0,90	—
21	„Neutraler“ Schwefel	0,56	0,172	0,317	0,59	0,565	—	0,80	—
22	Phosphor als Phosphat	2,48	1,00	0,41	—	—	—	—	—
23	Natrium	—	—	—	—	—	—	—	—
24	Kalium	1,12	0,54	0,34	—	—	—	—	—
25	Calcium	—	—	—	—	—	—	—	—
25a	Gesamtharn, alle Werte in mg-%								
26	Stickstoff, mg-%, als:								
27	Ammoniak	7,71	6,32	4,91	21,0	4,91	25,93	7,01	36,43
28	Harnstoff	658,3	427,8	1052,0	1180	1056	1332	336	1138
29	Harnsäure	1,18	—	—	—	—	—	—	—
30	Purinbasen	0,49	—	—	—	—	—	—	—
31	Kreatinin	29,65	11,1	41,2	26,0	38,1	32,0	8,0	28,2
32	Hippursäure	0,84	—	—	—	—	—	—	—
33	Aminosäuren	15,4	—	—	—	—	—	—	—
34	Natrium	405	249	419	—	—	—	—	—
35	Kalium	144	90,2	180	—	—	—	—	—
36	Calcium	5,9	1,76	6,02	—	—	—	—	—
37	Magnesium	6,12	—	—	—	—	—	—	—
38	Kohlensäure	—	—	—	—	—	—	—	—
39	Phosphor als Phosphat	—	—	—	—	—	—	—	—
40	Schwefel als Sulfat	—	—	—	—	—	—	—	—
41	Chlor	506	369	696,5	571,5	436	456,5	175,6	342
42	Schwefel als Esterschwefel	—	—	—	—	—	—	—	—
43	Schwefel als Gesamtschwefelsäure	19,9	—	—	29,4	20,8	43,0	10,0	42,0

Mensch.

Nr.		Tagesharne bei Fleischkost					Nachtharne bei Fleischkost		
		AD	AM	AE	AB	AF	AG	AN	AH
1	Harnmenge in ccm pro Stunde	56,0	58,0	72,5	96,0	106	116,0	44,5	70,0
2	Harnmenge in ccm pro kg/Stunde	0,69	0,71	0,89	1,18	1,30	1,42	0,55	0,86
3	p_H	6,2	6,8	6,1	6,7	6,6	6,9	6,8	5,9
4	Gesamtstickstoff, mg-%	1580	1120	1325	1205	1520	1525	1314	1785
5	Gesamtschwefel, mg-%	80,3	65,6	69,3	91,4	107,0	94,3	80,5	103,0
6	Ges.-Trockensubst., mg-%	6346	5552	5752	5704	6060	6112	5620	6586
7	Asche, mg-%	1504	1398	1801	1716	1048	1186	1052	1362
8	Organisches, mg-%	4842	4154	3951	3988	5012	4926	4568	5224
9	Ges.-Kohlenhydrate, mg-%	670 620	590 500	460 410	470 460	570 500	390 390	550 500	420 —
10	Neutraler Schwefel, mg-%	12,5	11,9	7,0	6,65	14,8	11,6	11,5	13,0
11	Schwefel aus Rhodanwasserstoffsäure, mg-%	1,016	1,032	—	3,054	1,096	0,952	0,904	0,909
12	Kolloidfraktion, alle Werte in mg-%								
13	Gesamtmenge	99,1	46,8	51,9	72,6	220,5	236,5	53,75	218,4
14	Asche	18,75	5,24	10,5	18,75	49,4	84,4	4,00	41,7
15	Organisches d. Kolloidfrakt.	60,35	41,56	41,4	53,85	171,1	152,1	49,75	176,7
16	Gesamtstickstoff	16,80	10,55	9,1	10,85	43,05	47,95	4,21	38,55
17	Harnstoffstickstoff	9,92	2,92	4,67	0,0	28,60	31,50	1,17	29,40
18	Reststickstoff	6,88	7,63	4,43	10,85	14,45	16,45	3,04	9,15

19	Gesamtschwefel	1,19	0,90	1,13	1,92	3,30	3,51	1,43	2,25
20	Schwefel in Esterschwefelsäure	0,14	0,47	0,58	0,58	0,87	1,37	0,12	1,49
21	„Neutraler“ Schwefel	1,05	0,43	0,55	1,34	2,43	2,14	1,31	0,76
22	Phosphor als Phosphat	2,58	1,13	1,54	2,54	6,46	7,00	0,86	4,84
23	Natrium	—	—	—	—	21,9	—	—	18,6
24	Kalium	0,66	0,29	0,51	0,59	1,88	1,34	0,17	1,05
25	Calcium	—	—	—	—	—	—	—	—
25a	Gesamtharn, alle Werte in mg-%								
26	Stickstoff, mg-%, als:								
27	Ammoniak	44,9	33,6	37,1	28,7	37,1	35,7	36,4	49,0
28	Harnstoff	1380,1	926,4	1139,9	971,3	1287,9	1244,3	1063,6	1556,0
29	Harnsäure	—	13,3	—	13,9	16,5	12,53	8,24	6,4
30	Purinbasen	—	6,8	—	2,6	4,0	2,64	1,12	3,3
31	Kreatinin	35,1	43,9	29,3	23,8	23,6	22,9	53,2	32,1
32	Hippursäure	6,3	7,28	6,2	3,5	11,9	4,6	3,36	8,5
33	Aminosäuren	7,6	14,25	20,65	22,1	28,6	10,1	11,47	19,9
34	Natrium	460	555	520	543	517	515	523	474
35	Kalium	215	225	210	205	185	75	105	75,0
36	Calcium	7,1	9,5	6,9	6,6	6,27	10,1	10,8	15,4
37	Magnesium	—	10,3	—	—	7,18	8,18	—	—
38	Kohlensäure	2,2	—	—	—	—	—	—	—
39	Phosphor als Phosphat	84,0	79,0	56,7	73,5	91,3	75,28	88,5	72,7
40	Schwefel als Sulfat	59,6	48,4	57,4	79,2	87,8	82,1	62,8	85,6
41	Chlor	706,0	902,0	902,5	854,0	690,0	653,0	678,0	681,5
42	Schwefel als Esterschwefel	8,2	5,3	4,9	12,2	4,4	4,7	6,2	4,4
43	Schwefel als Ges.-Schwefelsäure	67,8	53,7	62,3	84,75	92,2	86,8	69,0	90,0

erwarten gewesen. Die Vermehrung des Harnstickstoffs beträgt also 12,16 g entsprechend 26 g Harnstoff. Das sind nur 65% der eingeführten Menge, 14 g Harnstoff sind nach je etwa 13 Stunden nach der Harnstoffzufuhr noch nicht ausgeschieden. Bei der Einführung von 40 g Harnstoff wurden in den folgenden 14,8 Tagesstunden 17,68 g Harnstickstoff ausgeschieden, zu erwarten waren 7,4 g. Es wurden also 10,24 g Stickstoff entsprechend 22 g Harnstoff oder 55% der eingeführten Menge in fast 15 Stunden ausgeschieden. Der Harn CJ umfaßt den Harn einer sekundären Diurese, deren Ursache unbekannt geblieben ist.

5. Salzdiuresen:

a) Kochsalz 30 g in 500 ccm Wasser: Harn AP.

b) Natriumbicarbonat 50 g in 550 ccm Wasser: Harn AQ.

c) Magnesiumoxyd 6 g: Harne AR, AS, AT, AU.

Harn AT ist eine sekundäre Diurese von 16^{53}—17^{36}, nachdem 15^{45} die letzte der drei Dosen Magnesiumoxyd zu je 2 g genommen worden war. Es erfolgten an diesem Tage drei wäßrige Stühle unter der Wirkung des MgO.

Die 41 bisher aufgeführten Harne stammen aus Selbstversuchen. Die Versuchsperson war 48 Jahre alt, Körpergewicht mit ganz geringen Schwankungen in der Versuchszeit 81,5 kg. Nähere Kennzeichnung der Versuchsperson s. Z. f. Biol. Bd. 86 S. 318ff.

Der im folgenden als CG aufgeführte Versuch mit reichlichem Wassertrinken wurde an der Versuchsperson Dr. Kr. ausgeführt. 25 Jahre alt, 64,8 kg Gewicht.

Die folgende Tab. 81 gibt eine Übersicht über die Herkunft der Harnproben.

II. Kaninchen.

1. Grünfutterfütterung (frischer Klee).

a) BF: 2 Tiere vom mittleren Gewicht 4,21 kg liefern in 3 Tagen = 144 Tierstunden 2104 ccm Harn, d. h. pro Tierstunde 14,6 ccm, pro kg/Stunde 3,45 ccm.

b) BJ: 3 Tiere vom mittleren Gewicht 2,09 kg liefern in 2 Tagen = 144 Tierstunden 1110 ccm Harn, d. h. pro Tierstunde 7,7 ccm, pro kg/Stunde 3,69 ccm.

2. Grünfutter und eingeweichtes Brot. BH: 3 Tiere vom mittleren Gewicht 2,62 kg liefern pro Tier und Tag im Mittel aus 12 Tiertagen 211 ccm. Zur Untersuchung verwendet werden 2055 ccm aus 240 Tierstunden, d. h. pro Tierstunde 8,6 ccm, pro kg/Stunde 3,6 ccm.

Tabelle 81.

Mensch.

Bezeichnung	Harn, gesammelt zwischen den Tagen (1927)	Zahl der Stunden, aus denen die Harnprobe stammt	Stundenmenge ccm	Mittlere Abweichung ccm ±	Mittlere Abweichung in %
D	20. 1.—18. 3.	124	22,1	0,6	2,71
X	7. 4.—16. 4.	48,8	26,5	1,9	7,20
K	18. 2.—14. 3.	111,5	31,4	0,9	2,87
B	30.12.1926—9.1.	92,0	33,7	3,0	8,8
N	7. 3.—19. 3.	79,5	40,5	1,0	2,45
C	13. 1.—22. 1.	67,0	49,5	3,0	6,00
M	1. 3.—10. 3.	64,9	60,0	2,0	3,34
S	16. 3.—26. 3.	42,7	61,4	3,5	4,91
A	30.12.1926—9.1.	42,2	71,6	4,0	5,55
J	17. 2.—8. 3.	33,54	104,0	5,0	4,80
R	9. 3.—26. 3.	13,43	104,0	5,0	4,80
AD	4. 4.	15,45	56	—	—
AM	5. 4.— 6. 4.	30,26	58	4,1	7,05
AE	1. 4.— 3. 4.	8,7	72,5	8,0	11,00
AB	1. 4.	12,65	96,0	3,7	3,86
AF	2. 4.— 3. 4.	24,0	106,0	4,1	3,85
AG	1. 4.— 3. 4.	11,9	116,0	5,62	4,86
AH	2. 4.— 4. 4.	13,9	70,0	6,38	9,10
AN	4. 4.— 6. 4.	24,0	44,5	2,48	5,60
G	1. 2.— 9. 3.	15,28	221	7	3,18
F	1. 2.—17. 2.	5,34	291	11	3,80
L	25. 2.—12. 3.	8,15	383	13	3,42
O	8. 3.—27. 3.	3,98	538	19	3,51
E	1. 2.—17. 2.	4,79	577	27	4,65
H	13. 2.—16. 2.	3,06	896	30	3,34
Q	9. 3.—19. 3.	3,80	925	17	1,84
CA	1. 7.— 2. 7.	16,1	106,8	4,85	4,56
CB	1. 7.— 2. 7.	4,25	192	2,1	1,10
CC	1. 7.	6,27	75	1,9	2,54
CD	19. 9.	4,248	94	5	5,30
CE	19. 9.	4,383	146	22	15,0
CF	19. 9.	1,95	90	—	—
CJ	19. 9.	0,77	357	—	—
CH	19. 9.	3,415	77,5	—	—
AP	7. 5.— 8. 5.	28,4	80,0	4,65	5,8
AQ	14. 5.	26,5	69,0	4,80	7,0
AR	11. 6.—12. 6.	16,7	86,0	3,9	4,55
AS	11. 6.—12. 6.	40,0	42,0	3,34	7,92
AT	11. 6.	0,7	620	—	—
AU	11. 6.	2,315	145	—	—
AV	14. 5.	17,3	60,5	4,9	8,10

Wasserversuch; getrunken 4,15 Liter Wasser in 2,833 St.
Erste Wasserzufuhr bei Anfang von Nr. I, letzte Wasserzufuhr in Nr. X.

CG	1 Dauer in Min.	2 Harnmenge in ccm	3 Harnmenge in ccm pro Stunde	4 Gesamt-N in mg-%	5 N aus Ammoniak in mg-%	6 N aus Harnstoff in mg-%	7 Chlor in mg-%	8 Gesamt-kohlenhydrate in mg-%	9 S als Ester-schwefelsäure in mg-%	10 Asche in 100 ccm	11 Organisches in 100 ccm
I	40	260	390	225,7	9,82	199	109,08	0,060	0,412	109	691
II	17	350	1235	73,85	4,21	60,2	57,5	0,027	0,133	—	—
III	14	302	1294	66,6	2,11	51,2	48,4	0,024	0,847	58	237
IV	17	335	1182	61,65	4,21	46,9	45,35	0,025	0,746	64	188
V	10	250	1500	60,24	2,80	41,35	48,40	0,024	0,124	68	199
VI	16	330	1237	56,05	1,40	45,50	52,65	0,020	0,128	61	202
VII	18	395	1317	56,05	2,80	46,25	64,60	0,023	0,166	—	—
VIII	16	350	1313	60,24	3,44	48,34	57,50	0,022	1,235	52	206
IX	17	315	1112	60,24	3,44	46,25	57,50	0,020	0,240	69	197
X	12	275	1378	60,24	2,80	37,15	57,50	0,020	0,261	70	178
XI	14	250	1071	58,85	4,91	44,15	57,50	0,020	0,432	69	168
XII	14	225	964	60,24	2,80	51,20	51,45	0,022	0,328	48	210
XIII	18	275	917	63,15	2,80	54,60	51,45	0,023	0,298	59	220
XIV	31	370	716	76,35	0,70	60,20	66,65	0,025	0,330	82	244
XV	72	170	142	377,02	21,00	323,50	369,0	0,200	2,420	—	—
XVI	393	520	79,8	493,60	24,50	402,00	872,5	0,230	0,563	1380	11933

3. Hunger und Durst: die Tiere erhalten kein Wasser, aber trockenes Heu, von dem sie keine merklichen Mengen verzehren, so daß Hungerbedingungen gegeben sind. Zwei Tiere werden 8 Tage lang so gehalten.

	Tier I	Tier II
Anfangsgewicht . .	4585 g	3855 g
Endgewicht. . . .	3724 g	3030 g
Abnahme	861 g	825 g

Bei einem Mittelgewicht von 3,8 kg liefern die Tiere in 385 Tierstunden 863 ccm Harn, d. h. pro Tier und Stunde 2,25 ccm (Harn BG). Nierengewicht Tier I 22,90 g; II 16,22 g; Mittel 19,56 g = 5,11‰.

4. Wasserdiuresen: 3 Tiere, die gleichen wie im Versuch BJ. Mittelgewicht 2,09 kg. Das Wasser wird körperwarm (Leitungswasser) mit Schlundsonde eingeführt.

a) BL: 250 ccm Wasser pro Tier. Harn in 6,5 Tierstunden 700,5 ccm, d. h. pro Tierstunde 35,7 ccm.

b) BP: im Anschluß an die Wasserdiurese BL in 98,9 Tierstunden 1047 ccm Harn, d. h. 10,7 ccm pro Tierstunde.

c) BM und BN: die gleichen Tiere erhalten morgens 8^{15}—8^{30} je 250 ccm körperwarmes Leitungswasser und 11^{20}—11^{35} nochmals die gleiche Menge.

BM: 859,5 ccm Harn aus 11,4 Tierstunden, d. h. 75,2 ccm pro Tierstunde.

BN: 227 ccm in 2,00 Tierstunden, d. h. pro Tier und Stunde 113,5 ccm Harn.

5. Harnstoffdiuresen. Die gleichen 2 Tiere, die zu dem Versuch BJ und den Wasserdiuresen dienten. Mittelgewicht 2,09 kg. Die Tiere erhalten morgens zwischen 8^{00} und 8^{30} je 10 g Harnstoff in 20 ccm körperwarmem Wasser. Die Schlundsonde wird mit 20 ccm körperwarmem Wasser nachgespült.

BO: Harn aus der Höhe der Harnstoffdiurese: 1047 ccm aus 28,6 Tierstunden, d. h. 36,6 ccm pro Tier und Stunde.

BQ: Harn aus den Stunden, die auf BO folgen, also abklingende Harnstoffdiurese. 1079 ccm aus 90,25 Tierstunden, d. h. 11,9 ccm pro Tier und Stunde.

III. Katze.

Die Beobachtungen wurden an drei Katzen gleichzeitig angestellt. Am Schluß wogen die Tiere und ihre Nieren:

	Körpergewicht in g	Gewicht beider Nieren in g	Nierengewicht auf 1000 g Körpergewicht
Tier I	1420	7,32	5,13
Tier II	2390	13,20	5,51
Tier III	1870	13,90	7,42

Harn BA: in 7 Tagen liefern die 3 Tiere bei einem mittleren Gewicht von 2,19 kg 2192 ccm Harn. Die Kost besteht aus 125 g Fleisch und 100 g Fisch, die aber nicht ganz verzehrt werden.

Harn BB: 3 Tiere von 2,07 kg Mittelgewicht 6 Tage lang im Hunger nach vorheriger Fleisch-Fischfütterung.

Harn BC: 3 Tiere von 2,05 kg Mittelgewicht erhalten 6 Tage lang reine Milchkost, etwa 0,5 Liter pro Tier und Tag.

Die Harne BD, BW und BE wurden von den gleichen Tieren gewonnen, denen Salzhering als einzige Nahrung und Wasser ad libitum geboten wurde. Zuerst hungern die Tiere, nehmen dann die Nahrung an. Erst von dieser Zeit an werden die Harne gesammelt. Die Harne BE und BK umfassen 60 Tierstunden; der Harn BD, der aus der Nacht stammt, enthält 84 Tierstunden.

Mensch, 81,5 kg.

Nr.		Salzdiuresen						
		AP	AQ	AV	AR	AS	AT	AU
1	Harnmenge in ccm pro Stunde	80,0	69,0	60,5	86,0	42,0	620,0	145
2	Harnmenge in ccm pro kg/Stunde	0,98	0,85	0,743	1,06	0,515	7,6	1,78
3	pH	7,3	8,6	5,2	7,2	6,5	7,3	7,1
4	Gesamtstickstoff, mg-%	702,5	707,5	943,0	624,0	1084,0	142,9	378,4
5	Gesamtschwefel, mg-%	50,5	48,8	—	42,1	73,0	—	—
6	Ges.-Trockensubst., mg-%	4794	5444	5224	2988	5046	—	—
7	Asche, mg-%	1890	2094	2088	528	1482	—	—
8	Organisches, mg-%	2904	3350	3136	2460	3564	—	—
9	Ges.-Kohlenhydrate, mg-%	500 430	380 380	— 500	560 500	720 690	— —	— —
10	Neutraler Schwefel, mg-%	5,1	8,5	—	7,1	13,4	—	—
11	Schwefel aus Rhodanwasserstoffsäure, mg-%	1,043	1,578	0,786	1,009	—	—	—
12	Kolloidfraktion, alle Werte in mg-%							
13	Gesamtmenge	109,4	146,4	114,5	29,5	57,00	31,27	30,75
14	Asche	29,25	54,25	34,3	8,0	17,75	15,00	11,50
15	Organisches d. Kolloidfrakt.	80,15	92,15	80,2	21,5	39,25	16,27	19,25
16	Gesamtstickstoff	11,92	16,15	16,20	5,61	7,70	4,21	2,81
17	Harnstoffstickstoff	6,43	8,76	11,10	2,92	5,84	2,91	1,77
18	Reststickstoff	5,49	7,39	5,1	2,69	1,86	1,30	1,04
19	Gesamtschwefel	0,788	0,878	0,795	0,874	0,493	0,491	0,332
20	Schwefel in Esterschwefelsäure	0,334	0,413	0,646	0,156	0,125	0,078	0,087
21	„Neutraler" Schwefel	0,454	0,465	0,149	0,718	0,368	0,413	0,245
22	Phosphor als Phosphat	3,18	4,17	2,90	0,41	1,22	0,72	0,47
23	Natrium	—	—	1,64	—	—	—	—
24	Kalium	—	—	—	0,25	0,99	0,63	—
25	Calcium	—	—	—	±	—	—	—
25a	Gesamtharn, alle Werte in mg-%							
26	Stickstoff, mg-%, als:							
27	Ammoniak	14,0	35,7	30,15	15,4	38,5	2,11	9,81
28	Harnstoff	574,0	476,5	746,0	489,6	872,5	120,4	357,59
29	Harnsäure	7,95	10,76	—	8,64	17,83	—	—
30	Purinbasen	3,61	3,96	—	1,49	6,56	—	—
31	Kreatinin	40,8	38,15	32,7	35,2	50,5	10,37	22,9
32	Hippursäure	2,24	2,50	4,1	16,8	6,3	—	—
33	Aminosäuren	16,14	24,55	49,6	5,8	17,65	—	—
34	Natrium	77,9	769	431	418	403	60,7	206
35	Kalium	274	296	149	141	226	20,6	38,1
36	Calcium	6,43	3,43	12,2	5,5	10,9	0,85	3,8
37	Magnesium	9,44	6,52	11,9	10,1	21,8	0,76	5,92
38	Kohlensäure	41,0	1000,0	—	101,0	30,4	34,1	29,3
39	Phosphor als Phosphat	59,5	59,0	—	46,8	79,0	—	—
40	Schwefel als Sulfat	41,3	36,8	—	30,6	55,2	—	—
41	Chlor	1120,0	190,0	917,5	654,5	593,5	63,6	336,6
42	Schwefel als Esterschwefel	4,1	3,5	—	3,4	4,4	—	—
43	Schwefel als Gesamtschwefelsäure	45,4	40,3	—	35,0	59,6	—	—

IV. Hammel.

Ein Tier[1]) von 60 kg, das nur Heu als Futter erhielt, Wasser ad libitum. Beobachtung bei Stallruhe unter den dem Tier gewohnten ganz gleichmäßigen Bedingungen.

Harnmengen für je 24 Stunden in der Zeit vom 26. IX. bis 4. X. 1927, soweit keine Verluste beim Auffangen eintraten.

Nr.	Tagesmenge ccm
1	2000
2	685
3	540
4	1138
5	805
6	1041

Im Mittel aus diesen 6 Beobachtungen ist die Tagesmenge auf 1035 ± 230 ccm anzugeben.

Für einen Hammel von 35 kg wird als tägliche Harnmenge 600 ccm angegeben. Der Oberfläche nach gerechnet wären bei 60 kg Gewicht 860 ccm zu erwarten. Der erste Tag mit seinen 2000 ccm Harn steht wohl unter dem Einfluß der Wirkung, die das Anbringen des Harntrichters auf das Tier hat. Der Mittelwert der fünf folgenden Tage beträgt 840 ± 100 ccm. Die Harne DM und DO sind Nachtharne.

V. Rind.

Die Beobachtungen am Rind beziehen sich auf ein 8 Monate altes männliches Tier, das zu Beginn der viertägigen Beobachtungsperiode 374 kg wog, am Ende 350 kg. Das Gewicht der beiden Nieren betrug 705 g. Als Mittelgewicht sind 360 kg gerechnet. Während der Beobachtung (7.—11. X. 1927) erhielt das Tier grünen Mais und anderes Grünfutter sowie Kleie. Wasser ad libitum. Am Tage wurde jede Miktion einzeln aufgefangen und die Zeit notiert. Von 7^{25}—8^{05} am ersten Tage wurden 2980 ccm entleert, d. h. 4450 ccm pro Stunde. Diese große Sekretionsgeschwindigkeit ist offenbar eine Folge reichlicher Salzfütterung, die das Tier am frühen Morgen bekommen haben muß, bevor es der Metzger von dem Bauern übernahm. Die gewaltige Salzdiurese klingt erst im Laufe der nächsten Tage ab.

[1]) Aus dem Besitz des Serologischen Instituts. Ich danke Herrn Kollegen Sachs, daß er mir das Tier zum Zwecke der Beobachtungen freundlichst zur Verfügung stellte.

Kaninchen.

Tiergewicht: BG 3,8 kg; BH 2,62 kg; BF 4,21 kg;
BJ, BP, BL, BM, BN je 2,09 kg; BQ, BO je 2,03 kg.

Nr.		BG	BH	BF	BJ	BP	BQ	BL	BO	BM	BN
1	Harnmenge in ccm pro Stunde	2,25	8,6	14,6	7,7	10,7	11,9	36,0	36,6	75,2	113,5
2	Harnmenge in ccm pro kg/Stunde	0,59	3,27	3,47	3,67	5,10	5,85	17,2	18,0	36,0	54,0
3	pH	7,0	7,4	8,2	ca. 8,6	8,4	8,6	—	8,3	—	
4	Gesamtstickstoff, mg-%	2440	373	649,3	995	857	1460	263	1172	209	241
5	Gesamtschwefel, mg-%	156	17,6	46,5	92,1	79,1	49,5	24,45	25,7	24,34	—
6	Ges.-Trockensubst., mg-%	9262	1700	4193	4674	4057	4336	1428	3580	1060	1138
7	Asche, mg-%	1582	460	1446	1230	428	418	300	236	220	224
8	Organisches, mg-%	7680	1240	2747	1444	3629	3918	1128	3344	840	914
9	Ges.-Kohlenhydrate, mg-%	660 720	240 200	630 800	690 700	480 420	230 220	120 110	130 120	90 60	100 70
10	Neutraler Schwefel, mg-%	9,0	5,3	7,7	3,3	7,9	5,6	14,58	4,2	13,69	—
11	Schwefel aus Rhodanwasserstoffsäure, mg-%	5,33	1,347	2,534	2,54	1,395	1,31	0,678	0,741	0,684	—
12	Kolloidfraktion, alle Werte in mg-%										
13	Gesamtmenge	116,5	64,50	91,25	127,45	98,98	190,0	95,40	180,9	52,94	102,4
14	Asche	36,0	10,99	53,00	23,22	25,00	37,5	23,50	18,25	16,74	34,55
15	Organisches d. Kolloidfrakt.	80,5	53,51	39,25	104,23	73,98	152,5	71,9	162,65	36,2	67,85
16	Gesamtstickstoff	11,77	8,40	9,63	14,45	11,55	47,25	11,2	51,25	7,70	17,55
17	Harnstoffstickstoff	2,12	5,84	6,42	7,02	5,27	29,30	6,43	18,10	4,08	3,5
18	Reststickstoff	9,65	2,56	3,21	7,43	6,28	17,95	4,77	33,15	3,62	14,05

19	Gesamtschwefel	1,034	0,657	0,900	1,061	1,425	1,466	2,27	1,775	1,388	1,667
20	Schwefel in Esterschwefelsäure	0,169	0,337	0,385	0,481	0,583	0,977	1,28	0,875	0,68	0,900
21	„Neutraler" Schwefel	0,865	0,326	0,595	0,580	0,842	0,489	0,99	0,90	0,708	0,767
22	Phosphor als Phosphat	—	—	—	—	—	—	—	—	—	—
23	Natrium	—	—	—	—	—	—	—	—	—	—
24	Kalium	0,30	—	4,38	—	—	—	—	—	—	—
25	Calcium	—	±	—	—	+	+	+	—	+	—
25a	Gesamtharn, alle Werte in mg-%										
26	Stickstoff, mg-%, als:										
27	Ammoniak	70,5	37,15	11,2	91,15	112,7	107,5	5,61	46,2	280	0,0
28	Harnstoff	2280,0	285,0	511,3	731,9	644,3	1257,0	233,8	1061,8	175,0	204
29	Harnsäure	—	—	0,9	0,54	—	—	—	—	—	—
30	Purinbasen	—	0,42	1,4	0,53	—	—	—	—	—	—
31	Kreatinin	98,4	3,71	18,9	10,37	6,63	2,83	7,18	2,83	1,42	1,89
32	Hippursäure	33,5	—	3,2	—	—	3,15	1,40	3,90	2,1	—
33	Aminosäuren	—	22,4	13,35	61,6	—	—	—	—	—	—
34	Natrium	137	117	73,5	81,6	44,6	74,2	40,0	90,5	45,2	51,5
35	Kalium	702	66,1	650	784,0	530,0	356,2	138,0	186	110,0	102,0
36	Calcium	21,9	18,0	3,8	5,3	17,6	17,5	34,5	16,1	37,7	41,0
37	Magnesium	—	12,1	28,2	50,0	43,6	18,8	—	17,4	—	—
38	Kohlensäure	147	96,8	431	456	356	257	—	203	—	—
39	Phosphor als Phosphat	—	—	—	—	—	—	—	—	—	—
40	Schwefel als Sulfat	—	—	29,8	—	—	—	—	—	—	—
41	Chlor	260,5	242,4	84,8	63,6	45,4	42,4	48,4	33,3	18,2	60,6
42	Schwefel als Esterschwefel	—	—	9,0	—	—	—	—	—	—	—
43	Schwefel als Gesamtschwefelsäure	147	12,2	38,8	87,0	71,2	43,9	9,6	21,5	10,4	—

Katze.

Tiergewicht: BB 2,07 kg; BA 2,19 kg; BC 2,05 kg; BK 1,78 kg; BE, BD je 1,9 kg.

Nr.		BB	BA	BC	BK	BE	BD
1	Harnmenge in ccm pro Stunde	1,12	4,35	10,8	11,37	19,2	23,0
2	Harnmenge in ccm pro kg/Stunde	0,54	1,98	5,27	6,39	10,1	12,1
3	pH	7,7	8,6	8,4	6,8	6,8	7,3
4	Gesamtstickstoff, mg-% .	2354,5	3684	670	431	409	399,2
5	Gesamtschwefel, mg-%. .	—	220	—	—	—	30,3
6	Ges.-Trockensubst., mg-%	8260	11124	5566	3105	2556	2680
7	Asche, mg-%	1226	1126	1042	1643	1300	1334
8	Organisches, mg-% . . .	7034	9998	4524	1462	1256	1346
9	Ges.-Kohlenhydrate, mg-%	200 320	200 300	590 700	40 50	50 60 40	33 60 40
10	Neutraler Schwefel, mg-%	—	59	—	—	—	6,1
11	Schwefel aus Rhodanwasserstoffsäure, mg-% . .	—	1,685	—	—	1,069	0,857
12	Kolloidfraktion, alle Werte in mg-%						
13	Gesamtmenge	34,04	239,0	83,0	31,00	27,25	39,5
14	Asche.	7,00	32,3	6,5	10,99	6,50	13,5
15	Organisches d. Kolloidfrakt.	27,04	206,7	76,5	20,01	26,75	26,0
16	Gesamtstickstoff	4,56	69,30	12,6	2,80	4,20	6,30
17	Harnstoffstickstoff	1,17	49,10	4,1	2,67	2,34	2,94
18	Reststickstoff	3,39	20,2	8,5	0,13	1,86	3,36
19	Gesamtschwefel	0,736	5,49	1,97	0,590	0,549	0,58
20	S in Esterschwefelsäure .	0,165	0,69	0,81	0,134	0,180	0,47
21	„Neutraler“ Schwefel . .	0,571	4,8	1,16	0,456	0,369	0,11
22	Phosphor als Phosphat .	—	9,63	1,52	0,84	0,91	1,64
23	Natrium	—	—	—	—	—	—
24	Kalium	0,25	—	—	0,45	—	—
25	Calcium	—	—	—	—	—	—
25a	Gesamtharn, alle Werte in mg-%						
26	Stickstoff, mg-%, als:						
27	Ammoniak	224	374	96,6	53,95	32,2	30,8
28	Harnstoff	2061	2628	499,0	343,75	325,0	354,5
29	Harnsäure.	1,55	1,42	1,02	0,88	0,84	0,88
30	Purinbasen	3,17	1,36	1,36	0,21	0,21	0,28
31	Kreatinin	65,8	37,0	10,56	6,06	6,14	4,94
32	Hippursäure.	—	5,32	—	—	—	—
33	Aminosäuren	—	266,0	48,35	—	8,45	11,9
34	Natrium	208	89	7,67	433	364,0	527
35	Kalium	297	418	179,6	62,4	20,59	50,7
36	Calcium	2,0	1,68	—	9,44	—	7,1
37	Magnesium	—	4,84	—	—	—	3,0
38	Kohlensäure.	134,0	354	—	—	—	39
39	Phosphor als Phosphat .	—	191	55,5	—	25,6	22,8
40	Schwefel als Sulfat . . .	—	140	18,4	—	22,8	22,2
41	Chlor	330,0	796	199,6	744	781,5	830,0
42	Schwefel als Esterschwefel	—	21	3,3	—	2,3	2,0
43	Schwefel als Gesamtschwefelsäure	—	161	21,7	—	25,1	24,2

Hammel, 60 kg.

Nr.		DN	DL	DK	DM	DO
1	Harnmenge in ccm pro Stunde	23,5	51,2	110,0	23,0	43,0
2	Harnmenge in ccm pro kg/Stunde	0,39	0,855	1,833	0,382	0,716
3	p_H	5,4	5,8	5,9	5,8	5,8
4	Gesamtstickstoff, mg-%	1858,0	861,0	469,0	1687,0	1001,0
5	Gesamtschwefel, mg-%	285,6	132,9	64,1	179,2	113,0
6	Ges.-Trockensubst., mg-%	14732	6880	3176	14241	5722
7	Asche, mg-%	3258	1262	558	4030	1108
8	Organisches, mg-%	11474	5618	2618	10211	4614
9	Ges.-Kohlenhydrate, mg-%	1000 1050 —	450 230 330	100 130 —	870 850 —	500 650 —
10	Neutraler Schwefel, mg-%	36,7	16,7	10,4	31,8	20,6
11	Schwefel aus Rhodanwasserstoffsäure, mg-%	—	2,486	—	—	3,502
12	Kolloidfraktion, alle Werte in mg-%	—	—	—	—	—
13	Gesamtmenge	69,0	106,4	117,4	33,5	125,0
14	Asche	18,5	23,5	17,5	9,0	16,75
15	Organisches d. Kolloidfrakt.	50,5	82,9	99,9	24,5	108,25
16	Gesamtstickstoff	18,76	11,90	11,20	6,31	11,20
17	Harnstoffstickstoff	2,92	5,83	4,67	2,34	1,17
18	Reststickstoff	15,84	6,07	6,53	3,97	10,03
19	Gesamtschwefel	2,1	1,2	2,20	1,50	6,13
20	Schwefel in Esterschwefelsäure	0,7	0,33	1,1	0,40	0,63
21	„Neutraler" Schwefel	1,4	0,87	1,1	1,10	5,50
25a	Gesamtharn, alle Werte in mg-%					
26	Stickstoff, mg-%, als:					
27	Ammoniak	50,4	41,35	21,70	70,65	50,4
28	Harnstoff	1147,6	560,40	350,0	1001,65	579,6
29	Harnsäure	—	0,9	—	—	1,76
30	Purinbasen	—	0,81	—	—	6,83
31	Kreatinin	92,5	60,8	18,3	129,5	71,5
32	Hippursäure	35,3	93,0	—	43,44	70,15
33	Aminosäuren	—	3,45	—	—	2,80
34	Natrium	163,5	80,8	30,6	151,3	32,5
35	Kalium	1780,0	866,0	392,0	1680,0	1050,0
36	Calcium	180,0	81,4	42,6	164,0	107,0
37	Magnesium	—	—	—	—	—
38	Kohlensäure	1,5	15,4	14,0	3,5	5,5
39	Phosphor als Phosphat	9,6	10,0	5,7	7,8	15,6
40	Schwefel als Sulfat	—	78,6	—	—	58,1
41	Chlor	1181	639	272,4	1624	908,5
42	Schwefel als Esterschwefel	—	37,6	—	—	34,3
43	Schwefel als Gesamtschwefelsäure	255,2	117,0	56,3	140,4	—

Rind, 360 kg, ♂, 8 Monate alt.

Nr.		DU	DP	DW	DT	DQ	DR	DS
1	Harnmenge in ccm pro Stunde	250	690	930	1720	4450	239	550
2	Harnmenge in ccm pro kg/Stunde	0,693	1,92	2,58	4,78	12,4	0,67	1,53
3	p_H	8,4	6,8	4,4	7,9	4,4	8,0	7,8
4	Gesamtstickstoff, mg-%	1258	424	441	308	133	1113	715
5	Gesamtschwefel, mg-%	95,8	27,4	21,5	13,7	4,8	55,7	38,2
6	Ges. - Trockensubstanz mg-%	9032	4218	2672	1714	1024	7382	4966
7	Asche, mg-%	3200	1826	932	564	456	2278	2070
8	Organisches, mg-%	5832	2392	1740	1150	568	5104	2896
9	Ges. - Kohlenhydrate, mg-%	750 800	210 250	230 220	110 120	80 80	630 600	200 230
10	Neutraler Schwefel, mg-%	14,1	3,9	3,8	2,2	1,0	4,2	6,5
11	S aus Rhodanwasserstoffsäure, mg-%	2,675	1,631	1,374	0,535	0,187	3,422	3,058
12	Kolloidfraktion, alle Werte in mg-%							
13	Gesamtmenge	148,0	68,70	34,75	35,75	30,0	56,70	110,8
14	Asche	59,2	22,00	7,00	11,50	11,5	10,75	8,5
15	Organ. d. Kolloidfrakt.	88,8	46,70	27,70	24,25	18,5	45,95	102,3
16	Gesamtstickstoff	19,6	10,51	5,6	8,41	7,01	7,71	8,41
17	Harnstoffstickstoff	8,4	7,81	3,4	7,40	3,60	4,20	7,70
18	Reststickstoff	11,2	2,20	2,2	1,01	3,41	3,51	0,71
19	Gesamtschwefel	2,2	0,77	1,87	1,70	0,62	0,60	0,82
20	Schwefel in Esterschwefelsäure	0,31	0,12	0,87	0,69	0,59	0,15	0,7
21	„Neutraler" Schwefel	1,89	0,65	1,00	1,01	0,03	0,45	0,12
22	Phosphor als Phosphat	—	—	—	—	—	—	—
23	Natrium	—	—	—	—	—	—	—
24	Kalium	—	—	—	—	—	—	—
25	Calcium	—	—	—	—	—	—	—
25a	Gesamtharn, alle Werte in mg-%							
26	Stickstoff, mg-%, als:							
27	Ammoniak	194	13,31	65,9	29,4	7,01	54,3	41,33
28	Harnstoff	716,7	308,9	319,4	229,8	94,5	772,3	491,1
29	Harnsäure	10,6	1,33	3,5	1,9	0,77	4,05	5,9
30	Purinbasen	0,5	0,49	0,2	0,3	0,10	0,49	0,5
31	Kreatinin	73,95	13,7	13,1	5,95	3,9	79,5	13,9
32	Hippursäure	12,3	14,5	0,7	2,45	5,5	13,3	8,0
33	Aminosäuren	11,2	23,1	9,8	3,33	0,0	40,6	43,4
34	Natrium	4,7	4,8	4,7	49	4,6	6,2	168
35	Kalium	1990	1230	631	382	299	1540	1180
36	Calcium	18,6	5,3	9,1	5,1	3,0	15,6	15,8
37	Magnesium	46,0	8,5	12,0	8,8	1,7	37,0	20,0
38	Kohlensäure	—	—	295	240	—	362	220
39	Phosphor als Phosphat	7,7	6,6	—	5,1	1,5	8,6	8,6
40	Schwefel als Sulfat	14,2	3,3	1,68	1,4	—	2,9	4,9
41	Chlor	394	309,1	315,4	181,2	51,5	466	909
42	S als Esterschwefel	67,5	20,2	16,02	10,1	—	48,6	26,8
43	Schwefel als Gesamtschwefelsäure	81,7	23,5	17,7	11,5	3,8	51,5	31,7

Die genauere Untersuchung hat ergeben, daß es sich um eine Kaliumdiurese handelt und zwar ist Kalisalpeter verwendet worden. Es war Salpetersäure qualitativ nachweisbar. Der große Gewichtsverlust (24 kg) zeigt an, daß das Tier im Anschluß an die Salzaufnahme viel Wasser getrunken hat, das im weiteren Verlauf der Beobachtung ausgeschieden wurde. Im Laufe der vier Tage wurden 53626 ccm Harn ausgeschieden. Nur 30 Liter davon sind als normale Menge zu betrachten, das würde 7,5 Liter pro Tag bedeuten. Die Harne DR und DS sind Nachtharne. Der Harn DT ist ein Tagesharn vom vierten Tage, der also am wenigsten unter der Wirkung der Kaliumdiurese steht. Die Herkunft der einzelnen Harnproben erläutert die folgende Übersicht:

Harn	Zeit	Menge ccm
DQ	7. X. 7^{25}—8^{05}	2980
DP	7. X. 8^{05}—9^{59} 7. X. 12^{30}—16^{10}	3825
DU	8. X. 9^{50}—18^{08} 9. X. 12^{30}—15^{00}	2690
DR	8. X. 18^{08}—9. X. 7^{25}	3180
DW	9. X. 7^{25}—8^{35} 9. X. 9^{30}—11^{20}	2790
DS	9. X. 20^{05}—10. X. 4^{40}	4700
DT	10. X. 10^{00}—11^{41} 10. X. 13^{05}—13^{40}	4695

VI. Elefant.

Die Elefantenharne wurden von zwei Tieren gewonnen, die je 24 Stunden lang, beginnend von einer Harnentleerung am Morgen, unter genauer Kontrolle gehalten wurden.

1. Elefant „Roma" des Zirkus Hagenbeck, Alter auf 18—20 Jahre geschätzt. Das Tier wurde 1924 von Hagenbeck importiert in gravidem Zustande. Untersuchung im September 1926 an ungewöhnlich heißen Tagen.

Gewicht 2670 kg, Schulterhöhe 2,12 m, Rückenhöhe 2,19 m, es handelt sich um einen Elefanten aus Birma. Wie die folgende Zusammenstellung zeigt, wurden in 23 Stunden 40 Minuten 65,25 Liter Harn aufgefangen, es gingen etwa 2,5 Liter verloren, so daß die Tagesmenge auf 68 Liter anzugeben ist, d. h. auf 1,06 ccm Harn pro kg/Stunde. Die Ausscheidung an Stickstoff berechnet sich zu etwa 277 g, was einem Eiweißumsatz von 0,655 g pro kg/Tag entspricht.

Elefant.

Tiergewicht: DE, DF je 5500 kg; DH, DG, DJ je 2670 kg.

Nr.		DE	DF	DH	DG	DJ
1	Harnmenge in ccm pro Stunde	840	2110	1840	3550	4240
2	Harnmenge in ccm pro kg/Stunde	0,152	0,385	0,69	1,38	1,59
3	p_H	8,1	7,7	8,4	8,4	7,9
4	Gesamtstickstoff, mg-%	1309	707	862	220,5	341,8
5	Gesamtschwefel, mg-%	110,0	116,8	61,1	22,7	45,6
6	Ges.-Trockensubst., mg-%	7224	5208	4544	1942	3010
7	Asche, mg-%	1384	1522	918	198	590
8	Organisches, mg-%	5840	3686	3626	844	2420
9	Ges.-Kohlenhydrate, mg-%	700 750	350 350	400 250	100 80	300 230
10	Neutraler Schwefel, mg-%	12,0	11,4	6,1	3,2	3,8
11	Schwefel aus Rhodanwasserstoffsäure, mg-%	3,42	2,39	3,42	0,214	0,535
12	Kolloidfraktion, alle Werte in mg-%					
13	Gesamtmenge	504,5	151,7	103,6	115,7	36,75
14	Asche	108,4	35,0	31,0	31,0	5,50
15	Organisches d. Kolloidfrakt.	396,1	116,7	72,6	84,7	31,25
16	Gesamtstickstoff	54,64	12,60	10,85	14,36	6,65
17	Harnstoffstickstoff	23,90	2,92	1,75	2,92	2,34
18	Reststickstoff	30,74	9,68	9,10	11,44	4,31
19	Gesamtschwefel	4,50	4,30	1,80	1,50	1,20
20	Schwefel in Esterschwefelsäure	2,40	2,80	0,61	1,10	1,00
21	„Neutraler" Schwefel	2,10	1,50	1,19	0,40	0,20
22	Phosphor als Phosphat	0,7	0,36	0,45	0,54	0,21
23	Natrium	—	—	—	—	—
24	Kalium	—	—	—	—	—
25	Calcium	++	++	+	+	±
25a	Gesamtharn, alle Werte in mg-%					
26	Stickstoff, mg-%, als:					
27	Ammoniak	35,7	21,0	30,8	28,7	20,3
28	Harnstoff	1104	611	600	181,0	264
29	Harnsäure	0,83	1,03	1,03	0,67	0,70
30	Purinbasen	0,70	1,96	3,02	0,14	1,15
31	Kreatinin	11,7	9,1	0,0	0,00	8,3
32	Hippursäure	32,9	42,7	5,6	3,9	5,8
33	Aminosäuren	22,4	17,5	8,5	3,5	20,3
34	Natrium	69,0	127,0	137,0	31,8	46,2
35	Kalium	357,0	446,0	462,0	98,5	470,0
36	Calcium	323,0	232,0	108,0	56,0	107,0
37	Magnesium	71,0	49,0	—	—	—
38	Kohlensäure	122,0	167,0	535,0	90,0	285,0
39	Phosphor als Phosphat	13,7	8,1	16,7	5,3	11,4
40	Schwefel als Sulfat	49,5	75,3	—	—	—
41	Chlor	99,9	548,0	105,8	63,6	175,4
42	Schwefel als Esterschwefel	49,5	20,1	—	—	—
43	Schwefel als Gesamtschwefelsäure	98,0	105,4	55,0	15,0	41,8

Die Fig. 17 gibt einen Einblick in die Tagesperiode der Harnbereitung. Wie aus ihr ersichtlich, kann die Schätzung der Harnmengen der beiden ganz oder teilweise verlorenen Harnportionen nur mit geringen Fehlern behaftet sein.

Nr.	Zeit	Harnmenge	Gesamt-N in 100 ccm in mg	Harnmenge pro Stunde in ccm
	18. IX. 26			
1	12^{00}—13^{55}	6860	448	3570
2	13^{55}—16^{10}	6630	463	2950
3	16^{10}—17^{20}	—[2])	—	—
4[1])	17^{20}—18^{45}	5000	220	3530
5	18^{45}—20^{55}	5500	466	2550
6[1])	20^{55}—23^{15}	4280	862	1840
7	23^{15}—19. IX. 1^{15}	4370	437	2020
8	1^{15}— 2^{40}	2200[3])	382	—
9	2^{40}—4^{55}	7300	326	3250
10	4^{55}— 6^{21}	4410	384	3070
11	6^{21}— 8^{07}	5800	358	3290
12	8^{07}—10^{07}	6350	358	3175
13[1])	10^{07}—11^{40}	6550	342	4220

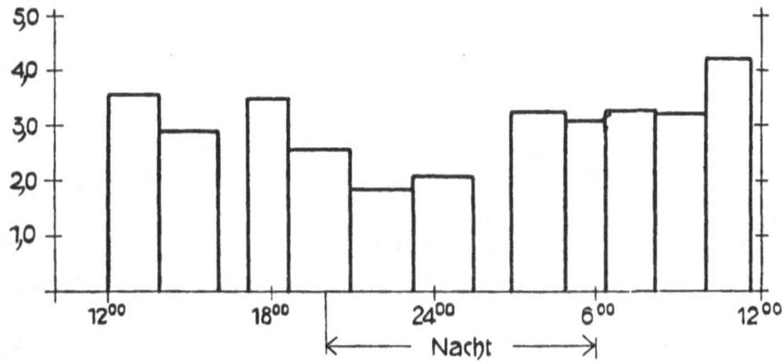

Fig. 17.
Tagesperiode der Harnbereitung bei einem Elefanten (Roma). Abszisse: Tageszeit. Ordinate: Harnmenge in Litern pro Stunde.

2. Elefant „Loecky" des Zirkus Krone. Weiblicher indischer Elefant, dessen Alter auf etwa 40 Jahre geschätzt wird. Gewicht etwa 5500 kg. Das Tier ist dafür bekannt, daß es unregelmäßig frißt

[1]) Die Harnportionen dienten zur Analyse, Nr. 4 = DG, Nr. 6 = DH, Nr. 13 = DJ.

[2]) Eine Miktion von etwa 2 Litern verloren.

[3]) Diese Miktion ist nicht vollständig aufgefangen, es ging etwa 0,5 Liter verloren.

und säuft, einige Wochen lang normal, dann wieder wenig. Zurzeit ist der Ernährungszustand nicht besonders gut, vor einem Monat hat das Tier sehr wenig gefressen. In gutem Futterzustande soll (bei 3,1 m Schulterhöhe) das Gewicht 6250 kg betragen. Beobachtung vom 13.—14. IX. 1927 bei kühlem regnerischen Wetter.

Nr.	Zeit	Harnmenge	Gesamt-N in 100 ccm in mg
	13. IX. 27		
1	8^{25}—12^{55}	etwa 6000[1])	770
2	12^{55}—15^{15}	2500	798
3	15^{15}—17^{05}	2330	949
4	17^{05}—20^{00}	2450[2])	1309
5	20^{00}—22^{40}	2500	1299
6	22^{40}—14. IX. 1^{35}	3280	1134
7	1^{35}— 4^{15}	3560	744
8	4^{15}— 5^{55}	3510[3])	707
9	5^{55}— 8^{15}	4800	762

Die Tagesmenge beträgt nur 31 Liter oder pro kg/Stunde 0,235 ccm Harn. Die Stickstoffausscheidung ist mit 280 g pro Tag ebenso groß wie bei dem etwa halb so schweren jüngeren Elefanten, sie entspricht einem Umsatz von 0,318 g Eiweiß pro kg/Tag. Die Elefanten bekamen wie allgemein üblich Heu, Hafer und Kleie als Futter. An Wasser trank Roma etwa 100, Loecky 100—120 Liter in 24 Stunden. Die Zugabe von Brot durch das fütternde Publikum mag 2 kg pro Tag betragen. Wie ich seinerzeit für einen Elefanten von 3500 kg Gewicht berechnet habe[4]), beträgt die Energiemenge, die bei einem Futter dieser Art auf 1 g Harnstickstoff entfällt, etwa 225 kcal. Danach errechnete sich als Energieumsatz pro Tag 63000 kcal, für Roma würden sich 23,5 kcal pro kg/Tag ergeben, für Loecky nur 11,5 kcal pro kg/Tag. Der Mittelwert ergibt 17,5 kcal pro kg und Tag bei einem mittleren Gewicht von 4085 kg. Die Unterschiede zwischen Roma und Loecky sind zum Teil auf die verschiedene Größe zu schieben. Die Lineardimensionen der Tiere stehen im Verhältnis 1 : 1,27, so daß der Umsatz von Loecky auf die Größe von Roma umgerechnet 14,6 kcal betragen würde, d. h. 63% des Wertes von Roma.

---

[1]) 4500 ccm aufgefangen, etwa 1,5 Liter verloren.

[2]) Dieser Harn diente zur Untersuchung des Harn DE.

[3]) Harn DF zur Untersuchung.

[4]) Ztschr. f. allgem. Physiol., Bd. 12, 1911, S. 199.

VII. Frosch.

Die Froschharne wurden in der Weise gewonnen, wie F. KRAUSE[1]) es beschrieben hat. Die Harne DA, DB, DC stammen aus den Untersuchungen KRAUSES[2]), die beiden anderen Harne wurden vom 22. XI. 1927 bis 20. I. 1928 gesammelt.

Frosch (Rana esculenta).

	EB	EA	DA	DC	DB
Temperatur	9,92°	19°	32°	32°	33,5°
Harnmengen in ccm pro Stunde	0,33	0,67	1,30	1,91	2,11
Tiergewicht in g	76,3	73	50	64,4	50
Harnmenge in ccm pro kg/Stunde	4,3	9,26	26,0	29,6	42,2
Gesamtstickstoff in mg-%	37,8	61,6	81,2	71,4	88,3
Gesamtschwefel in mg-%	3,4	5,2	4,7	4,0	3,3
Gesamt-Trockensubstanz in mg-%	105,5	154,0	236	240	258
Asche in mg-%	15,0	26,5	52	54	31
Organisches in mg-%	90,5	127,5	184	186	227
Gesamtkohlenhydrate	28 27	67 62	30 30	20 20	30 20
S als Gesamtschwefelsäure in mg-%	0,16	0,45	0,59	0,67	0,70
Kolloidfraktion, alle Werte in mg-%					
Gesamtmenge	41,30	65,6	20,99	37,75	29,50
Asche	13,1	15,6	2,75	12,25	4,00
Organisches der Kolloidfraktion	28,2	50,0	18,24	25,50	25,50
Gesamtstickstoff	5,25	12,25	2,80	8,75	5,55
Harnstoffstickstoff	3,06	11,40	2,34	3,50	2,92
Reststickstoff	2,19	0,85	0,46	5,25	2,63
Gesamtschwefel	0,43	0,57	0,180	0,257	0,371
Esterschwefel	0,12	0,20	0,124	0,151	0,248
Neutraler Schwefel	0,31	0,37	0,056	0,106	0,123
Kalium	—	—	0,05	—	0,60
Im Gesamtharn Stickstoff als:					
Ammoniak	4,9	7,7	7,71	7,72	13,31
Harnstoff	24,5	45,2	52,6	45,4	51,22
Kreatinin	0	0	0	0	0
Kalium	0,54	4,8	3,1	7,1	10,9
Chlor	33,3	39,4	33,25	24,25	24,21

Alle Beobachtungen beziehen sich auf Bedingungen maximaler Wasserdiurese, d. h. die Tiere saßen im Wasser. Die Unterschiede der Absonderungsgeschwindigkeit sind also nicht durch die Verschiedenheit des Wasserangebotes bedingt, sondern durch die Temperatur.

[1]) Ztschr. f. Biol., Bd. 87, 1928.

[2]) Herrn Kollegen Krause danke ich für die Überlassung dieses Materials.

BIBLIOGRAPHIE

Anatomie

Grundriß der Anatomie des Menschen. Für Studium und Praxis. Von Dr. JOHANNES MÖLLER, ehem. Prosektor am Vesalianum zu Basel, und Dr. PAUL MÜLLER, ehem. Assistenten am Anatomischen Institut zu Leipzig. Mit 91 Figuren im Text und 2 Regionentafeln. 4. Aufl. Oktav. XXII, 493 Seiten. 1924. Geb. 7.20

Der Band behandelt die deskriptive Anatomie einschließlich der Histologie, Ontogenese und Topographie, und eignet sich besonders zum Gebrauch für Studierende und praktische Ärzte.

Plastische Anatomie des menschlichen Körpers für Künstler und Freunde der Kunst. Von Dr. JULIUS KOLLMANN, o. ö. Professor der Anatomie zu Basel. Mit mehreren hundert zum Teil mehrfarbigen Abbildungen im Text und 19 Vollbildern. 4., unveränderte Aufl. Lexikon-Oktav. XIV, 624 Seiten. 1928. Geb. 30.—

Dieses klassische Werk der plastischen Anatomie war jahrelang vergriffen und erscheint hiermit in einem Neudruck. Die außerordentliche Instruktivität der Darstellung und des reichhaltigen Abbildungsmaterials, das von Buckly und Dreßler unter den Augen des Verfassers nach dessen Präparaten gezeichnet worden ist, machen das Werk unentbehrlich.

Anatomische Präparierübungen. Von Dr. HANS VIRCHOW, o. Professor an der Universität Berlin. Groß-Oktav.

1. Kurs: Vorbemerkung. Einleitung. Arm, Bein, Brust, Bauch, Zwerchfell, Rücken, Hals, Kopf. 66 Seiten. 1924. Geb. 4.—
2. Kurs: Obere Rumpfhälfte, Auge, Situs cavi cranii, Gehirn, Thorax, Wirbelkanal und Rückenmark, untere Rumpfhälfte. 110 Seiten. Geb. 5.50

„Wir werden alle Hans Virchow sehr dankbar sein, daß er uns diese ganz vorzüglichen Anleitungen gegeben hat, die auf jeder Seite seine vorbildliche und wundervoll exakte Arbeitsweise zeigen." Zeitschrift für die gesamte Anatomie.

Anthropologie. Von Dr. ERNST FRIZZI, o. Professor am Anthropologischen Institut der Universität München. Mit 41 Figuren. 133 Seiten. 1921. (Samml. Göschen Bd. 838.) Geb. 1.50

Der Band behandelt Abstammungs- und Vererbungsprobleme, Rassenbildung und Rasseneinteilung, anthropologische Methoden, körperliche Eigenarten, Geschlechtsunterschiede, Kriminal- und Sozialanthropologie.

Lehrbuch der speziellen pathologischen Anatomie für Studierende und Ärzte. Von Dr. EDUARD KAUFMANN, o. Professor an der Universität Göttingen. Zwei Bände. 7. und 8., völlig neubearbeitete u. vermehrte Aufl. Groß-Oktav.

I. Band. Mit 594 Abbildungen im Text und auf 3 farbigen Tafeln. V, 998 Seiten. Neudruck 1928. Geb. 40.—

II. Band. Mit 393 Abbildungen im Text und auf 4 farbigen Tafeln. Seiten V—VII, 999—1962. Neudruck 1929. Geb. 40.—

Kaufmanns Werk ist das vollständigste neuzeitliche Lehrbuch der speziellen pathologischen Anatomie, belebt durch allenthalben in die Darstellung eingeflochtene konkrete eigene Beobachtung des Verfassers, sowie durch stetige Hinweise auf den Zusammenhang zwischen pathologischer Anatomie und praktischer Medizin.

Mikroskopische Anatomie der Wirbeltiere in Einzeldarstellungen. Von Dr. RUDOLF KRAUSE, a. o. Professor an der Universität Berlin. Groß-Oktav.

I: Säugetiere. Mit 75 Abbildungen im Text. VI, 186 Seiten. 1921. 9.60
II: Vögel und Reptilien. Mit 139 Originalabbildungen im Text. Seiten VII bis X, 187—454. 1922. 12.60
III: Amphibien. Mit 85 Originalabbildungen im Text. Seiten XI—XIV, 455—608. 1923. 7.80
IV: Teleostier, Plagiostomen, Zyklostomen und Leptokardier. Seiten XV bis XIX, 609—898. 15.20

Ein unentbehrliches Hilfsbuch für den Anatomen und Physiologen.

Handbuch für das mikroskopisch-zoologische Praktikum der wirbellosen Tiere. Von Dr. PAUL DEEGENER, a. o. Professor an der Universität Berlin. Lex.-Format. 1. Lieferung. Bogen 1–10. Mit 238 Figuren im Text. 1923. 8.—

Das Buch will in erster Linie den Studierenden der Zoologie ein Führer sein und dem Anfänger das zeitraubende und mühselige Durchforschen der Originalliteratur ersparen.

Physiologie

Grundriß der Physiologie des Menschen. Für Studierende der Medizin und praktische Ärzte. Von Professor Dr. J. STEINER, Köln. 9., verbesserte und vermehrte Aufl. Mit zahlreichen Abbildungen. Groß-Oktav. VIII, 474 Seiten. 1906. 9.—

Allgemeine vergleichende Physiologie der Tiere. Von Dr. H. J. JORDAN, o. Professor der vergleichenden Physiologie und Direktor des Instituts für vergleichende Physiologie der Universität Utrecht. Mit 279 Abbildungen. Oktav. 28,761 Seiten. 1929. 32.—, geb. 34.—

Der Verfasser hat mit diesem Werk ein übersichtliches, verständliches Buch geschaffen, das alle Faktoren systematisch darstellt, die den Organismus als zusammenhängendes Ganzes aufbauen, wie sie sich aus den Untersuchungen an „allen" Tieren ergeben.

Physiologie. Von M. FOSTER, Professor an der Universität Cambridge. Deutsche Ausgabe von J. RICH. EWALD, Professor an der Universität Straßburg. Mit Abbildungen. 3., neu durchgesehene Aufl. Klein-Oktav. VII, 136 Seiten. 1898. (Naturwissenschaftliche Elementarbücher H. 10.) 1.—

Die Physiologie des Kreislaufes. Von Dr. ROBERT TIGERSTEDT, Helsingfors (Finnland). Vier Bände. 2., stark vermehrte u. verbesserte Aufl. Quart-Format.
I. Band: Die Bewegung des Herzens. Mit 177 Abbildungen im Text. VIII, 334 Seiten. 1921. 15.—, geb. 17.—
II. Band: Die Innervation des Herzens. Mit 169 Abbildungen im Text. VIII, 478 Seiten. 1921. 21.—, geb. 23.—
III. Band: Die Strömungen des Blutes im großen Kreislauf. Mit 134 Abbildungen im Text. VI, 320 Seiten. 1922. 14.—, geb. 16.—
IV. Band: Innervation der Blutgefäße. Mit 43 Abbildungen im Text. VIII, 392 Seiten. 1923. 18.—, geb. 20.—

Skandinavisches Archiv für Physiologie. Herausgegeben unter Mitwirkung hervorragender Gelehrter von Dr. C. G. SANTESSON, Professor an der Universität Stockholm. Groß-Oktav.
Erscheint in Bänden von 5 bis 6 Heften mit Abbildungen im Text u. Tafeln. Band 1—40: Preise auf Anfrage. Band 41—44: je 10.—. Band 45: 15.—. Band 46: 19.50. Band 47—55: je 20.—. Supplement zu Band 47: 10.—. Generalregister zu Band 1—50. 1928: 6.—.

Chemie, Pathologie, Pharmazie

Physiologische Chemie. Von Dr. med. F. A. LEGAHN in Berlin.
I. Teil: Assimilation. 3. Aufl. Mit 2 Tafeln. (Samml. Göschen Bd. 240.) Geb. 1.50
II. Teil: Dissimilation. 3. Aufl. Mit 1 Tafel. (Samml. Göschen Bd. 241.) Geb. 1.50

Der erste Band behandelt die Nahrungsstoffe und ihre Assimilation, der zweite Teil den Aufbau der tierischen Stoffe, Gewebe und Organe.

Chemie der Fette vom physiologisch-chemischen Standpunkte. Von Prof. Dr. ADOLF JOLLES. 2., verm. u. verb. Aufl. Oktav. VII, 148 S. 1912. 4.—

Die qualitative und quantitative Bestimmung des Selens im Menschen- und Tierorganismus, im Harn und in Nahrungsmitteln. Von Dr. TH. GASSMANN. Oktav. 12 Seiten. 1917. 0 90

Das Elektrokardiogramm des gesunden und kranken Menschen. Von Dr. FRIEDRICH KRAUS und Dr. GEORG NICOLAI, Professoren an der Universität Berlin. Mit zahlreichen, zum Teil mehrfarbigen Figuren. Groß-Oktav. XXII, 322 Seiten. 1910. 12.—, geb. 13.50

Die Erhaltung der geistigen Gesundheit. Von Dr. TH. RUMPF, o. Professor an der Universität Bonn. Oktav. 69 Seiten. 1919. 1.20

Cäsarenporträts. Von Dr. med. ERNST MÜLLER, Oberarzt und Medizinalrat an den Thüringer Heilanstalten zu Stadtroda. Groß-Oktav.

I. Teil: Mit 45 Münzabbildungen im Text und 4 Tafeln. 39 Seiten. 1914. 2.50, geb. 4.—

II. Teil: Mit 164 Münzabbildungen im Text und 11 Tafeln. 64 Seiten. 1924. 5.—, geb. 6.50

III. Teil: Beiträge zur Physiognomik und Pathographie der römischen Kaiserhäuser nach ihren Münzen und anderen antiken Denkmälern. Mit vielen Abbildungen und 19 Tafeln. Groß-Oktav. 143 Seiten. 1927. 15.—

Alle drei Bände in einem Band geb. 26.—

„Was hier der Seelenarzt aus den Cäsarenköpfen und den Münzenbildnissen herausliest, ist höchst beachtenswert. Geschichtliche Überlieferung, künstlerische Darstellung und ärztliche Wissenschaft, gepaart mit den Erfahrungen der Familien- und Rassenkunde, führen in den meisten Fällen zu überraschender Übereinstimmung." Historische Zeitschrift.

Geisteskrankheiten im klassischen Altertum. Von Prof. Dr. J. L. HEIBERG, Kopenhagen. Oktav. 44 Seiten. 1927. 1.50
(Sonderabdruck aus Band 86 der Allgemeinen Zeitschrift für Psychiatrie.)

Die für den Mediziner und jeden Kenner der Antike gleich interessante Frage nach der Rolle der Geisteskrankheiten im Altertum, ihren Erscheinungsformen, ihren Behandlungsweisen in der antiken Medizin findet in der vorliegenden Arbeit eine auf umfassender Kenntnis der klassischen Literatur, vor allem der medizinischen Schriften, begründete Darstellung und Untersuchung.

Die Anstalten für Psychisch- und Nervenkranke, Schwachsinnige, Epileptische, Trunksüchtige usw. Von H. LAEHR. Achte, von Anstaltsdirektor i. R. Prof. Dr. G. ILBERG, Dresden, vollkommen neubearbeitete Aufl. Oktav. II, 158 Seiten. 1929. 10.—
(Erweiterter Sonderabdruck aus der „Allgemeinen Zeitschrift für Psychiatrie", Bd. 91.)

Diese neue Auflage des altbekannten Laehrschen Anstaltsverzeichnisses wird von der ganzen psychiatrischen Welt als willkommenes und unentbehrliches Hilfsmittel sehr begrüßt werden.

Bakteriologie

Einführung in die Bakteriologie. Zum Gebrauch bei Vorlesungen und Übungen sowie zum Selbstunterricht für Ärzte und Tierärzte. Von Geheimem Medizinalrat Professor Dr. WALTHER KRUSE, Direktor des Hygienischen Instituts der Universität Leipzig. Mit 80 Figuren im Text und auf einer Tafel. Groß-Oktav. 397 Seiten. 1920. 10.—, geb. 11.50

In gedrängter, übersichtlicher Anordnung bringt der Band alles Wesentliche über Bakterien-, Immunitäts- und Seuchenlehre.

Bakteriologie für Zahnärzte. Einführung in die Mikrobiologie und Infektionskrankheiten. Von Dr. A. SEITZ, Prof. der Hygiene a. d. Universität Leipzig. Mit 5 Tafeln in Lichtdruck. 1922. Groß-Oktav. V, 222 Seiten. 5.—, geb. 6.—

In knapper Form werden die wesentlichen Daten der allgemeinen und speziellen Morphologie und Biologie der Mikroorganismen sowie der Immunitätslehre gebracht. Die historische Darstellung erhöht den Wert des Bandes für Studierende und praktische Ärzte.

Desinfektion. Von Dr. M. CHRISTIAN, Oberarzt, kommandiert zum Institut für Infektionskrankheiten in Berlin. Mit 18 Abbildungen. (Samml. Göschen Bd. 546.) Geb. 1.50

Die Infektionskrankheiten und ihre Verhütung. Von Professor Dr. W. HOFFMANN in Berlin. 2., verbesserte u. erweiterte Aufl. Mit 12 Abbildungen und einer Fiebertafel. (Samml. Göschen Bd. 327.) Geb. 1.50

Ein wertvoller Ratgeber für die Bekämpfung und Verhütung von Infektionskrankheiten.

Gewerbehygiene. Von Dr. med. HANS BETKE, Preuß. Landesgewerbearzt und Gewerbemedizinalrat des Aufsichtsbezirkes Wiesbaden. (Samml. Göschen Bd. 350.) Geb. 1.50

Eine kurze Übersicht über das wichtige Gebiet der Arbeits- und Arbeiterhygiene, unter Berücksichtigung der neueren gesetzlichen Bestimmungen.

Allgemeines

Leitfaden der Kinderheilkunde für Studierende und Ärzte. Von Dr. WALTER BIRK, o. ö. Professor der Kinderheilkunde an der Universität Tübingen. Groß-Oktav.

I. Teil: Säuglingskrankheiten. 5. u. 6. Aufl. (10.—17. Tausend.) Mit 27 Abbildungen im Text. XII, 282 Seiten. 1922. 6.—, geb. 7.50

II. Teil: Kinderkrankheiten. 3., verbesserte Aufl. (7.—8. Tausend.) Mit 17 Abbild. im Text und auf 6 Tafeln. XIII, 384 Seiten. 1928. 12.—, geb. 13.50

Das Buch hat in dieser Auflage erhebliche Veränderungen erfahren: verschiedene Abschnitte wurden ganz neu gestaltet, andere wurden ergänzt oder umgearbeitet, die Feersche Krankheit, die Störungen der Drüsen mit innerer Sekretion, das Exanthema subit., die interlobäre Pleuritis wurden neu eingefügt. Die Arzneiverordnungen wurden aus dem Text herausgenommen, ergänzt und am Schluß des Buches, übersichtlich geordnet, zusammengestellt.

Die Therapie an den Bonner Universitätskliniken. Herausgegeben von Professor Dr. FINKELNBURG. 3., vermehrte Aufl. Oktav. XII, 745 Seiten. 1920. 13.60, geb. 15.60

Ein Kompendium, das alles Wesentliche über therapeutische Maßnahmen enthält und das weit über die örtliche Bedeutung hinaus dem Praktiker als Nachschlagebuch für die Sprechstunde wertvoll sein wird.

Erkennung und Begutachtung der Unfallkrankheiten der inneren Organe und des Nervensystems. Ein Leitfaden für Ärzte und Studierende. Von Dr. HUGO STURSBERG, a. o. Professor an der Universität Bonn. Oktav. VI, 177 Seiten. 1922. (Marcus & Webers Verlag.) 2.50, geb. 4.—

Die kurze übersichtliche Darstellung macht den Band besonders geeignet, dem Arzt die Gutachtertätigkeit zu erleichtern und dem Studierenden als Unterrichtsmittel zu dienen.

Technik der wichtigsten Eingriffe in der Behandlung innerer Krankheiten. Ein Leitfaden für Studierende und Ärzte. Von Dr. HUGO STURSBERG, a. o. Professor an der Universität Bonn. 2., vermehrte u. überarbeitete Aufl. Mit 49 Abbild. im Text. Oktav. XII, 170 Seiten. 1923. (Marcus & Webers Verlag.) 3.30, geb. 4.50

Ein Büchlein für die Praxis, in dem jeder die wirklich notwendigen Handgriffe sofort und klar beschrieben findet.

Diagnostik und Therapie der Ohrenheilkunde. Ein Hilfsbuch für den praktischen Arzt. Von Dr. KONRAD STEIN, Privatdozent an der Universität Wien. Oktav. VIII, 276 Seiten. 1922. (Marcus & Webers Verlag.) 6.—, geb. 8.—

Das flüssig geschriebene, leicht verständliche Buch ist besonders dem Studierenden und dem praktischen Arzt zu empfehlen.

Lehrbuch der Massage. Von Sanitätsrat Dr. A. MÜLLER, München-Gladbach. 2., umgearbeitete u. stark vermehrte Aufl. Groß-Oktav. Band I/II zusammen 45.—, geb. 50.—

Erster Band: Die funktionellen Erkrankungen des Bewegungsapparates und die Theorie der Massage. Mit 99 Abbildungen. XVI, 404 Seiten. 1926. 20.—, geb. 22.50

Zweiter Band: Die Technik der Massage des Bewegungsapparates, der männlichen und weiblichen Beckenhöhle. Mit 349 Abbildungen. X, 588 Seiten. 1926. 30.—, geb. 32.50

„Für jeden Arzt, welcher häufig Gelegenheit hat, sich mit der Behandlung von Krankheiten, bei denen die Massage indiziert ist, zu beschäftigen, ist das sorgsame Studium dieses Lehrbuches zu empfehlen." Allgemeine Medizinische Central-Zeitung.

Die Sekretionsmechanismen der Niere. Von Dr. phil. et med. AUGUST PÜTTER, o. ö. Prof. der Physiologie in Heidelberg. Groß-Oktav. IV, 235 Seiten. Mit 17 Figuren. 1929. 16.—, geb. 17.50

Der Verfasser baut in diesem Buch seine „Dreidrüsentheorie der Harnbereitung" weiter aus. Er kommt auf Grund neuer Untersuchungen zu dem Ergebnis, daß die Ausscheidung organischer Bestandteile nicht Funktionszweck, sondern Funktionsmittel ist, dessen Aufgabe es ist, die harnpflichtigen Stoffe harnfähig zu machen. Durch diese Ergebnisse wird die Auffassung der Niere als Drüsensystem bestätigt.

Die Auswertung zahlenmäßiger Beobachtungen in der Biologie. Eine praktische Anleitung in Beispielen. Von Dr. phil. et med. AUGUST PÜTTER, o. ö. Professor der Physiologie in Heidelberg. Mit 7 Figuren. Groß-Oktav. IV, 50 Seiten. 1929. 5.—

Diese Schrift zeigt an praktischen Beispielen, wie die Grundfragen der mathematischen Statistik bearbeitet werden. Sie entwickelt die grundlegenden Begriffe des Genauigkeitsmaßes einer Beobachtung, der signifikanten Differenz zweier Beobachtungen und des Abhängigkeitsmaßes für zwei, drei und vier Größen.

Die Massage der inneren Geschlechtsorgane beim Manne und Weibe. Von Sanitätsrat Dr. A. MÜLLER, München-Gladbach. Mit 53 Figuren. Groß-Oktav. VII, 122 Seiten. 1926. 6.—, geb. 7.50

Zeitschrift für Sexualwissenschaft und Sexualpolitik. Mitteilungsblatt der Internat. Gesellschaft für Sexualforschung. Unter ständiger Mitarbeit von zahlr. Fachgelehrten hrsgb. von Dr. MAX MARCUSE. Band XVI. Jahrg. 1929/30 (8 Hefte). Viertelj. 6.—

Mit der steigenden Bedeutung der Sexualwissenschaft ebensowohl nach der medizinischen wie auch ganz besonders nach der kulturwissenschaftlichen Seite ist diese Zeitschrift der Mittelpunkt aller Bestrebungen geworden, die in ihr eine gewaltige Quelle neuer Erkenntnisse sehen.

Abhandlungen aus dem Gebiete der Sexualforschung. Hrsgb. im Auftrage der Internat. Gesellschaft für Sexualforschung. Redig. von Dr. MAX MARCUSE, Berlin.

Die „Abhandlungen aus dem Gebiete der Sexualforschung" dienen den gleichen Zwecken wie die Zeitschrift für Sexualwissenschaft; in ihnen werden Arbeiten veröffentlicht, die für die Aufnahme in der Zeitschrift für Sexualwissenschaft zu umfangreich sind. Die „Abhandlungen" erscheinen in einzelnen Heften, deren Umfang zwischen zwei und fünf Bogen schwankt.

Die Mitglieder der Gesellschaft für Sexualforschung, die Abonnenten der Zeitschrift für Sexualwissenschaft sowie die Subskribenten eines Jahrganges (April bis März) erhalten die Einzelhefte der „Abhandlungen" zu einem um 25% ermäßigten Vorzugspreis.

Handwörterbuch der Sexualwissenschaft. Enzyklopädie der natur- und kulturwissenschaftlichen Sexualkunde des Menschen. Unter Mitarbeit erster Fachgenossen herausgegeben von Dr. MAX MARCUSE. 2., stark vermehrte Aufl. Mit 140 Abbildungen. Quart. XII, 822 Seiten. 1926. 42.—, geb. 45.—

„. . . Die Enzyklopädie ist für jeden auch nichtmedizinischen Forscher auf diesem Gebiete unentbehrlich und orientiert rasch und gründlich über das gegenwärtige Wissen in allen Sexualfragen." Münchener Medizinische Wochenschrift.

Die Ehe. Ihre Physiologie, Hygiene und Eugenik. Ein biologisches Ehebuch. Unter Mitarbeit zahlreicher Fachgelehrten hrsgb. von M. MARCUSE. Lex. 8°. 621 Seiten. 1927. 18.—, geb. 20.—

„Es gibt in der Fülle der Literatur kein Werk, welches so umfassend und so sachlich zugleich auf alle Fragen eine Antwort gibt, die in diesem großen Gebiet an den Arzt der Praxis täglich herantreten." Zentralblatt für Gynäkologie.

Freundschaft und Sexualität. Von S. PLACZEK. 6., veränderte Aufl. (14.—16. Tausend.) 8°. 188 Seiten. 1927. 4.—, geb. 5.—

„Die Bedeutung dieser wertvollen psychologischen Studie des bekannten Berliner Nervenarztes ist durch die rasch aufeinanderfolgenden Auflagen allgemein anerkannt worden. Die fortschreitende Klärung der Beziehungen zwischen Freundschaft und Sexualität wird immer ein wesentliches Verdienst des Verfassers bleiben." Medizinische Klinik.

Das Geschlechtsleben der Hysterischen. Eine medizinische, soziologische und forensische Studie. Von S. PLACZEK. 2., veränderte Aufl. 8°. VII, 276 Seiten. 1922. 7.—, geb. 9.—

Aus dem Inhalt: Wandlungen in der Auffassung der Hysterie — Die sexuelle Wurzel der Hysterie — Das Geschlechtsleben der Hysterischen — Hexenwahn und Geschlechtsleben — Das Geschlechtsleben der Hysterischen in soziologischer Beziehung — Das Geschlechtsleben der Hysterischen in forensischer Beziehung.

FSC
www.fsc.org
MIX
Papier | Fördert gute Waldnutzung
FSC® C083411

Zeitfracht Medien GmbH
Ferdinand-Jühlke-Straße 7
99095 Erfurt, Deutschland
produktsicherheit@kolibri360.de